정신건강론

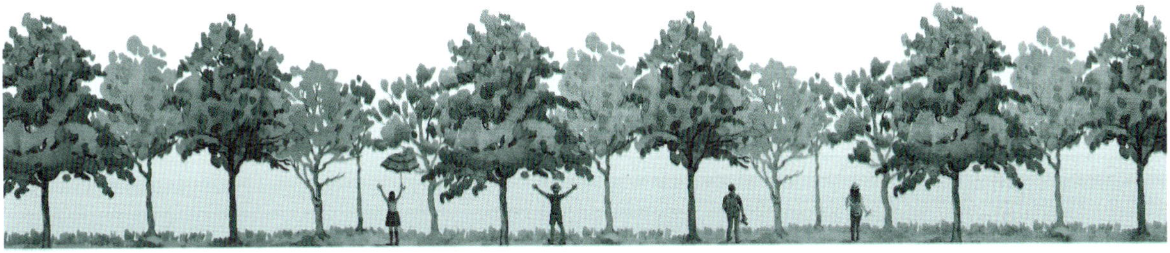

정신건강론

이형석 저

THE THEORY OF

MENTAL HEALTH

dm 동문사

머 리 말

우리나라는 1960년대 이후 경제성장과 의료기술의 발달로 인해 평균수명이 1990년 72세에서 2019년 86세로 증가하였다. 또한 소득 수준이 높아지면서 관심을 가지게 된 영역 중의 하나가 건강 분야이다. 건강은 신체건강과 정신건강으로 나눌 수 있다. 정신건강은 심리의 현상과 많은 관련이 있다. 건강한 육체는 건강한 정신에서 비롯되고, 건강한 개인과 사회를 만들어 가면서 이를 유지한다.

정신건강은 정신적 질병에 걸리지 않은 상태만이 아니며, 어떠한 환경에도 대처해 나갈 수 있는 건전하고, 균형 있고, 통일된 성격의 발달을 의미한다고 볼 수 있다.

정신건강에 영향을 주는 요인은 매우 다양하나, 많은 전문가들이 정신건강에 영향을 미치는 요인으로 건강한 뇌, 성숙한 성격, 원만한 대인관계, 효과적인 스트레스 대처능력이 정신건강에 영향을 준다고 보고 있다.

본서의 제1부에서는 정신건강의 의미를 정신건강의 개념과 우리나라 정신건강의 개념에 관하여 다루었다.

제2부에서는 정신건강 관련 이론을 정신분석이론, 심리사회이론, 행동주의이론, 사회학습이론, 인지발달이론, 인본주의이론, 개인심리이론, 분석심리이론, 그리고 인간의 성격에 관하여 다루었다.

제3부에서는 현대사회의 정신건강을 스트레스, 중독, 도박중독, 알코올중독, 인터넷 게임중독, 집단따돌림, 그리고 자살에 관하여 다루었다.

제4부에서는 정신장애를 의사소통장애, 품행장애, ADHD, 학습장애, 조현병, 강박장애, 섭식장애, 불안장애, 경계성 인격장애, 수면장애, 신체형 장애, 양극성 장애, 외상 후 스트레스 장애, 해리장애, 치매, 그리고 기억의 장애에 관하여 다루었다.

제5부에서는 정신건강 관련 서비스를 정신건강증진시설, 정신장애인 주거서비스, 정신장애인 직업재활에 관하여 다루었다.

제6부에서는 죽음에 관하여 다루었다.

2021년 12월

저자

차　례

PART 4 정신장애

PART 5 정신건강 관련 서비스

PART 6 죽음

PART

1

정신건강의 의미

Chapter 01

정신건강의 개념

1. 정신건강의 개념

이전 세기까지 건강에 대한 개념은 주로 건강을 질병의 부재로 정의하는 병리적(pathogenic) 접근을 하여 왔다. 이 접근에서는 질병이 어떤 특정한 병원균과 같은 원인에 의해 노출됨으로써 생기게 되고, 병원균을 물리쳐 질병이 없어질 때 건강이 회복되는 것으로 보았다. 즉 건강이란 장애나 질병, 조기의 사망이 없는 것으로 생각되어 왔다. 이러한 병리적 모형은 인간의 역사에서 사망의 주원인이 감염성 질환이었던 100여 년 전까지는 적합한 것이었다. 그러나 20세기에 들어오면서 사망의 주원인은 급성질환이나 감염성 질환에서 만성질환으로 옮겨가게 되었으며, 산업화된 나라에서는 평균 기대수명이 30년가량 증가하였다. 통계청(2011)이 발표한 '2010년 사망원인 통계'에 보면 우리나라 5대 사망원인은 암(28.2%), 뇌혈관질환(10.4%), 심장질환(9.2%), 자살(6.1%), 당뇨병(4.1%)으로 전체 사망자의 58.0%를 차지하고 있다. 이들 중 스트레스와 관련된 만성질환이 많은데 이는 오늘날 만성적 질병이나 정신장애를 가지고 살아가는 경우가 늘어났음을 의미한다. 그러므로 건강의 생리적인 측면에서도 감염이나 급성적 질병보다는 만성적 질병, 생활습관 관리, 심리사회적 영향이 주요하게 되었다. 세계보건기구에 의하면, 건강은 '단지 질병의 부재를 의미하는 것이 아니라 완전한 신체적, 정신적, 그리고 사회적 안녕상태를 의미한다.'로 보고 있다(WHO, 1946).

이후 정신건강의 개념에 있어서도 비슷한 변화가 진행되었는데, 제2차 세계대전 이후로 정신병리에 대한 치료가 강조되면서 주로 병리에 대해 관심 및 연구가 편중되었다. 정신건강에 대한 병리적 관점은 정신건강이 정신병리가 부재한 상태라는 암묵적인 가정을 가지고 있는데, 정신건강이 정신병리의 유무 또는 많고 적음에 따라 일차원적으로 결정된다고 가정하고 있으며, 정신건강에 대한 병리 중심의 일원론적 관점은 다음과 같은 문제점들을 가지고 있다(김현정, 2012).

① 정신건강의 개념적 정의가 불충분하다. WHO(2001)의 신체건강에 대한 정의 '신체적, 정신적, 사회적 웰빙의 완전한 상태이며, 단순히 질병이 없는 것을 의미하지 않는다.'에서도 볼 수 있듯이 병리적 관점에 따른 정의는 병리의 존재 여부와 정도만을 말할 뿐이며, 개인의 긍정적 기능, 평범함을 넘어선 긍정적 특성에 대해서는 고려하지 않았다.

② 치료적 관점에서 볼 때, 긍정적 특성이 신체 및 정신병리의 호전이나 감소, 예방에 갖는 의미가 축소되거나 고려되지 않았다.

③ 개인이 정신병리를 가지고 있는 경우에도 긍정적 특성에 따라 삶의 질이 달라질 수 있으며, 병리의 존재에도 불구하고 긍정성이 뛰어날 수도 있다.

④ 측정의 변별성 및 정확성의 문제가 있다. 일반의 경우, 병리적 척도만으로는 별다른 의미 있는 정보를 얻지 못하는 경우가 종종 발생한다.

⑤ 심리학적 연구들은 이제까지 병리적 관점에서만 편중되어 왔으며, 병리가 없는 사람들의 삶을 향상시키기 위한 연구는 상대적으로 부족하다.

1980년대에 들어와서 정신건강과 정신질환에 대한 개념을 두 가지 모델, 즉 연속적 모델과 불연속적 모델로 구분하기 시작하였다. 정신건강의 '연속적 모델'에 의하면, 정신건강과 정신질환은 연속선상의 양극단에 위치하고, 대부분의 사람들이 두 개의 양극단 사이에 있다고 보고 있다. 정신분석학이나 심리학적 배경을 가지고 있는 치료자들은 질환을 미약한 것에서 심각한 상태까지 다양한 연속선상에서 보아야 한다고 주장하고 있다(김동배 외, 2004).

이와는 반대로 정신건강의 '불연속적 모델(이분법적 모델)'은 1980년대에 들어서면서 그 중요도가 높아지고 있다. 이 모델의 기원은 정신질환에 대한 기질적이고 생물학적 접근을 강조하는 생물·의학적 연구이다. 이러한 연구를 바탕으로 한 의료모델은 불연속적 모델의 전형적인 예로서 정신건강과 정신질환은 이분법적으로 나뉘어 개인은 병들거나 건강한 두 범주 중의 하나에 속한다고 본다. 그러므로 이 모델에서 정신질환은 구체적인 증상을 가지고 있는 질병범주에 둔다. 이에 반해 정신건강은 자존감, 개인의 잠재력 인식, 성취감, 의미 있는 관계형성, 심리적 안녕 유지 등 다양한 요소를 가지고 있다고 본다. 이 모델의 입장을 수용하는 학자들은 정신적으로 심각하게 문제가 있는 개인들만이 아닌 일반인을 대상으로 하는 광범위한 정신건강에 관심을 가졌다. 즉 이 모델에 의하면 정신건강은 삶의 질 향상을 목표로 한다.

교육학 용어사전(서울대 교육연구소, 1999)에 의하면 정신건강의 개념은 다음의 네 가지 측면에서 고려된다(김동배 외, 2004).

① 질병의 대립 개념으로서 정신병리가 없는 상태를 의미한다.

② 최적의 정신기능을 발휘할 수 있도록 정신기능의 모든 하위영역이 조화되는 이상적 상태로서의 정신건강을 뜻한다.

③ 통계적 개념을 적용하여 인간행동 내지 정신기능의 정상분포 곡선에서 중간 부분을 건강한 것으로 보고 양극단을 비정상 내지 건강하지 않은 것으로 본다.

④ 인간 정신기능의 생리적, 심리적, 사회적 측면이 상호 심각한 갈등 없이 고유기능을 발휘하고, 그 상태를 보전하고 향상시키려는 적극적 활동영역과 정신적 혹은 정서적으로 질환을 가진 사람들이 정신적 건강을 회복할 수 있도록 도와주는 소극적 활동영역으로 구분할 수 있다.

이러한 기준으로 보면, 한국의 정신건강 전문가들은 대체로 정신건강을 연속적 개념으로 인식하며, 주로 정신질환자를 대상으로 소극적 활동을 하고 있다고 볼 수 있다.

정신건강의 개념을 연구한 초기 학자들은 정신건강의 개념을 비교적 적극적 개념으로 정의하였는데, 그 중 Fromm(1963)에 의하면 정신이 건강한 사람은 생산적이고 관용적인 인격을 가지고, 자신과 세상을 사랑스럽게 관계시키며, 객관적인 실체를 파악하려는 이성을 가지고, 자기자신을 독특한 개인적 실체로 경험하며, 동시에 동료들과 일치의식을 느낀다고 한다. 또한 비합리적인 권위에 예속되지 않으며, 양심과 이성의 합리적 권위를 잘 받아들이고, 주어진 인생을 최대한 값진 기회로 생각한다고 본다. Maslow(1968)는 자아실현을 할 수 있는 사람이 건전한 정신을 가진 것으로 보았는데, 그는 정신이 건강한 사람의 특성을 다음의 일곱 가지로 정의하였다.

① 적절한 현실지각력을 갖고 사물을 있는 그대로 받아들인다.
② 자발적이고 문제 중심적이다.
③ 고도로 자율성을 보이며 문화와 환경으로부터 독립적이다.
④ 사물에 대한 인식이 늘 새롭고 자연과 인생의 본질에 대해 관심을 가진다.
⑤ 사회적 공감성을 갖고 사람들과 밀접한 관계를 맺는다.
⑥ 인간에 대한 존경심을 갖고 도덕성과 윤리성이 강하다.
⑦ 적개심이 없고 유머감각이 있으며 독창적이고 창조적이다.

Chapter 02
우리나라 정신건강의 개념

1. 우리나라 정신건강의 개념

우리나라 정신건강의 개념은 정신보건법률 및 시행령에 나타나 있는 제도적인 측면과 정신보건사회사업 분야에서 정의하고 있는 실천적인 측면을 통해 파악해 볼 수 있다.

먼저 제도적인 측면에서 보면, 보건복지부 '2002년 정신보건 사업안내'에서는 정신보건의 국가 및 행정 전달체계의 기본방침으로, ① 정신질환자 인권보호 및 정신질환에 대한 편견해소, ② 정신보건시설의 적절한 관리, ③ 지역사회정신보건사업 확대를 가지고 있다. 이를 기초로 지역사회정신보건사업 확대를 위한 네 가지 실천과제가 있는데, ① 정신보건 및 사회복귀시설의 확대 설치 지원, ② 보건소에서의 지역사회정신보건사업 실시, ③ 정신의료기관의 정신재활프로그램 활성화 유도, ④ 국민 정신건강증진을 위한 교육 및 홍보 확대를 제시하고 있다. 정신보건사업의 목표로서는, '지역사회 주민을 위한 정신건강증진 및 정신질환 예방프로그램 운영'을 채택하고 정신보건사업의 대상을 정신질환자와 그 가족 및 지역사회주민 전체로 규정하고 있다. 이를 기초로 하여 지역사회정신보건사업 확대를 위한 네 가지 실천과제가 있다. 첫째로는 정신보건 및 사회복귀시설의 확대 설치 지원, 둘째 국민 정신건강증진을 위한 교육 및 홍보 확대를 제시하고 있다. 우리나라의 정신보건정책에서 나타나는 정신건강의 개념은 정신보건의 하위개념으로 그 영역이 축소되어 있다. 사업지침에는 일반 지역주민을 대상으로 한 정신건강증진 및 정신질환예방 프로그램을 운영하도록 규정하고 있으나, 이를 프로그램화하기 위한 구체적인 내용이 부실하며, 한정된 정신보건 관련 자원을 감안하여 정신건강 관련 위험요인 보유 주민을 사업대상의 우선순위로 두고 있어 일반 주민을 위한 사업이 여전히 부족하다고 볼 수 있다(김동배 외, 2004).

우리나라의 정신보건사회복지사들은 정신보건법 규정에 따라 수련제도를 거쳐 정신보건전문요원 자격을 취득하도록 되어 있다. 수련과정을 거친 정신보건전문요원들은 정신보건센터, 사회복귀시설, 병 · 의원, 정신요양시설 등 일선의 정신보건 영역에서 활동하게 된다. 이들이 받은 수련교재를 보면, '정신보건사회사업'은 '정신의학 영역에서 이루어지는 사회사업활동으로 전제하고 정신적 · 정서적 장애를 가진 사람들을 위한 서비스 제공을 주된 목적으로 설치되어 있는 정신과 병 · 의원 및 정신보건의 기관 · 시설에서 실시되는 것'으로 정의하고 있다.

정신의학사전(이병윤, 1990)을 보면, '정신의료사회사업'의 정의는 '정신의학적 사회사업이란 정신병원, 정신과 진료소, 종합병원 내 신경정신과, 사회복지시설 등에서 전문 치료팀의 일원으로서 정신과 환자 및 그들의 가족과 관계를 가지는 특수사회사업 영역'으로 정의하고 있다. 또한 비슷한 개념으로 '정신보건 영역과 정신보건 사회사업을 정신질환자를 위한 치료와 재활분야와 정신병원 혹은 진료소 등에서 이루어지는 사회사업'이라고 정의하고 있다(김기태 외, 2002).

한편, 김규수(1999)는 "정신보건사업영역은 정신의료영역(Psychiatric Setting)에서 정신건강영역(Mental Health Setting)으로 확대되어야 하고 그 개념 규정도 확대되어야 한다."고 말하고 있다. 그는 정신보건사회사업을 '정신적, 정서적 장애인들에게 격리하여 전문적 기관이나 방법을 통한 입원 · 수용치료형태에서 지역사회기반을 통한 치료와 재활, 그리고 예방 및 정신건강운동 영역까지도 포함하는 실천'으로 정의하고 있다.

정원철(2000)은 '정신보건사회사업이란 정신적, 정서적 장애를 가진 환자, 가족 등 그 환경을 포함하는 정신병원 혹은 진료소, 사회복귀시설 등에서 행해지는 전문적인 사회사업이며, 지역사회를 포함한 치료, 재활, 예방, 더 나아가서는 정신건강 영역까지지도 포함하는 사회사업의 실천영역'으로 정의하고 있다.

유수현(2000)은 "정신보건 영역이란 사회적 기능수행에 정신건강의 문제가 관련되는 예방, 치료, 재활의 전 영역을 포괄한다."고 말하고 있다. 또한 '정신보건 사회사업이란 의료시설, 사회복귀시설, 정신요양시설은 물론 정신건강 문제를 다루는 지역사회복지기관이나 시설에서 행해지는 사회사업 활동'을 의미하는 것으로 보고 있다.

우리나라의 정신건강의 개념은 서비스 대상과 내용에서 제도적인 차원보다는 실천적인 차원에서 보다 포괄적으로 적용되고 있다. 그러나 실천적 차원에서 정신건강의 개념을 확대한 것이 아니라 정신보건 영역과 사회복지사업이 연계되어 나타나는 현상으로 볼 수 있다. 그러므로 일반인들을 위한 정신건강 서비스의 확대를 위해서는 정신건강의 개념에 대한 논의와 조사가 필요하고 이에 따른 프로그램의 개발이 시급하다고 볼 수 있다.

PART

2

정신건강 관련 이론

Chapter 01

정신분석이론

정신분석이론(psychoanalystic theory)은 프로이트(Sigmund Freud)에 의해 최초로 개발된 성격발달이론이다. 이 이론은 인간의 정신세계의 대부분을 차지하고 있는 무의식에 중심을 둔 이론이며, 무의식 세계의 성적 · 공격적 충동에 의해 발생되는 갈등의 본질을 파악하고 분석한 이론이다. 정신분석이론에 있어서 성격(personality)이란 어떤 사람을 한 개인으로서 특징짓는 정신적 · 정서적 · 행동적 특성의 복합체를 말한다. 성격이란 용어는 어떤 한 사람의 광범위한 특성을 나타내는데, 어떤 사람은 공격적이고, 어떤 사람은 지배적이고, 어떤 사람은 명석하고, 어떤 사람은 사교적이라고 묘사를 할 수도 있다. 개개인은 다양한 특징과 영역을 포함하기 때문에 정확히 설명하기는 쉽지 않다(Zastrow et al., 2001).

1. 정신분석이론의 기본 개념

프로이트는 인간을 비합리적이고 통제할 수 없는 무의식적인 본능에 지배를 받는 수동적 존재로 보며, 인간의 모든 행동, 사고, 감정은 신체적 긴장상태에 의해 유발되는 무의식인 성적 본능과 공격적 본능에 의해 결정된다고 본다. 인간은 이러한 본능적 긴장을 해소하기 위해 행동하며, 거대한 빙산에 비유되는 무의식적 본능에 의해 긴장상태를 해소하기 위해 행동을 하게 된다고 본다(이종복 외, 2007). 또한 인간의 기본적 성격구조는 초기 아동기, 특히 만 5세 이전에 어떠한 경험을 하였는가에 따라 결정되며, 이러한 기본적 성격구조는 성인기가 되어서도 변하지 않고 지속된다고 본다(권중돈 외, 2006). 프로이트는 인간의 모든 행동은 본능의 지배를 받으며, 이는 정신적 에너지를 발산하는 데 그 목적이 있다고 보며, 본능은 소망(wishes)의 집합체라고 본다.

2. 인간의 정신구조

프로이트는 인간의 정신구조를 의식(conscious), 전의식(preconscious), 무의식(unconscious)의 영역인 마음의 제1영역과, 원초아(id), 초자아(super ego), 자아(ego)의 영역인 마음의 제2영역으로 구분하였다.

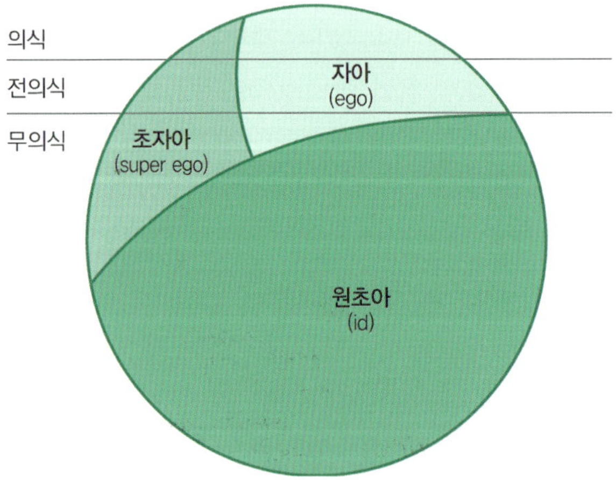

[그림 1-1] 프로이트의 정신지도

1) 마음의 제1영역

프로이트는 인간의 마음은 사고, 감정, 본능, 욕동(drives), 갈등, 동기로 채워져 있다고 한다. 이러한 것은 대부분 전의식 혹은 무의식에 위치하게 된다. 특히 전의식은 의식으로 변하는 기회가 많지만 무의식의 요소는 의식의 영역으로 쉽게 바뀌지 않는다(Zastrow et al., 2001). 마음의 제1영역의 정신구조는 다음과 같다.

(1) 의식

어떤 순간에 우리가 알거나 느낄 수 있는 모든 경험과 감각을 말한다. 우리가 주의를 기울이는 순간에 곧 알아차릴 수 있는 정신세계로, 이때 알거나 느낄 수 있는 모든 경험과 감각을 말한다. 이는 지각 · 운동 · 활동 · 감정 등을 통해 외부세계와 접촉하며, 꿈 · 심상 · 사고 등과 같은 개개인의 내적 세계와도 접촉한다. 의식의 내용은 순간적으로 지나가는데, 프로이트는 정신생활의 극히 일부분만이 의식의 범위 안에 있다고 말한다. 의식은 정신의 중심이 아니며 수면 위에 떠있는 빙산의 일부에 지나지 않으며, 정신의 대부분은 수면 아래 잠겨 있는 무의식이라고 말한다.

(2) 전의식

전의식은 흔히 이용 가능한 기억을 말한다. 어느 순간에는 의식되지 않으나 조금만 노력하면 의식세계로 끌어 올릴 수 있는 경험을 말한다. 지난 주에 행한 일, 좋아하는 음식 등과 같이 잠시 잊어버리고 있지만 뒤돌아 생각해 보면 기억을 해 낼 수 있는 경험들을 예로 들을 수 있다. 일반적으로 우리들의 의식 속에는 없었지만 기억, 회상 등을 통해서 의식세계로 끌어 올릴 수 있는 정신세계를 말한다.

(3) 무의식

사고, 감정, 본능, 욕구, 동기 등이 깊게 자리하고 있는 영역으로서 우리는 이것을 인식할 수 없고 직접적으로도 확인할 수 없는 접근 불가능한 창고에 해당하는 정신세계이다. 무의식은 인간의 정신세계의 대부분을 차지하고 있다. 무의식은 인간의 정신세계에 가장 크고 깊은 곳에 잠재되어 있으면서 의식적 사고와 행동을 전적으로 통제하는 힘이며 사람들의 행동을 결정하는 주된 원인이 된다(임은희, 2005). 무의식은 의식되지 못하는 영역으로서 대부분의 자료들은 억압(repression)이라는 기제를 통해 무의식 속에 들어가게 된다. 이렇게 억압된 자료들은 인간으로 하여금 원치 않는 감정이나 행동을 일으키도록 자극하는 요인이 되기도 한다. 특히 꿈은 무의식에 도달하는 지름길이며 꿈의 해석(dream analysis)을 통해 무의식의 자료들을 알 수 있다고 한다(최옥채, 2007).

2) 마음의 제2영역

프로이트의 초기 성격구조이론의 중심 개념은 무의식이었으나 1920년대에 이와 같은 정신 개념을 수정, 보완하여 기본적 성격구조이론을 제시하였다. 인간의 성격구조는 원초아, 자아, 초자아로 구성되어 있다고 하며, 인간의 행동은 이러한 세 가지 구성요소가 상호작용을 함으로써 발생하게 된다고 한다. 마음의 제2영역은 다음과 같다.

(1) 원초아(Id)

원초아는 성격의 가장 원초적인 부분으로서 본능적 욕구를 관장한다. 원초아 안에는 인간으로 하여금 긴장을 느껴 긴장해소를 위해 무엇인가 행동하게 하는 욕동(drives)이 저장되어 있다. 원초아는 신생아 때부터 존재하는 정신에너지의 원천적 저장고로, 성장함에 따라 원초아에서 자아와 초자아가 분화된다. 원초아는 리비도(libido)라는 성적 에너지를 방출하며, 이는 원초아, 자아, 초자아의 활동 에너지원이 된다. 원초아는 외부세계와 단절되어 있으며, 법칙, 논리, 이성 또는 가치에 대해 전혀 알지 못하므로 시간이나 경험에 따라서 변화되지 않는다. 원초아의 특징은 두 가지가 있는데 일차적 사고과정(primary process)과 쾌락원칙(pleasure principle)에 의해서 지배된다.

(2) 자아(Ego)

자아는 외부세계의 영향에 의해 수정된 원초아의 일부이며, 원초아의 충동을 지연시키고 현실을 고려하도록 하는 역할을 한다. 목이 마를 때 단순히 물을 마시는 환상을 하는 것이 아니라 현실적으로 물을 먹을 수 있는 방법을 찾기 위해서 객관적인 실제세계와 타협하는 것을 말한다. 자아는 외적 현실을 고려하고 초자아를 지배, 통제하는 집행부의 역할을 수행한다. 자아는 두 가지 특성을 가지고 있는데, 이차적 사고과정(secondary thought process)과 현실원칙(reality principle)에 의해 지배된다(최옥채, 2007).

자아는 지속적인 원초아의 요구와 외적 현실의 압력 사이에서 갈등을 경험하게 되기도 하는데, 이러한 갈등은 불안(anxiety)을 유발하는 긴장상태를 만들어 내게 된다. 이러한 불안은 자아에 위험신호를 보냄으로써 미리 위험처리 대책을 강구할 수 있도록 하는 기능을 하므로 정상적인 것이다. 그러나 자아가 이러한 위험신호에 반응하여 불안을 적절히 해결하지 못하게 되면 신경증이 유발되기도 한다. 우리 마음은 불안을 다루는 과정에서 무의식적인 자아방어기제(ego defense mechanism)가 나타나기도 하는데, 이는 자아가 불안이 만들어 낸 위기의식에 압도당하지 않게 해주고, 자아방어기제를 적응적으로 활용할수록 더 건강하다고 말한다(권중돈 외, 2006).

자아의 기능은 다음과 같다(전용호, 2008).

- 원초아의 욕구들을 현실에 맞게 조정한다. 원초아의 공격적이거나 성적인 욕구를 현실원칙에 맞추어 지연시킨다.
- 행위의 결과를 예측하여 판단한다.

- 현실검증을 한다. 자극이 내부에서 오는 것인지, 혹은 외부에서 오는 것인지를 판별한다. 또한 현실을 파악하고 평가하여 문제를 해결한다.
- 정신현상의 다양한 요소들을 일관성 있게 종합한다.
- 자아는 갈등으로부터 비교적 독립된 정신기능을 운영한다. 자아는 감각, 학습, 지능, 직관, 언어, 사고, 운동 등의 기능을 한다.
- 방어기제를 운용하여 내부 또는 외부의 위험상황으로부터 개체를 보호한다.
- 초자아의 요구와 희망을 현실에 맞추어 억제하거나 조정을 한다.

(3) 초자아(Super ego)

초자아는 마음의 제2영역 중에서 가장 나중에 만들어지는 부분으로, 아이가 부모의 사회적 가치와 이상을 동일시함으로써 발달하게 된다. 초자아는 사회규범과 행동기준이 내면화한 형태로 나타나는데, 현실보다는 이상을, 쾌락보다는 완벽을 추구한다. 초자아는 사회의 가치와 도덕이 내면화된 표상으로 자신의 행동이 윤리적으로 옳고 그름을 판단하게 해준다. 초자아는 태어나면서부터 가지고 태어나는 것이 아니고, 부모나 선생님 등이 주는 보상과 처벌을 통하여 발달하게 된다. 초자아는 외부세계의 대변자이며, 사회적 원리(social principle)에 따른다고 생각할 수 있다. 초자아는 자아이상(ego ideal)과 양심(conscience)이라는 두 개의 하위체계로 구성이 되는데, 자아이상은 부모가 도덕적으로 바람직한 것이라고 간주하는 것으로서 부모의 칭찬에 의하여 형성되는 부분이며, 양심은 부모가 도덕적으로 나쁘다고 간주하는 것으로서 부모의 처벌에 의하여 형성이 된다.

원초아가 선천적인 생물학적 특성이 심리적으로 나타난 것이라면, 자아는 객관적 현실과 교류한 결과이고, 초자아는 사회의 산물로서 문화적 전통을 전달하는 매개체라고 생각할 수 있다. 이러한 세 가지 체계의 사이에는 분명한 경계선이 없고, 각기 독립된 개체라고도 할 수 없다. 자아는 원초아로부터, 초자아는 자아로부터 형성이 되며, 이 세 가지는 일상생활을 통해 끊임없이 상호작용을 하여 융화가 된다. 성격의 이 세 가지 체계는 각기 고유의 기능과 특성 및 역동성을 가지고 있는데, 에너지의 양은 일정하기 때문에 성격의 세 가지 체계 중 어느 것에 에너지를 많이 투여하는가에 따라 성격에 영향을 미치게 된다. 원초아에 에너지를 많이 투입하면 나머지 두 곳의 에너지가 적어지게 되어 본능적인 사람이 되고, 자아에 에너지를 많이 투입하면 현실적인 사람이 되고, 초자아에 에너지를 많이 투입하면 도덕적인 사람의 성격이 된다는 것이다. 자아가 원초아와 초자아를 적절히 통제하고 조정하여 성격구조의 관리자가 되어 에너지 체계를 적절히 균형을 이루게 하면 건전한 성격이 형성된다고 한다(이옥형, 2002).

3. 자아방어기제

자아방어기제(defense mechanism)는 자아가 불안에 처하게 되어 합리적인 방법으로 이것을 해결하지 못할 때, 현실을 부정하거나 왜곡하면서 무의식적으로 불안을 제거하려는 심리적 기제를 말한다. 성숙하고 강한 자아를 가진 사람은 본능적 욕구, 환경의 욕구, 초자아의 명령을 그대로 인정하여 각각의 욕구를 충족시키기 위한 합리적인 방법을 지시할 수 있으나, 약하고 미성숙한 자아를 가진 사람은 불안으로부터 자신을 보호하고 부분적이라도 욕구를 충족시킬 방법으로 일종의 적응기술인 방어기제를 사용하는데 이를 자아방어기제라 부른다(이종복 외, 2007).

자아방어기제는 정신내적 갈등의 원천을 왜곡하거나, 대처하는데, 이는 무의식적으로 채택되며 대부분 한 번에 한 가지 이상의 방어기제가 동시에 동원되는 경우도 많다. 이러한 방어기제는 불안을 감소시킬 뿐만 아니라 긍정적인 사회적 결과를 가져오기도 한다. 방어기제는 내부 또는 외부의 위험상황으로부터 자신을 보호하기 위한 자아의 한 기능으로서 누구나 사용하고 있으나 무의식적으로 작동하고 있어 실제로는 의식되지 않는다. 그러나 불안을 해결하기 위해서 사용되는 자아방어기제는 정신병리적 기능도 내포되어 있으므로 과다하게 사용하면 심각한 정신증상을 일으킬 수도 있다(전용호, 2008).

자아방어기제는 프로이트가 처음으로 제시하였고, 프로이트의 딸인 안나 프로이트(Anna Freud)가 정리 및 발전시켜서 체계적인 이론을 수립하였으며, 성격발달에 있어서 자아방어기제의 역할에 관한 이해를 확대시켰다.

1) 방어기제의 정의

방어기제(defense mechanism)는 갈등을 일으키는 충동들 간의 타협을 통하여 혹은 좌절의 상황을 인식하지 못하도록 함으로써 내적 갈등과 불안을 감소시키는 정신적 조작이다(Freud, 1894). 또한 개인이 원하지 않는 충동의 방출을 억제·변형하고 조정하는 사고, 정서, 행동이며, 내적인 욕구와 이를 조정하려는 무의식적인 정신 내적 과정뿐만 아니라 그러한 목적을 지닌 무의식적인 행동까지도 포함된다고 보고 있다. 더욱이 생활하면서 느끼는 갈등으로 인해 내적 긴장이나 불안이 유발될 때 자아를 보호하고 심리적 안정을 유지하기 위한 심리적 노력으로 방어기제를 사용하고 있다. 프로이트 이후 초기 방어 이론에서는 방어가 불안을 일으킬 수 있는 추동이나 소망을 의식하지 않게 하는 역할을 한다고 보았으며, 이는 방어의 심리적 평형을 유지하는 기능에 대해 보다 초점을 둔 것이다(김정욱, 2003).

방어기제는 개인이 변화를 꾀할 수 있는 일시적인 소강상태를 제공하며, 생물학적 추동이 갑자기 증가되는 것을 부정하고 비껴가게 할 수 있다. 또한 중요한 사람, 삶과 죽음으로 인한 풀리지 않는 갈등을 완화시켜 주며, 불안이나 수치심, 죄책감 등 부정적인 정서경험의 강도를 개인이 견뎌낼 수 있을 만큼 감소시켜 주는 등의 적응적인 기능이 있다. 방어기제는 본질적으로 현실왜곡과 성격적인 요소를 가지고 있기 때문에 과도하게 사용될 때 개인의 발전 기회를 차단하고 개인을 현실로부터 괴리시키는 부적응적이고 병리적인 측면도 있다.

방어기제는 불안을 일으키는 대상으로부터 자아를 유지하고 보호하는 기능을 하며, 해로운 외적인 영향이나 내부의 위협으로부터 자기를 보호하는 기능으로 여겨졌으며, 불안을 유발하는 추동이나 불쾌한 정동으로부터 자아를 보호하기 위해 사용되는 것으로 알려져 있다. 그러므로 방어는 주로 심리적인 갈등에서 비롯되는데, 정상적인 적응과 성격발달의 부분이 될 수도 있고, 경우에 따라서 병리적인 증상이나 성격특성과도 관련될 수 있으며, 방어기제가 경직되고 지속적으로 이용될 수 있다고 본다. 특히 자아기능이 현저하게 제한되고, 자유로운 자아발전과 실현이 감소될 때 병리적으로 여겨졌으며, 행동의 강제성, 경직성, 방어기제가 완전히 무의식화 되고, 의식화가 심한 저항에 부딪치게 될 때 병리적인 것으로 보았다. 이는 방어기제가 신경증적 증상형성의 결정적 요인일 뿐만 아니라 정신건강과 심리사회적 성숙도를 반영하고, 개인의 성격과 정신장애, 적응 및 부적응 행동을 이해하는 데 매우 유용한 개념으로 받아들여지고 있다.

2) 방어기제의 성숙도

지금까지의 연구를 보면 방어기제의 성숙도가 정신건강의 지표가 될 수 있다는 보고가 있는데, 특히 방어기제를 개인의 성숙단계에 따라 미성숙한 방식에서 성숙한 방식으로 발달되어 가는 것이라고 보는 견해가 있다(Vaillant, 2002). 이 견해는 성인의 적응수준에 따라 개별 방어를 네 범주로 묶는 것을 제안하였는데, 정신병적 방어(망상적 투사, 정신병적 부인, 왜곡), 미성숙한 방어(투사, 폐쇄적 환상, 건강염려증, 수동공격, 행동화, 해리, 신경증적 부인), 신경증적 방어(억압, 전위, 반동형성, 주지화), 성숙한 방어(이타주의, 유머, 억제, 예기, 승화)로 구성되어 있다.

3) 방어기제의 유형과 정신건강

일상생활에서 겪는 다양한 스트레스로 인한 심리적 갈등을 해소하기 위한 심리내적 적응기제로서의 방어는 인간의 신체적, 심리적 안정에 영향을 주고, 인간 갈등상황에서 발생되는 생활방법의 한 방편으로까지 확대되기도 한다.

한 연구를 보면 동일한 표집에 대해 50년 종단 연구를 실시하였는데, 이들은 군집분석을 통해 위계적으로 조직되는 다섯 가지 방어 군집을 찾아냈다. 즉 미성숙 방어 군집 두 개, 신경증적 반응 군집 두 개, 성숙한 방어 군집 한 개였다. 그 연구에서 각 군집에 해당하는 사람들의 정신건강, 신체건강, 사회적 직업적 기능, 약물사용, 사회병리 등에 대해 조사하였는데, 성숙한 방어를 많이 사용하는 사람들은 모든 심리적 변인과 건강 변인에서 잘 기능하였다. 한편 신경증적 방어를 사용하는 두 군집의 사람들은 모든 성과들에서 중간 수준으로 기능하였다. 미성숙 방어를 주로 사용하는 두 군집의 사람들은 다른 세 군집의 사람들보다 잘 기능하지 못하였다. 미성숙 방어 군집이 다시 행동형 방어 군집과 환상 및 투사형 방어 군집으로 구분됨을 증명하였는데, 그 중에서도 행동형 방어들을 주로 사용하는 사람들의 군집은 더 큰 사회병리, 알코올 문제, 결혼 불안전성을 보였다.

국내의 연구에서는 이화방어기제를 사용하여 조현병 환자의 방어기제를 연구한 결과에서 조현병 환자들이 정상인 보다 방어기제 성숙 위계상 미성숙한 방어기제인 투사, 부정, 수동-공격, 행동화, 합리화, 퇴행, 허세의 기제를 더 많이 사용하였으며, 정상인 집단은 정신분열증 환자집단에 비해 전치, 승화의 방어기제를 더 많이 사용한 것으로 조사되었다. 신체증상을 주소로 하는 정신과 환자집단을 대상으로 한 연구에서는 주로 사용하는 방어기제로 미성숙한 방어유형에 속하는 신체화, 해리, 회피, 투사, 행동화를 주로 사용하는 것으로 나타났으며, 적응적 방어유형인 유머를 가장 낮게 사용한 것으로 조사되었다.

(1) 억압(Repression)

가장 기본적인 방어기제로서 불안을 야기하는 충동 및 기억 등을 의식에 떠오르지 못하도록 무의식적으로 막는 것을 말한다. 억압은 용납될 수 없는 충동을 무의식으로 추방하는 능동적 · 무의식적 과정이며, 꿈이나 농담, 말의 실수 등으로 나타나기도 한다. 특히 죄책감, 수치심, 자존심을 상하게 하는 경험일수록 억압의 대상이 된다. 억압은 무의식적인 과정이며, 의식적으로 잊으려고 하는 억제(suppression)와 구별된다.

예) 어려운 과제가 있을 때, 그 과제를 아예 잊어버린다.

(2) 반동형성(Reaction Formation)

불안을 일으키는 성적 · 공격적 충동, 생각, 감정 등을 억제만 하지 않고 의식의 수준에서 그 반대의 태도로 나타내는 것을 말한다. 이는 받아들일 수 없는 욕망과 대립되는 과장된 감정이나 행동을 취해서 그러한 욕망을 극복하려는 것을 말하는데, 처음의 충동이나 감정, 생각은 완전히 사라지는 것이 아니라 반대의 표현을 통해 의식에서 감춰지는 것이다. 미움은 사랑으로, 복수심은 애정으로, 성욕은 전혀 문제가 되지 않는 다른 대상에 대한 애착으로 바뀌게 된다. 반동형성은 두 가지 단계를 거치게 되는데, 첫 번째는 받아들일 수 없는 충동을 억압하고, 둘째는 그 반대적 행동이 의식적 차원에서 표현된다(Hjelle & Ziegler, 1994).

예) 적개심과 공격성을 덮기 위해 무골호인으로 행세하는 경우, 미운 놈 떡 하나 더 준다는 속담, 사랑을 미움으로 표현하는 경우, 남편이 바람을 피워 다른 여자와의 사이에서 태어난 아이를 키우면서 과잉보호하는 본부인의 경우를 들 수 있다.

(3) 퇴행(Regression)

잠재적 외상(trauma)이나 실패 가능성이 있는 상황에 처할 때, 해결책으로 초기의 발달단계나 행동양식으로 후퇴하는 것을 퇴행이라고 한다. 이는 안전하고 즐거웠던 인생의 이전 단계로 후퇴함으로써 불안을 완화시키며, 일시적으로 불안을 감소시키지만 근본적인 원인은 해결하지 못한다.

예) 배변훈련을 마친 아동이 동생이 태어난 후 부모의 관심이 동생에게 집중되자 대소변을 가리지 못하게 되는 것, 어른들도 어릴 적 친구들을 만나면 마치 아이들처럼 즐거워하고 들뜨게 되는 것(일시적 퇴행)이다.

(4) 격리(Isolation)

격리(또는 유리)란 과거의 고통스러운 기억과 연관된 감정을 의식에서 떼어내는 것을 말한다. 이는 감정의 억압 혹은 정서의 억압으로서 고통스러운 감정이나 경험을 의식으로부터 떼어내어 억압시키는 과정이며, 쾌락의 원칙에 따라 작용한다. 정신역학의 측면에서 보면 기억이 과거에 지녔던 감정으로부터 분리되는 기제라고도 말할 수 있다.

예) 몇 년 전에 아버지가 돌아가신 기억을 생각해 보면, 그 당시에는 너무나 충격적이었고 슬펐으며 고통스러웠지만, 지금은 당시의 기억들은 생생하게 기억하나 그에 수반된 감정들은 억압되어 버리고 의식화되지 않는다.

(5) 취소(Undoing)

개인이 이전에 받아들일 수 없었던 행동의 결과를 철회하기 위해 반복적으로 행하는 것이다. 즉, 자기자신의 성적 혹은 공격적 욕망이나 충동 등으로 인하여 상대에게 피해를 주었다고 생각하여, 무의식적으로 죄책감을 떨쳐버리기 위해 상대가 입은 피해를 원상 복귀시키려는 행위를 말한다.

예) 여비서에게 성적으로 끌리는 것을 느낀 남자가 부인에게 줄 선물을 비싼 것으로 사는 것, 기도문을 되풀이하는 마술적 방법으로 죄책감에서 벗어나려고 하는 것, 순간적으로 화가 난 엄마가 아이를 때리고 곧바로 "엄마가 잘못했다. 아팠지? 미안해"라고 하며 쓰다듬어 주는 것 등을 들 수 있다.

(6) 투사(Projection)

전치의 한 형태로서 개인이 스스로 받아들일 수 없는 충동, 태도, 행동 등을 무의식적으로 타인이나 환경의 탓으로 돌리는 것을 말한다. 즉, 사회적으로 인정받을 수 없는 자신의 행동과 생각을 마치 다른 사람의 것처럼 생각하고 남의 탓을 하는 것을 말한다.

예) 자신이 바람을 피우고 싶은 욕구가 강한 한 부인이, 자신의 그러한 욕구를 남편에게 뒤집어씌움으로써 남편을 의심하고, 그에게 부정하다고 불평을 하는 경우, 시험을 잘 치지 못한 학생이 "시험공부를 할 여유가 없었다." 혹은 "시험문제가 너무 황당한 것이었다."라고 말하며 다른 대상을 탓하는 경우이다.

(7) 투입(Introjection)

외부의 대상을 자기 내면의 자아체계로 받아들이는 것을 말한다. 특히 애증과 같은 강한 감정을 직접적으로 표현하는 것을 피하기 위해 다른 사람을 자기로 간주하는 것을 말한다. 투사와 반대되는 개념이다.

예) 어머니를 미워하는 것이 자아에 수용될 수 없기 때문에 나 자신을 미워하는 것으로 대치하는 경우이다.

(8) 자기에게 전향(Turning against the self)

공격성 같은 본능적 충동을 자기에게로 향하게 하는 것을 말한다. 즉, 공격적인 충동을 타인이 아닌 자신에게로 돌리는 것이다.

예) 어머니로부터 심한 꾸지람을 받은 아이가 자신의 머리를 벽에 부딪쳐 자해를 하는 경우를 들 수 있다.

(9) 승화(Sublimation)

정서적 긴장, 충동, 감정 등을 사회적으로 인정될 수 있는 행동방식으로 표출하는 것을 말한다. 즉, 성적 · 공격적 에너지를 개인적으로나 사회적으로 용납되는 형태로 유용하게 돌려쓰는 것을 말한다.

예) 강한 공격적 욕구를 지닌 사람이 격투기 선수가 되는 것, 심한 열등감을 가진 사람이 열심히 공부해서 학자로 성공하는 경우 등을 들 수 있다.

(10) 합리화(Rationalization)

용납할 수 없는 태도, 신념, 행동 등을 정당화하기 위해 그럴듯한 설명을 하는 것을 말한다. 이러한 설명은 합리적이고, 이성적이며, 자아가 받아들일 수 있는 내용으로 꾸미는데, 합리화가 거짓말이나 변명과 다른 점은 전적으로 무의식의 차원에서 이루어진다는 것이다.

예) 배고픈 여우가 포도를 따 먹으려고 했으나, 손이 닿지 않자 따 먹어도 포도가 실 것이라 생각하고 자신을 위로하는 것을 들 수 있다.

(11) 전치(Displacement)

본능적 충동이 진짜 대상에서 덜 위협적인 대상으로 옮겨 가는 것을 말한다. 성적·공격적 욕구를 직접적으로 충족시킬 수 없을 때, 현실적으로 용납될 수 있는 대상이나 방법으로 바꾸어 그 욕구를 충족시킴으로써, 불안을 회피하려는 것으로 볼 수 있다.

예) 아버지에게 꾸지람을 받은 아이가 마당에 있는 개를 발로 차면서 화풀이를 하는 것, 무의식적인 죄책감을 씻기 위해서 강박적으로 손을 씻는 것 등을 들 수 있다.

(12) 동일시(Identification)

어떤 사람의 제반 성질을 받아들여 그것을 자신의 성격의 한 부분으로서 합쳐버리는 것을 말한다. 이는 주위의 중요인물의 태도나 행동을 닮는 것으로 볼 수 있는데, 다른 사람의 행동을 따름으로써 긴장을 감소시키게 된다.

예) 강한 공격적 충동을 억압하고 있는 사람이 강력하고 공격적인 히틀러와 같은 사람을 동일시하는 것을 들 수 있다.

(13) 보상(Compensation)

개인의 결함이나 열등감을 극복하기 위한 수단으로서, 어떤 분야에서 탁월하게 인정을 받아 다른 분야에서의 실패나 약점을 보충하여 자존심을 고양시키는 기제를 말한다. 실제든 상상이든 자신의 성격, 지능, 외모 등 이미지상의 결함을 메우거나 체면을 유지하려는 무의식적 노력을 의미한다.

예) 키가 작은 사람이 목소리가 큰 경우, 청각장애인이 유명한 음악가가 되는 것, 소외당한 사람이 다른 사람의 관심을 끌기 위해 반사회적 행동을 하는 것 등을 들 수 있다.

(14) 부정(Denial)

자신에게 불안을 가져다주는 일들을 사실이 아니라고 부정하거나, 불쾌하거나 위협적인 사실을 목격하거나, 듣는 것을 거부하는 것을 말한다. 의식화되면 도저히 감당할 수 없는 어떤 생각이나 욕구를 무의식적으로 부정하는 것 등으로 볼 수 있다.

예) 임종말기의 환사가 자신의 병을 의사의 오진이라고 주장하는 것 등을 들 수 있다.

(15) 치환(Substitution)

제1의 대상으로 향하던 무의식적 욕구나 충동이 그 모양을 바꾸어서, 다른 제2의 대상으로 향하여 바뀌는 작용을 말한다. 받아들여질 수 없는 소망, 충동, 감정 또는 목표를 좀 더 받아들여질 수 있는 것으로 전치하는 기제를 말한다.

예) 오빠에게 강한 매력을 느끼는 여동생이 오빠와 비슷한 용모를 가진 사람과 사귀는 것, 자신의 아이를 갖지 못해서 입양을 하는 것 등을 들 수 있다.

최근에 성격은 본능적 욕구와 외부환경에 대한 복합적인 적응의 결과로서 이해되며, 이는 한 개인에 있어서 습관적이고도 전형적인 것으로 간주된다. 또한 소아정신과의 발달과 더불어 선천적으로 타고난 기질이 성격형성에 기여한다는 것도 알게 되었다. 신경증(neurosis)은 갈등의 소산이라고 프로이트는 말한다. 그의 이론에 의하면 원초아, 자아, 초자아, 외부현실의 요구가 서로 다를 때 갈등을 일으킨다고 한다. 이러한 갈등이 적절한 현실적 타협점을 찾지 못할 경우 본능적 욕구는 의식으로부터 추방되어 무의식에 있게 된다. 그러나 그 힘은 약화되지 않고 끊임없이 의식세계로 나오려고 하고, 그 일부가 변형되어 의식의 세계로 표현된 것이 신경증이라고 한다(전용호, 2008).

4. 심리성적 발달단계

프로이트는 인간이 성적 갈등을 가지고 있다는 사실을 발견하였고, 그의 이론의 핵심이 되는 성(sexuality)의 개념을 발달시켰다. 원초아가 갖는 생물적 본능에너지를 리비도(libido)라 불렀으며, 이 에너지는 일차적으로 성적인 에너지를 말한다. 성의 개념을 중심으로 인간의 성격발달 과정을 설명한 것이 프로이트의 심리성적 발달단계(psychosexual development)이다. 이 발달단계는 연속적인 다섯 단계를 통하여 이루어진다. 이 단계 중에 어느 단계에서도 갈등과 왜곡이 나타날 수 있으며, 이러한 것이 원만하게 해결되지 못하면 특정 단계에서 고착이 된다. 고착(fixation)이란 인간의 성격이 발달하는 과정에서 어느 특정한 단계에 많은 부분 정지되는 것을 말한다. 각 개인이 최적의 건강상태를 유지하기 위해서는 각 단계의 위기를 원만하게 해결하여야 한다. 이 경우에 적절한 방어기제를 사용하기도 한다(Zastrow et al., 2001).

1) 구강기(Oral Stage)

구강기는 출생부터 약 18개월까지의 시기를 말한다. 이 시기를 구강기라고 부르는 것은 영아의 일차적인 활동이 젖을 먹는 것에 집중이 되어 있으며, 이 활동이 입, 입술, 혀와 같은 기관에 집중이 되어 있기 때문이다. 이 시기의 영아는 음식을 받아들이고 섭취하는 데 관심이 집중되어 있다. 수유는 이 시기에 갈등을 일으키는 주요 원인이 되기도 한다(Zastrow et al., 2001).

구강기에 적절한 보살핌을 받지 못하고 추구하는 즐거움을 얻지 못하거나 과잉충족을 받게 되면 성격적 결함이 나타나게 되며, 다음 발달단계로의 순조로운 이행에 문제가 발생이 된다. 구강기에 너무 과다하거나 불충분한 양의 자극이 제공되게 되면, 영아가 구강의 만족과 쾌감에 너무 집착하게 되어 다음의 발달단계로 이행하지 못하고, 이 시기에 고착되어 어른이 되어도 구강고착적 성격을 갖게 된다. 구강기에 고착된 성격의 유형은 구강수동적 성격과 구강공격적 성격이 있다.

2) 항문기(Anal Stage)

항문기는 약 18개월부터 3년까지의 시기를 말한다. 이 시기의 영유아의 활동은 주로 무엇인가를 내보내거나 혹은 보유하는 데 초점이 맞추어져 있다. 이는 일차적으로 영유아가 배설물을 배변하거나 또는 배변하는 것을 보류하는 것과 관련이 있다. 이 시기에 시작되는 배변훈련은 갈등의 중요한 부분이다. 이 시기의 영유아는 대소변을 참거나 배설할 때 쾌감을 느끼게 된다. 배설조절을 통하여 능동적이 되며, 배설행위를 두고 부모와 투쟁을 벌이면서 부모에 대한 애증, 즉 양가감정(ambivalence)을 가지게 된다. 이 시기의 영유아는 신경계의 발달로 괄약근을 수의적으로 조절할 수 있게 된다. 이때에 배변훈련(toilet training)이 이루어지며 영유아는 처음으로 그의 본능적 충동과 만족이 외부의 간섭으로 지연되는 것을 경험하게 된다. 영유아는 적절한 때와 장소가 허용될 때까지 배설 기능을 지연시키는 법을 배워야 하며, 배변훈련이 끝날 때면 사회적 승인을 얻었다는 쾌감을 경험하게 된다. 배변훈련은 항문영역에서 성적 쾌감을 추구하는 영유아와 청결습관을 가르치려는 부모와의 사이에서 전투가 벌어지게 되고, 이 과정에서 원초아로부터 자아가 분화되기 시작한다. 항문기에서는 배변훈련이 주축이 되기 때문에 부모와 자녀 사이의 통제문제가 중요시된다. 이러한 통제문제가 성공적으로 해결될 경우, 영유아는 권위에 대해 균형잡힌 존경을 표시할 수 있게 되지만, 이 단계에 고착될 경우 자신에게 몰입하거나, 철퇴하거나, 타인에 대한 배려를 하지 못하는 성격을 지니게 된다. 배변훈련 과정에 있어서 부모가 적절히 조력해 주고 정기적으로 대장운동을 시키며 대소변 후 칭찬을 해주면 배변에 대한 즐거움을 느끼고 변을 만드는 행위가 대단히 중요하다고 생각하게 되며, 이러한 생각은 창조력과 생산력의 밑바탕이 된다. 그러나 이 과정에서 부모가 지나치게 청결을 강조하거나 엄하고 강압적이면 변을 잘 보지 못하게 되며, 다음의 발달단계로 원만하게 이행하지 못하고 항문고착적 성격이 나타나게 된다. 항문기에 고착된 성격의 유형은 항문공격적 성격(anal aggressive personality)과 항문보유적 성격(anal retentive personality)이 있다(이근홍, 2006).

3) 남근기(Phallic Stage)

남근기는 약 3세부터 5세까지의 시기를 말한다. 이 시기의 주요 활동은 성기를 자극하고, 자신의 몸을 보여주거나 혹은 다른 사람의 몸을 보면서 쾌감을 느끼게 된다. 이 시기의 유아는 성격이 매우 복잡해지는데, 비록 자기중심적인 성향이 있더라도 사랑하고 사랑받기를 원하며, 특히 칭찬을 받기 원한다(Zastrow et al., 2001).

이 시기에 남자 아이와 여자 아이는 서로 다른 콤플렉스를 경험하기도 한다. 남자 아이의 경우 오이디푸스 콤플렉스(Oedipus complex)를 경험하게 된다. 이 콤플렉스는 남자 아이가 어머니를 성적으로 사랑하게 되면서 경험하는 딜레마인데, 이 시기의 남자 아이는 아버지를 경쟁자로 생각하며 적대적인 감정을 갖게 된다. 그러나 아버지와의 관계 때문에 남자 아이는 점차 거세불안(castration anxiety)을 갖게 된다. 거세불안이란 자신과 어머니의 '성적 관계'를 아버지가 알게 되면 자신의 성기를 제거할지도 모른다는 두려움을 말한다. 그러나 남자 아이는 오이디푸스 콤플렉스를 겪으며 적절한 방어기제를 사용함으로써 콤플렉스를 성공적으로 해결해 나간다. 가장 먼저 사용하는 방어기제는 억압(repression)이다. 남자 아이는 어머니에 대한 사랑과 아버지에 대한 적개심을 억압한다. 그 다음에 반동형성(reaction formation)을 사용해서 아버지를 부정적으로 인식하는 것을 그만두고 오히려 긍정적으로 인식하려고 노력한다. 그리고 마지막으로 남자 아이는 아버지를 동일시(identification)하여 아버지의 태도, 가치, 행동패턴 등을 닮으려고 노력한다(Zastrow et al., 2001).

여자 아이는 이 시기에 엘렉트라 콤플렉스(Electra complex)를 경험하게 된다. 프로이트는 이 시기에 여자 아이는 아버지와 성적으로 사랑에 빠지게 되고, 이 때문에 어머니에게 적개심을 품게 된다고 말한다. 또한 여자 아이도 이때 거세불안에 시달린다. 그러나 여자 아이의 거세불안은 본질적으로 남자 아이의 불안과는 다르다. 여자 아이의 거세불안은 자신에게 남근이 없다는 인식에서 출발한다. 여자 아이는 유아기에 자신의 남근이 거세되었다고 믿게 되는데, 그 때문에 어머니를 비난하게 된다. 그리고 남근이 없는 이유로 남자 아이들보다 열등하다고 생각하는데, 이를 남근선망(penis envy)이라고 한다. 남근을 선망하면서 여자 아이는 자신의 삶에서 해야 할 역할은 남자에게 순종하고 남자를 돕는 것이라고 받아들인다(Zastrow et al., 2001).

이와 같은 과정에서 초자아가 분화되며, 남자 아이와 여자 아이 모두 외상적 갈등(traumatic conflict)을 성공적으로 해결할 경우 성적 역할의 동일시와 성적 정체감을 가질 수 있게 된다. 성인이 되어서는 성행위를 통하여 이러한 성적 욕망을 해소할 수 있고, 충성심, 효도, 헌신, 낭만적 사랑과 같은 많은 감정을 통하여 표현할 수 있다. 그러나 남근기에 고착이 된 성인 남자의 경우는 대부분 경솔하고, 과장이 심하며, 야심적인 성격을 갖게 된다. 이에 반해 남근기에 고착된 여성의 경우에는 성관계에 있어서 순진하고 결백해 보이지만 난잡하고 유혹적이며 경박한 기질을 보이거나, 자기주장이 아주 강하고 남성을 능가하기 위해 노력하기도 한다(권중돈 외, 2006).

4) 잠재기(Latency Stage)

잠재기는 오이디푸스 콤플렉스와 엘렉트라 콤플렉스가 해결되는 시기에 시작하여 사춘기가 시작되기 전에 끝나게 된다. 약 6세부터 12세까지를 잠재기로 본다. 이 시기는 성적인 본능이 상대적으로 약해지며, 사회화 과정과 교육, 학습과정에 적극 참여하게 된다(Zastrow et al., 2001). 이 시기에 리비도는 무의식 속에 억압되어 잠복되어 있기 때문에 갈등이나 충동은 일어나지 않는 안정 상태를 유지하게 된다. 무의식 속에 억압된 리비도는 승화되어서 지적 관심, 운동, 동성 친구 간의 우정 등으로 전환되게 된다. 특히 신체 발육과 성장에 에너지가 집중되므로 리비도의 본능적 욕구형태인 성적 관심이 약해진다. 잠재기에 과도한 성적 억압을 하게 되면 수치심, 도덕적 반동형성, 혐오감 등에 빠질 수 있다. 잠복기에 고착이 되면 성인이 되어서도 이성에 대한 정상적 친밀감을 갖지 못하게 된다. 동성친구 간의 우정에 고착되면 생식기에 도달해도 동성애로 발전할 수 있다. 또한 이성과의 성적 관계를 회피하고 정서적 감정 없이 단지 공격적 방식으로 성적 행동을 한다.

이 시기를 잠재기라고 부르는 이유는 이 시기 아동은 상대방의 성에 대해 무관심하며 상대방의 성에 대하여 흥미를 전혀 보이지 않기 때문이다. 프로이트에 따르면 오이디푸스 콤플렉스나 엘렉트라 콤플렉스에서의 갈등이 억압되고, 엄마를 갖기 위해서 또는 아빠를 갖기 위해서, 엄마 또는 아빠를 제거하려는 것이 억압되고, 이러한 것이 문화적으로 받아들여지지 않음으로써, 이러한 감정이 있었다는 자체를 부정하기 위해 겉으로는 무관심하게 행동한다(이종복 외, 2007).

5) 생식기(Genital Stage)

생식기는 사춘기(약 13세)에서 죽음에 이르는 시기로서 성에 대해 보다 성숙한 자세를 갖게 된다. 이 시기가 되면 인간은 그 어느 때보다 충분한 사랑과 일을 할 수 있게 된다. 생식기는 신체적 성숙이 이루어짐에 따라 진정한 의미에서의 성욕이 나타나는 시기다. 생식기관이 발달하고 성호르몬의 분비가 많아지면서 성적 충동을 현실적으로 수행할 신체적·생리적 능력을 갖추게 되는 시기이다.

Chapter 02

심리사회이론

심리사회이론(psychosocial theory)은 에릭슨(Erik Erikson)에 의해서 체계화된 이론이다. 에릭슨은 자아의 발달과 기능에 큰 관심을 가졌으며, 인간행동의 발달에 있어서 사회적·문화적 요인을 중요시하였다. 에릭슨은 성숙이 점성원리(epigenetic principle)에 의해서 지배된다고 본다. 인간은 전 생애에 걸쳐 발달하고 변화한다고 보며, 특히 청소년기의 자아정체감 확립을 중요시하였다.

에릭슨의 심리사회이론은 각 발달단계(8단계)에 있어서 양극의 대립되는 개념, 즉 심리사회적 위기를 제시하고 있으며, 긍정적 발달이 다음 단계의 발달에 영향을 준다고 본다. 에릭슨 역시 프로이트와 마찬가지로 생애 초기의 경험이 중요하다고 주장한다. 프로이트는 특정 단계에서의 실패를 되돌릴 수 없는 것으로 보지만, 에릭슨은 실패의 수정이 가능하며, 이는 적절한 사랑과 보살핌으로 가능하다고 본다.

1. 심리사회이론의 기본적 개념

에릭슨은 8단계로 이루어진 발달이론을 제시하였으며, 이 이론은 생물학적 성숙과 사회의 요구 사이의 상호작용 결과로 성격이 일생 동안 어떻게 진화되는가에 중점을 둔다. 그의 이론은 성격발달에 있어서 사회환경의 역할을 강조한다. 8단계는 부분적으로 프로이트가 제시한 심리성적 발달단계에 근거하는데, 각 발달단계마다 사회가 개인에게 어떠한 심리적 요구를 한다고 말한다. 이러한 요구를 '위기'라고 부르며, 각 심리단계에 있어서 개인은 이러한 위기에서 야기되는 스트레스와 갈등에 적응하려고 노력해야 한다. 인간은 각 발달단계에서 특정한 위기를 겪게 되는데, 각 위기에 적절히 적응하면서 다음의 위기에 적응할 수 있는 준비를 하게 된다. 이러한 위기는 각 단계에 있어서 중요한 의미를 갖게 되고, 이와 관련이 있는 문제들은 전 생애에 걸쳐 지속적으로 발생된다고 본다(Zastrow et al., 2001).

또한 에릭슨은 자아를 일생 동안의 신체적 · 심리적 · 사회적 발달과정에서 외부환경에 대처하고 적응하는 과정에서 형성되는 역동적인 힘으로 규정하고 있다. 이러한 자아의 발달과 특성은 다음과 같다(권중돈 외, 2006; Goldstein, 1984).

① 자아는 개인의 적응능력을 결정하며, 자아기능은 타고나는 것이지만 생리적 · 심리적 · 사회적 요인 간의 상호작용을 통해 발달한다.

② 자아는 기본적 욕구의 충족, 타인과의 동일시, 학습, 발달과업의 성취, 효과적 문제해결, 내적 욕구와 환경적 조건, 기대, 스트레스 및 위기에 대처하는 과정에서 지속적으로 발달하게 된다.

③ 자아는 자율적으로 기능할 수 있는 능력을 지니고 있지만, 내적 충동과 내면화된 타인의 기대, 규범들과 관련지어 이해해야 한다.

④ 자아는 개인과 환경 간의 관계를 중재할 뿐 아니라 성격의 다양한 요인들 사이의 내적 갈등을 중재한다.

⑤ 사회환경은 성격을 형성하며, 성공적인 대처능력을 고양시키거나 방해하는 조건을 제공해 준다.

⑥ 자아의 대처능력 결여와 개인의 욕구와 능력이 환경적 조건이나 자원과 합치되지 않을 때, 사회적 기능 문제가 발생한다.

2. 심리사회적 발달단계

에릭슨은 전 생애에 걸친 자아발달단계를 제시하였으며, 전 생애에 걸쳐 이루어지는 인간의 발달 과정은 점성원리에 의해 지배된다고 본다. 발달의 점성원리란 인생주기의 각 단계는 각 단계가 우세하게 출현되는 최적의 시간이 있고, 모든 단계가 계획대로 전개될 때 완전한 기능을 하는 성격이 형성될 수 있다는 것이다(권중돈 외, 2006). 각각의 발달단계는 생리적 성숙과 개인에게 부과된 사회적 요구로부터 유발된 심리사회적 위기가 수반되고, 각각의 심리사회적 위기는 긍정적 요소와 부정적 요소를 포함하고 있다. 이는 성숙의 힘에 의해서 지배되는 일련의 발달단계가 있는데, 이러한 단계의 시작을 자극하는 힘을 생물학적 성숙이라고 본다. 그리고 이러한 단계를 이끄는 것은 사회의 요구로서 이 요구가 심리사회적 위기를 낳는다고 본다. 각 단계가 어느 정도는 생물학적으로 결정되나 생물학적 요구 또는 사회환경에 의해 전적으로 결정되는 것은 아니다. 이는 생물학적 요구와 환경 두 측면이 각 단계의 출현에 관계가 있으나 위기의 해결은 전적으로 개인에게 달려 있다는 가정이다. 성격은 이러한 위기가 어떻게 해결되었는지 그 결과에 의해 결정된다(이인정 외, 2000).

1) 1단계 : 신뢰감 대 불신(Basic Trust versus Mistrust)

심리사회적 발달단계의 첫 번째 단계는 출생부터 약 18개월까지이다. 첫 번째 단계의 심리사회적 위기는 신뢰감 대 불신감이다. 이 시기에 최초로 사회적 관계를 맺게 되는 어머니가 영아의 심리사회적 욕구를 민감하게 알아차리고 적절하게 충족시켜 주면 어머니에 대한 신뢰감을 갖게 된다. 부모로부터 따뜻하고 애정적인 보살핌을 받게 되면, 영아는 자신과 주변에 대해 신뢰감을 형성하지만, 부모로부터 부적절하거나, 거부적이거나, 일관성이 없는 보호를 받게 되면 불신감을 가지고 인생을 시작하게 된다. 이 시기에 양육자인 어머니가 일관성 있고 스스로 확신 있는 양육태도를 보일 때 영아는 내적 확실성과 외적 예언력을 갖게 되어 자신이 배고프거나 힘들 때 누군가 자신을 돌보아 줄 것이고, 지금 당장은 아니라 하더라도 조금 기다리면 해결될 것을 믿게 된다. 이처럼 신뢰가 형성된 아기는 어머니와 떨어져 있어도 불안이나 분노를 표현하지 않고 자신의 욕구가 즉시 만족되지 않더라도 보채지 않고 기다릴 수 있게 된다. 만약 아기에게 이러한 신뢰가 없으면 어머니와 떨어져 있지 않으려 하고 억지로 떨어지게 되면 어머니가 자신을 버릴 것이라는 공포를 느끼게 된다(최옥채, 2007).

2) 2단계 : 자발성 대 수치와 의심(Autonomy versus Shame and Doubt)

두 번째 단계는 약 18개월부터 3세까지이다. 자발성 대 수치와 의심은 이 시기의 유아가 경험하는 심리사회적 위기이다. 이 시기의 영유아는 괄약근의 발달로 변의 배설과 보유를 조절할 수 있고 걷거나 움직임이 자유로워지면서 모든 것을 스스로 하겠다고 하는 시기이다. 영유아의 행동양식을 보면 보유와 방출을 들 수 있는데, 보유는 소유하는 것 혹은 보살피는 것이고, 방출은 파괴적인 힘으로 밀쳐내는 것 혹은 적대적인 해방을 의미한다. 이 시기의 영유아는 자신의 행동주체가 자기자신이라는 것을 알게 되며 의도적인 행동을 보이기 시작한다. 이러한 의도적인 행동을 통해 자발성을 획득하게 되는데, 걷기, 달리기, 기어오르기 등의 운동능력, 식사, 옷 입기 등의 자조기술 및 배변통제능력이 향상되어 자발적이 되어간다(이근홍, 2006; 이옥형, 2002).

두 번째 단계에 있어서 부모가 대소변 가리기를 영유아에게 너무 엄격하게, 그리고 실수에 대해서 비난하게 되면, 영유아는 자기자신에 대하여 수치심을 느끼게 된다. 영유아가 덜 성숙된 상태에서 외부 통제가 너무 빨리 또는 너무 엄격하게 주어진다면, 영유아는 자신의 통제 능력의 미약함과 더불어 외부압력을 조절할 수 없다는 무능력에 대해 수치심과 의심을 갖게 된다. 또한 부모가 과잉보호를 하거나 무관심하면 유아는 환경에 적절히 대처할 능력을 배울 수 없게 되어 타인에 대해 수치심을 갖게 되며, 외부세계와 자신을 통제하는 자신의 능력에 대해 의심을 갖게 된다. 이러한 유아는 자신의 의지력을 불신하게 되어 자기의심, 무기력 등과 같은 심리사회적 태도를 갖게 된다(이근홍, 2006).

3) 3단계 : 주도성 대 죄의식(Initiative versus Guilt)

세 번째 단계는 약 3세부터 6세까지이다. 이 시기의 위기는 놀이, 탐구, 시도 및 실패, 장난감을 사용한 연습 등의 결과와, 부모가 유아의 주도적 행동에 어떻게 반응해 주는가에 달려 있다. 이 시기의 유아는 신체적 놀이와 가상의 세계에서 부모나 다른 성인의 역할을 가정한 정신적 놀이를 하게 되는데, 이러한 놀이를 통해 성인을 모방하고 성인처럼 되는 것이 어떤 것인지를 알게 되고, 이러한 경험을 통해서 자신이 한 인간으로서의 목적이 있다는 것을 깨닫게 된다. 그러면서 유아는 계획을 세우고, 목표를 설정하며 이를 달성하려고 노력하는 주도성이 생긴다. 이 시기에 부모가 유아 스스로 환경을 탐색하고 스스로 행동할 수 있도록 격려해 주면, 유아는 주도성을 형성하게 되고, 부모가 유아 스스로 어떤 일을 완수하도록 기회를 부여하지 않고 꾸지람을 하게 되면 유아는 죄의식을 갖게 된다(권중돈 외, 2006; 이종복 외, 2007).

이 시기의 심리사회적 위기를 성공적으로 극복하게 되면, 유아는 목적의식을 발전시키게 되며, 과도하게 방해받게 되면, 목표달성에 대한 의지와 용기가 부족하게 되고 생각과 표현의 자유를 방해하는 억제가 강하게 나타나게 된다(권중돈 외, 2006).

4) 4단계 : 근면성 대 열등감(Industriousness versus Inferiority)

네 번째 단계는 약 6세부터 12세까지이다. 이 시기의 아동이 성취해야 할 중요한 과업으로는 인지적 · 사회적 기술을 숙달하는 것이다. 아동은 기술을 쌓고 의미 있는 일을 성취하기 위해 열정적으로 참여하고 그 과업을 성취하기 위해 노력하는 경우 근면성이 발달하게 된다. 그러나 아동이 자신의 기술이나 지위가 다른 아동에 비해 열등하다고 느끼거나, 무엇을 성취할 기회를 주지 않거나, 성취한 결과에 대해 비난하거나, 무리한 요구를 하여 좌절을 경험하게 하거나, 귀찮은 존재로 취급하게 되면 열등감이 커지게 된다(이근홍, 2006).

에릭슨은 근면성 대 열등감의 위기가 긍정적으로 극복되었을 경우 유능성(competency)을, 부정적으로 해결되었을 경우에는 생산적 작업을 방해하는 사고와 행동의 마비를 의미하는 비활동성(intert)이라는 결과를 낳게 된다고 한다. 근면성의 획득은 과업에 대한 성실성을 기초로 하여 이후의 학교생활의 적응, 학업성취, 개인의 일과 의무에 대한 기본적인 태도 등을 형성하게 된다(권중돈 외, 2006; 이근홍, 2006).

5) 5단계 : 정체감 대 정체감 혼란(Identity versus Identity Confusion)

다섯 번째 단계는 약 12세부터 22세까지이다. 이 시기의 청소년들은 사춘기가 되면서 자아정체감 형성을 위한 노력을 하게 된다. 자아정체감이란 자기자신의 독특성에 대한 비교적 안정된 느낌으로 내가 누구인가를 아는 것이며, 이는 타인이 나를 보는 방식과 일관성이 있어야 한다. 에릭슨은 사춘기 동안의 급격한 신체적 변화는 정체감의 혼란을 가져오며 너무나 급격한 성장과 자신 앞에 놓인 무한한 가능성 때문에 오히려 압도당하게 된다고 한다(최옥채, 2007). 이 시기의 청소년이 자신의 역할을 정확히 인식하고, 뚜렷한 목적의식을 가지며, 자신에 대한 통찰력을 갖게 되면 자아정체감이 확립된다. 이 시기에 청소년이 자아정체감을 확립하기 위해서는 자기자신이 내적 동일성과 일관성을 가진 것으로 지각해야 하며, 다른 사람이 자기를 동일성과 일관성이 있는 사람으로 지각해야 하고, 이러한 일관성에 대한 결과적 자신감이 있어야 한다. 자아정체감이란 자기 동일성과 일관성에 대한 지각, 자기의 위치, 능력, 역할 및 책임에 대한 인식을 말한다. 이는 장래의 진로와 직업 선택, 배우자 선택, 인생관 확립 등에 중요한 역할을 한다. 정체감 대 정체감 혼란의 갈등이 성공적으로 해결되면 심리사회적 능력 또는 충성심을 갖게 된다(이근홍, 2006).

6) 6단계 : 친밀감 대 고립감(Intimacy versus Isolation)

여섯 번째 단계는 약 22세부터 34세까지이다. 이 시기에는 주요 관계의 범위가 친구나 애인으로까지 확대되며, 사랑은 이 단계에서 나타나는 자아특질이다(권중돈 외, 2006). 이 시기는 배우자를 선택하여 결혼을 하며, 직업을 선택하여 정력적으로 일을 하는 시기이다. 또한 다른 사람과 더불어 성적 친밀감은 물론 사회적 친밀감을 가져야 한다. 친밀감이란 자신에 대한 친밀감을 포함하여 친구, 배우자, 형제자매, 부모, 친척, 동료 등과 밀접한 관계를 형성하는 것을 말한다(이근홍, 2006).

이 여섯 번째 단계에서 친밀감을 형성하지 못한 사람들에게는 고립감이 나타난다. 이러한 사람들은 사회적 관계를 회피하며, 다른 사람을 거절하고, 친밀감을 나타내는 것이 자신의 자아정체감에 대한 위협으로 보이기 때문에 친밀감을 두려워하고 혼자 지내기를 좋아하게 된다(권중돈 외, 2006; 이근홍, 2006).

7) 7단계 : 생산성 대 침체(Generativity versus Stagnation)

일곱 번째 단계는 약 34세부터 65세까지이다. 이 시기에는 자녀를 출산하고 양육하는 것 이외에, 학생, 동료 또는 친구를 잘 보호하고, 직업이나 여가활동에도 참여하게 된다. 즉, 이 단계에서는 자녀를 낳아 교육하며, 사회적 전통을 전수 시키고 가치관을 전달하는 부모로서의 역할이 생산성을 획득하게 하며, 사회적으로는 직장에서 다음 세대를 지도하고 양성하는 데 관심과 노력을 기울이며, 창의적인 학문적 성취, 기술적 생산품, 예술적 업적 등을 통해서도 생산성을 획득하게 된다(권중돈 외, 2006; 이근홍, 2006).

그러나 생산성을 제대로 획득하지 못하면 침체가 형성되는데, 타인을 충분히 보호하고 그들에게 관심을 기울이지 못하게 될 경우 부정적 자아특질인 거부(rejectivity) 또는 권위주의(authoritism)가 형성된다. 이러한 사람은 개인적 욕구충족과 안위가 주된 관심사이며, 자기탐닉을 위한 것을 제외하고는 누구에게도 관여하지 않고 보호를 하지 않는다. 이와 같은 사람은 사회적 일원으로서 기능을 다하지 못하고, 자기자신의 욕구만 충족시키기 위해 살아가므로, 인간관계는 황폐화되고, 인생의 절망과 무의미함을 느끼게 된다(권중돈 외, 2006).

8) 8단계 : 통합 대 절망(Integrity versus Despair)

여덟 번째 단계는 약 65세부터 사망까지이다. 이 시기의 노인은 지금까지 살아온 삶을 돌아보는 시기이다. 노인들은 더 이상 자신이 사회에 필요한 존재가 아니며, 젊었을 때처럼 활동할 수 없다는 사실을 인식하면서 자아통합이라는 과업에 직면하게 된다. 자신의 생애를 돌아보며, 나의 인생은 가치가 있었다고 인식하고 인생의 지혜를 획득하게 되면 자아통합을 하게 된다. 그러나 이 시기에 은퇴 후 신체적 · 경제적 무기력감을 느끼며, 자신의 인생이 무의미하고 가치가 없다고 생각하고 후회에 빠지게 되면 절망을 느끼게 된다. 이러한 절망을 감추기 위해 다른 사람의 잘못과 말썽을 참지 못하고 사소한 일에도 쉽게 혐오를 느끼게 되는데, 사실 이러한 혐오는 스스로에 대한 경멸의 의미이다.

이 시기의 심리사회적 위기를 잘 극복하면 자아는 삶에 대한 적극적 관심과 지혜(wisdom)라는 특질을 얻게 되지만 위기를 적절히 극복하지 못하면 나약함, 즉 자신에 대한 경멸(disdain)을 경험하게 된다(최옥채, 2007).

Chapter 03

행동주의이론

1. 파블로프의 고전적 조건형성

고전적 조건형성은 러시아의 생리학자인 파블로프(Ivan Petrovich Pavlov, 1849~1936)에 의해 주장되었으며, 처음에는 조건반사이론으로 알려졌으나 후에는 고전적 조건형성이론이라고 명명되었다(이종복 외, 2007).

파블로프는 생리학자로서 원래 개의 소화기관에 관심을 가지고 소화액 분비에 관한 실험을 하였다. 이 실험에서 개에게 음식을 주는 시간을 알리기 위해 종을 쳤는데, 개가 종소리만 듣고도 침을 흘리는 현상을 발견하게 된다. 그의 실험은 개의 움직임이나 방 안의 온도 또는 소음이 개의 행동에 영향을 미치지 못하게 온도와 조명이 일정한 방음실에서 진행되었으며, 개의 턱밑에 수술을 하여 귀밑샘의 관이 밖으로 나올 수 있도록 구멍을 뚫어 침이 나올 때 이를 모아 침의 양을 측정하도록 하였다.

이 실험은 먼저 종소리를 울리고 수초 뒤에 소량의 고기를 주었는데, 공복의 개에게 하루 5~10회씩 계속하여 3~30초씩 종소리를 들려주면서 수 초 뒤에 고기를 주었다. 이후 개는 종소리만 듣고서도 침을 흘리게 되었다. 파블로프는 개에 대한 실험에서 개에게 무조건자극(고기: Unconditioned Stimulus, UCS)을 주었을 때 무조건반응(침 흘림: Unconditioned Response, UCR)이 나타났다(이유는 개들이 음식물을 보면 자연스럽게 침을 흘리기 때문). 파블로프는 반복적인 실험으로 종소리와 고기를 연결시켜 나중에는 종소리(조건자극: Conditioned Stimulus, CS)만 울려도 조건반응(종소리를 듣고 개가 침을 흘림: Conditioned Response, CR)을 나타내어 종소리가 조건반응이 되었다는 것을 발견하게 되었다. 종소리는 원래 개의 침과 관계가 없는 중성자극(neutral stimulus)이기 때문에 종소리에 개가 침을 흘리지는 않는다. 그러나 중성자극을 일차적인 유발자극과 연결시켜 개에게 투입함으로써 중성자극에도 침을 분비하는 반응이 유발되게 된다(조건자극: Conditioned Stimulus, CS).

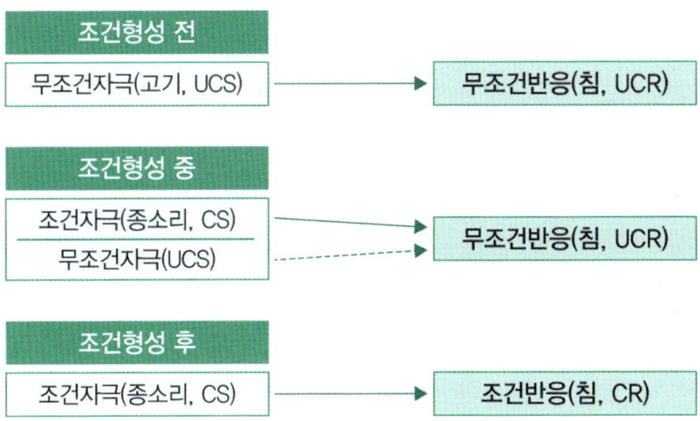

[그림 3-1] 고전적 조건형성 과정

조건반응이 형성되려면 무조건자극(UCS)과 조건자극(CS)이 짝지어지는 횟수와 두 자극 간의 시간적 간격이 중요하다. 조건자극과 무조건자극이 짝지어지는 횟수가 증가할수록 일정한 반응의 강도가 급속도로 증가하게 되는데, 그 횟수가 더욱 많아짐에 따라 증가하는 속도가 점차 줄어들고 어느 수준에 이르면 증가를 멈추게 된다(이종복 외, 2007).

1) 소거(Extinction)

조건화된 자극은 한 번 확립이 되면 계속적으로 작용하는 것은 아니며, 조건형성이 이루어진 후에 무조건자극만 반복해서 제시하면 조건반응이 약해지게 되어 소멸이 되는데 이를 소거라고 한다.

즉, 고전적 조건화(classical conditioning)의 초기에는 조건자극에 대해서 조건반응이 일어나지 않으나 무조건자극에 이어 주어지는 무조건자극을 연관시키는 강화(reinforcement)를 여러 차례 시켜주면 조건반응이 획득(acquisition)되는데, 획득된 조건형성은 영원히 계속되는 것은 아니다. 예를 들면, 개에게 종소리만으로 침이 분비되도록 훈련을 시킨 후, 조건자극인 종소리만을 3분 간격으로 여섯 번 쳐주었는데 여섯 번째에는 침을 분비하지 않아 획득된 조건반응이 사라지게 되었다(이종복 외, 2007).

2) 일반화(Generalization)

특정한 자극에 의해 조건형성이 성립되면 유사한 자극에 대해서도 조건반응이 일어날 수 있다. 이를 일반화라 한다. 즉, 특정한 종소리가 조건자극으로 사용되었다면, 이와 유사한 종소리에도 개가 침을 흘리는 반응을 나타낼 수 있다.

3) 변별(Discrimination)

변별이라는 것은, 예를 들면 한 음조의 소리에만 국한하여 음식을 주어 강화시켜 주고, 다른 음조에는 음식을 주지 않으면 강화시켜 준 음조에만 침을 흘리는 반응이 나타나는 현상이다. 파블로프의 연구에 있어서 변별자극의 유사성이 높을 경우 동물은 신경증적인 반응을 보였다. 이러한 연구 결과는 신경증의 한 모델로서 가치를 갖게 되었으며, 행동치료방법 개발의 기초가 되었다(전용호, 2008).

4) 고차적 조건형성(Higher-order Conditioning)

조건화가 형성된 후에 조건자극을 무조건자극으로 하고 조건반응을 무조건반응으로 하여 또 다른 조건반응을 형성할 수 있다. 이를 이차적 조건형성(secondary conditioning)이라고 한다. 이러한 방식으로 제3, 제4의 조건자극을 만들어 낼 때, 이러한 절차로 이루어진 형성을 고차적 조건형성이라고 한다(이종복 외, 2007). 개의 경우에는 삼차 조건형성(tertiary conditioning)도 가능하나 그 이상은 불가능하였다. 그러나 인간의 경우에는 삼차 이상의 고차적인 조건형성도 가능하다고 한다(전용호, 2008).

2. 스키너의 조작적 조건형성

조작적 조건화는 학습에 있어서 행동의 결과와 반복의 역할을 강조하며, 학습의 과정에서의 행동은 긍정적인 결과가 뒤따를 때 강화되고, 부정적인 결과가 뒤따를 때 약화된다(김선아 외, 2008). 스키너는 도구적 조건화 또는 조작적 조건화에 의해 습득된 행동을 조작적 행동이라고 한다. 사람은 환경적 자극과 행동 간의 관계를 만드는 능력을 발전시키고, 강화는 시간이 지날수록 행동을 유지시키는 수단이 된다(최옥채, 2007).

• 스키너의 실험: 스키너는 스키너 상자(Skinner box)라고 부르는 실험상자를 만들어 실험을 하였다. 이 상자 안에는 철망마루, 전구, 지렛대, 먹이통을 갖추고 있다. 실험동물이 지렛대를 누르게 되면 먹이가 먹이통으로 나오도록 되어 있고, 실험

자가 조작이 가능한 전구가 부착되어 있다. 스키너는 실험에서 쥐를 스키너 상자에 넣고 마음대로 움직일 수 있도록 하였다. 쥐가 처음에는 여기저기 움직이다가 우연히 지렛대를 누르게 되고 먹이가 나오자 이러한 행동을 거듭하면서 지렛대를 누르는 횟수가 증가하게 되었다. 스키너의 실험을 통해서 유기체는 스스로 어떠한 행동을 하고, 그 행동의 결과가 긍정적일 때 이후에도 그와 같은 행동을 할 확률이 높아진다는 것을 알 수 있다(김선아 외, 2008). 쥐가 이러한 행동을 통하여 환경에 스스로 작용함으로써 결과를 생성해 내는 것을 조작(operant)이라고 하였고, 이와 같은 절차가 학습되는 과정을 조작적 조건형성(operant conditioning)이라고 한다(이종복 외, 2007).

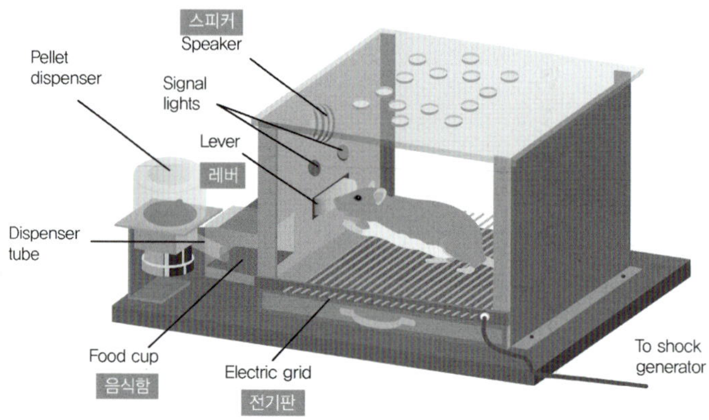

[그림 3-2] 스키너 상자

1) 강화(Reinforcement)

강화라는 것은 이전 행동의 빈도를 늘리는 것을 말한다. 특정 행동을 자주 하는 경우 특정 행동의 빈도를 유지하는 것을 강화라고 한다. 강화는 긍정적 강화(positive reinforcement)와 부정적 강화(negative reinforcement)로 나누어서 볼 수 있다. 긍정적 강화는 특정 행동 뒤에 그 행동을 강화하는 긍정적인 사건이나 결과를 말하며, 부정적 강화는 특정 행동의 빈도를 증가시키는 부정적 사건이나 결과를 제거하는 것을 말한다.

긍정적 강화물로서는 음식, 돈, 칭찬과 같은 것이 있으며, 이는 어떠한 행동이 있은 후에 곧바로 제공되기도 한다. 예를 들면, 자기 방을 깨끗이 청소한 아들에게 엄마가 칭찬을 하거나 아이에게 필요한 용돈을 주는 경우를 들 수 있다. 이러한 긍정적 강화를 받은 아이는 이후에도 긍정적 강화물을 받으려 할 것이다(최옥채, 2007). 부정적 강화는 불쾌한 경험으로부터 회피할 수 있게 하는 것을 말한다. 예를 들면, 숙제를 해오면 화장실 청소를 시키지 않는다거나 지각을 하지 않으면 운동장을 몇 바퀴 돌지 않게 하는 것 등을 들 수 있으며, 부정적 강화물은 어떠한 행동이 일어난 직후에 제거했을 때 그 행동이 점차 일어날 확률을 높이게 된다(이종복 외, 2007).

① 일차적 강화물(primary reinforcers): 일차적 강화물이란 음식, 물, 따뜻함 등과 같은 무조건자극으로서 학습이 필요하지 않은 것을 말한다.

② 이차적 강화물(secondary reinforcers): 이차적 강화물은 조건적인 역사를 통하여 학습되고 개발된다. 이차적 강화물로서는 돈, 관심, 칭찬, 애정 등을 들 수 있으며 인간행동을 형성하는 데 매우 중요하다(최옥채, 2007).

2) 벌(Punishment)

벌은 혐오적인 사건을 표현하거나 긍정적 강화물을 제거하는 것으로, 특정한 행동의 빈도를 감소시키는 결과를 가져오게 한다. 벌의 결과는 특정한 행동의 빈도를 감소시키고, 특정한 행동의 빈도를 증가하는 부정적 강화와는 반대이다. 예로서 엉덩이를 때리거나 야단치는 것 등을 들 수 있다. 벌의 효력을 극대화하려면 다음과 같이 하는 것이 좋다(이종복 외, 2007).

① 벌을 받아야 할 특정한 행동이 일어날 때마다 반드시 주어야 한다.
② 벌을 받는 행동이 비슷한 시기에 보상을 받으면 안 된다.
③ 벌의 효과가 오래 지속되려면 벌이 아주 강한 것이어야 한다.
④ 벌을 받을 만한 행동이 일어났을 때 가능한 한 즉시 주어야 한다.

3) 강화계획

강화는 행동을 조성하는 것 이상의 역할을 하는데, 형성된 행동을 유지하기도 하고, 또한 어떠한 행동이 있을 때마다 강화를 받게 되면 이를 연속적 강화라고 말한다. 연속적으로 강화되어 유지된 행동은 더 이상의 강화가 제공되지 않을 경우 빨리 사라지게 된다. 그렇지만 강화계획에 의해 유지되는 행동은 소거에 오랜 시간이 걸린다. 강화계획이란 특정 패턴 혹은 규칙을 말한다. 특정한 행동이 방출될 때마다 항상 강화가 주어지지 않을 경우 이를 간헐적 강화계획이라 말하며, 이러한 강화계획에 의해 유지되는 행동은 연속적 강화계획에 유지되는 행동보다 소거에 대한 저항력이 크다(이종복 외, 2007). 강화는 다음의 네 가지 유형이 있다(전용호, 2008).

(1) 고정간격 강화(Fixed Interval Reinforcement)

처음에 보상을 받은 후 일정 시간마다 그 보상이 주어지는 경우로서, 일단 경험이 획득되고 나면 일정 기간마다 반응을 중단하며 다음에 강화가 나타날 시점에 가서야 그 반응을 보이게 된다.

(2) 고정비율 강화(Fixed Ratio Reinforcement)

이는 일정 수의 반응을 나타낼 때마다 강화를 받게 된다. 처음에는 이 경우 아주 열심히 반응을 보이지만 보상을 받고 나면 곧 반응이 중단된다. 특히 보상을 얻는

데 많은 반응이 요구되는 경우에는 그 반응률이 떨어진다.

(3) 변동간격 강화(Variable Interval Reinforcement)

평균적으로 볼 때 일정 시간 후 강화가 주어지는 것이지만 그 간격은 일정하지 않다.

(4) 변동비율 강화(Variable Ratio Reinforcement)

강화가 반응의 빈도를 기준으로 주어지나 그 빈도의 기준은 불규칙하다. 이러한 변동 방법을 사용하면 높은 반응을 보이며 일단 학습되면 소거시키기도 아주 힘들어진다. 이것을 부분강화 효과라고 부른다.

Chapter 04

사회학습이론

반두라(Albert Bandura, 1925~)의 사회학습이론은 사회적 상황에서 사람들이 다른 사람의 행동을 관찰하고 그 행동을 학습한다고 본다. 또한 사회학습이론은 관찰학습(observational learning)에 초점을 두는데, 이는 타인의 행동을 관찰하고 그 행동을 습득하는 것이며, 그 행동을 보여주는 대상을 모델이라고 한다. 관찰된 모델의 내용은 모두 행동에 옮기지는 않는데, 학습과 수행(performance)을 구분하게 된다. 반두라는 사회학습이론에 있어서 주요한 업적과 행동수정, 공격성이론의 개척자로 인정받고 있다.

1. 주요 개념

반두라의 사회학습이론에 있어서 사회적 상황에서 많은 것들을 학습하게 되는데, 이러한 개념을 모델링(modeling)이라고 하며, 모델링에는 세 가지 유형이 있다. 첫째는 모방이며, 둘째는 관찰학습, 셋째는 대리학습이다.

1) 모델링

모방은 아동이 사회화 과정에서 성인을 흉내 냄으로써 얻어지는 것으로, 인식 없이 자동적으로 이루어진다. 관찰학습은 사회적 상황 속에서 사람들의 행동을 관찰하면서 행동을 습득하는 과정을 말한다. 관찰학습은 주의집중 과정(attentional process), 기억 과정(retention process), 운동재생 과정(motor reproduction process), 동기적 과정(motivational processes)으로 나누어서 볼 수 있다. 또한 대리학습은 타인이 새로운 행동을 시작할 때 어떠한 어떤 결과가 나타나는지 봄으로써 자기자신의 행동결과를 예측하는 것을 말한다.

2) 관찰학습의 과정

관찰학습은 다음의 네 과정으로 나누어서 볼 수 있으며, 순차적으로 진행된다.

(1) 주의집중 과정

관찰학습의 첫 단계는 주의집중으로서, 사람은 모델을 관찰하는 것만으로는 불충분하므로 모델링을 하는 과정에서 관련된 자극에 주의를 기울이고 관찰된 행동을 배우면서 중요하지 않은 것은 제외시키게 된다. 아이들은 주변 사람들을 관찰하고, 그 행동 중 어떠한 것을 선택하기로 결정한다. 특히 사춘기의 청소년들은 인기스타의 행동이나 인상 등을 관찰하고 그중에서 자신이 선호하는 행동양식을 선택하여 학습하는 경향이 있다.

(2) 기억 과정

기억 과정은 관찰된 내용을 기억하는 과정이다. 모델의 내용을 장기간 기억하지 못하면 행동의 변화가 일어나지 않으므로 모델의 행동을 상징적 형태로 기억하여야 한다. 모델의 행동을 기억하고 행동으로 전환하는 수단으로는 다음의 두 가지의 내적 표상체계(internal representational system)가 있다(임은희, 2005).

- 심상(image): 사람이 어떠한 모델을 관찰할 때 그는 감각조건화(sensory conditioning)과정을 통해 관찰된 것을 비교적 지속적이고 용이하게 상기시킬 수 있는 심상으로 만들게 되며, 심상이 형성되면 이전에 관찰된 사건들에 대한 어떤 준거를 통해 즉각적으로 생생한 물리적 자극이나 영상으로 기억하게 된다.
- 언어: 모델이 하는 행동을 언어로 기억하는 것을 말하며, 모델의 행동을 마음속에서 말로 암송하거나 예행연습을 할 수 있는데, 이러한 것은 사람들에게 회상을 증진시켜 줄 수 있다.

(3) 운동재생 과정

운동재생 과정은 기억을 행동으로 전환하는 것을 말한다. 이 과정에서 심상에 저장되어 있거나 상징적으로 부호화된 기억을 행동으로 전환한다. 반두라는 운동재생 과정에서 높은 수준의 운동재생능력이 요구되며, 관찰자가 모델의 행동을 학습하기 위해서는 일정 기간의 인지적 연습(cognitive rehearsal)이 필요하다고 한다. 관찰자는 모델링에서 획득한 기억을 자기의 행동과 비교해 보는 연습과정을 거치게 되며, 만약 자기행동과 모델의 행동에 대한 기억 사이에 차이가 있음을 알게 되면 교정을 하게 된다. 이러한 과정은 관찰자의 행동과 모델의 행동이 서로 합치될 때까지 반복하게 된다.

(4) 동기적 과정

동기적 과정은 관찰학습 과정의 결과를 유지하기 위해서 필요로 하며, 충분한 인센티브나 동기가 없이는 행동을 수행하지 않는다. 이 과정은 강화를 통해서 행동의 동기를 높여 주는 과정이며, 관찰을 통해서 학습된 행동은 그 행동이 강화를 받을 때에는 지속적으로 일어나지만, 그 행동에 있어서 벌을 받게 된다면 그 행동은 더 이상 일어나지 않을 것이다. 반두라는 아이가 다른 사람들을 관찰하거나 실제로 그 행동을 수행함으로써 최대의 보상을 얻을 수 있는 것을 배우고, 또한 행동은 자신의 내면화된 수행의 수준과 자기효능감에 관한 지각에 의하여 결정되는 예상적 자기반응에 의해서도 영향을 받는다.

Chapter 05

인지발달이론

인지(cognition)란 정보를 받아들이고, 처리하고, 저장하고, 회상하는 능력을 말한다. 즉, 인지란 배우고 생각하는 능력을 말한다. 피아제(Jean Piaget, 1896~1980)는 인간이 유아기에서 성인기로 성장하는 과정에서 다양한 단계를 거치면서 생각하고 배우는 능력을 갖추게 된다고 한다. 인간이 인지능력 또는 사고능력을 발달하기 위해 반드시 거쳐야 하는 단계가 있는데, 피아제는 이에 관심을 가졌으며, 그의 아이들이 성장하고 발달하는 과정을 관찰하면서 인지이론을 완성하게 되었다. 인지의 개념 속에는 지적 과정, 지각, 기억, 지능, 학습, 회상, 상상, 추리, 판단능력, 문제해결 등 일련의 정신과정이 포함되며, 인간의 심리과정을 이해하는 데 매우 중요하다.

피아제는 모든 인간은 똑같은 방법으로 생각하는 방법을 배운다고 가정한다. 유아기와 아동기 초기에는 생각하는 것이 매우 기본적이고 구체적이다. 그러나 성장하면서 사고는 더욱 복잡해지고 추상적이 된다(Zastrow et al., 2001).

1. 인지이론의 기본적 개념

인지이론에서는 인간을 주관적인 존재로 규정하고 있으며, 이 세상에는 객관적 현실이란 존재하지 않고 각 개인이 나름대로의 의미를 부여한 주관적인 현실만이 존재한다고 본다. 그는 인간의 본성에 대해서는 비결정론적 시각을 가지고 있다. 즉, 인간은 유전적 요인에 의해서 결정되는 존재가 아니라, 환경적 영향도 받지만 이러한 환경적 자극을 능동적으로 중재하고 재구성할 수 있는 능력이 있으며, 지속적으로 성장·발달할 수 있는 잠재력을 지닌다고 본다. 그는 인간의 인지는 환경과의 상호작용을 통하여 변화하고 발달한다고 보며, 이러한 상호작용에서 인간의 능동적 역할을 중시하고 있다.

피아제의 인지이론에 있어서 기본적 가정은 다음과 같다(권중돈 외, 2006).

① 일생을 통하여 인지적 성장과 변화가 이루어진다.

② 특정 연령에서 각 개인은, 특정 영역의 인지적 유능성(지능, 문제해결능력, 의사결정)은 개인이 기능하는 맥락에 따라 차이가 있다.

③ 인지(지식, 사고, 문제해결 등)는 개인이 환경적 사건에 노출된 결과일 뿐 아니라 개인이 이러한 사건의 의미를 능동적으로 구성한 결과이다.

④ 개인은 환경적 사건을 인지적으로 표상하고, 이에 따라 행동한다. 개인이 어느 사건의 어떤 측면에 선택적으로 주의를 기울이며, 어떤 의미를 부여하는가에 따라 행동은 달라진다.

⑤ 사고, 감정, 행동과 그 결과는 원인적으로 관련성을 지니고 있다.

⑥ 자신에 대한 사고를 포함한 인지적 표상은 사회적 기능과 정서적 안녕에 영향을 미치며, 변화가 가능하다.

⑦ 인지변화는 행동변화에 영향을 미친다.

2. 인지이론의 주요 개념

1) 도식(Scheme)

도식은 인간이 인지발달 수준에 따라 자신의 경험적 활동에 의해서 조직화된 행동양식을 말한다. 도식은 인간이 주변 세계를 이해하고 그것에 대해 생각하는 이해의 틀이다. 영아는 태어나자마자 빨기, 보기, 잡기 등 반사적 잠재력을 가지고 환경과 상호작용을 통해 자신의 인지구조를 구성해 나간다. 이를 피아제는 도식이라고 불렀다. 도식은 변화하는 인지발달의 구조로서 생리적으로 가지고 태어나는 것이 아니라 환경과 접촉하면서 반복되는 행동과 경험을 통하여 형성되는 것이다.

인간의 첫 도식은 '빨기 도식'이며, 유아는 배가 고프지 않아도 입에 닿는 모든 것을 빨아댄다. 이후 자라면서 빠는 것 이외에 '쥐기', '보기' 따위의 도식이 합쳐지면서 유아의 행동은 점점 다양해진다. 인간은 어떠한 도식을 갖게 되면 그것을 능동적으로 사용하려는 욕구가 생기며, 이러한 도식은 동화를 거쳐 새로운 도식에 대한 조절을 하고, 다시 새로운 도식에 외부세계를 동화하는 순환적 과정을 거쳐 점차 분화·통합되게 된다(최옥채, 2007).

2) 동화(Assimilation)

동화란 새로운 사물이나 사건을 이미 자신이 가지고 있는 이해의 틀(도식)에 맞추어 해석하고 받아들이는 인지과정을 말한다. 동화는 개인의 새로운 경험을 기존의 도식 또는 인지구조에 통합시키는 과정이며, 기존 도식의 관점에서 새로운 경험을 해석하는 것이다(임은희, 2005). 예를 들어, 유아에게 개의 그림을 보여주면서 '멍멍이'라고 가르쳐 주었다. 이후 유아는 고양이, 소, 말 등 네발 달린 짐승을 보면 모두 '멍멍이'라고 부르게 된다. 인간은 새로운 환경이나 사건에 노출되었을 때,

그에 대한 정보를 의식수준에서 받아들이는 것뿐 아니라 자신의 사고방식으로 통합을 한다. 그 정보는 어떠한 형태로든 저장이 되며, 이는 후에 어떠한 문제를 해결하는 상황에서 다시 사용하게 된다.

3) 조절(Accommodation)

조절이란 기존의 도식으로서는 새로운 사물을 이해할 수 없을 때 기존의 도식을 번경하는 것을 말한다. 유아가 새로운 자극을 만나면 그것을 이미 가지고 있는 도식에 끌어들여 동화시키려고 한다. 그러나 때때로 자극을 동화할 수 있는 적절한 도식을 가지고 있지 않기 때문에 새로운 자극이 가지고 있는 특성과 기존 도식의 특성 간의 거리가 멀어서 동화시키지 못할 수 있다. 이러한 때 바로 인지적 구조의 변화를 가져오게 하는 인지과정이 필요하다. 새로운 자극을 받아들일 수 있는 새로운 도식을 만들든지, 아니면 새로운 자극에 알맞은 이미 가지고 있는 도식을 변형하는 일이 필요한데 이것을 조절이라고 부른다. 조절은 새로운 자극에 알맞게 스스로 도식을 바꾸거나 새로 만들어 내는 것이다(이종복 외, 2007). 예를 들면, 한 아이가 사자를 보고서 고양이라고 말할 때, 그것이 고양이가 아니라 사자라고 말해줌으로써 그 아이는 잘못을 바로잡는데, 이때 아이는 사자라는 새로운 도식을 만들어 내게 된다.

4) 평형(Equilibration)

평형은 동화와 조절의 상호작용의 조화를 통하여 유기체가 자신과 환경 간의 균형상태를 이루는 것을 말한다. 예를 들어, 어느 한 아이가 새로운 사건을 경험하게 되면, 기존의 도식과 일치하지 않는 경우 비평형의 상태가 일어나게 된다. 비평형 상태는 언제나 갈등과 긴장을 유발한다. 이런 경우 인지적 조화를 유지하기 위해 평형의 과정이 일어나는데, 이는 동화와 조절의 적응과정을 통해 이루어진다. 평형은 피아제의 중심동기적 요인이며, 적응과 조직화의 과정을 통해 인지적 성장을 활성화시키기 때문이다(이종복 외, 2007).

3. 인지발달단계

1) 감각운동기(Sensorimotor Period)

이 시기는 출생부터 약 2세까지로 영아가 자신의 감각과 운동을 사용하여 주변의 사물에 대한 지식을 얻으므로 감각운동기라고 부른다. 영아는 원초적인 반사행동을 하다가 손가락 빨기와 같은 자발적 행동을 거쳐 사물을 조작할 수 있게 되고 마침내 목표지향적 행동을 하게 된다(이종복 외, 2007).

피아제의 인지발달이론에 있어서 모든 지식은 동화(assimilation)와 조절(accommodation)이라는 상호보완적이고 동시적인 정신과정의 산물이라고 본다. 동화는 환경으로부터 정보를 수집하여 자신의 현존하는 사고방식에 통합시키는 것이다. 조절은 외적 사건과 대상의 실질적 속성을 고려하고 그 속성에 맞게 자신을 조절해 나가는 것을 말한다. 즉, 성장이란 새로운 상황에 동화 또는 조절을 통해 환경에 적응해 나아가는 것을 말한다(권중돈 외, 2006).

2) 전조작기(Pre-operational Period)

이 시기는 약 2세부터 7세까지로 유아가 감각운동적 인지구조에서 조작적 인지구조로 전환되는 과도기이다. 유아가 언어와 같은 상징적인 것을 사용하기 시작하면서 사고에 있어서 큰 진전을 이루는 시기이나, 사고가 직관적이어서 효율적인 논리를 사용할 수 없다. 이 단계는 조작적 인지구조로 전환되는 과도기로서 상징적 사고가 시작되는 것을 알 수 있다.

조작(operation)이라는 것은 수, 액체, 질량의 보존개념을 논리적으로 이해하는 것을 말한다. 즉, 유아에게 같은 양이 든 두 컵의 우유를 보여준다. 보는 앞에서 한 컵의 우유를 폭이 넓은 다른 컵으로 옮겼을 때 그 양은 같다는 사실을 논리적으로 이해하는 것을 말한다. 조작에는 더 붓거나 덜지 않았으므로 양이 같다는 동일성의 개념과 한 컵은 길지만 대신 한 컵은 넓다는 보상의 개념, 그리고 이것을 전의 컵에 비우면 이전과 같을 수 있다는 역조작의 개념을 포함한다. 이러한 조작이 아직 이루어지지 않는 시기를 전조작기라고 부른다(이종복 외, 2007).

(1) 보존개념(Conservation)

보조개념이란 어떠한 대상이 외적으로 형태가 변화되어도 그 양이 바뀌지 않는다는 사실을 아는 것이다. 구체적 조작기에 아동은 수, 길이, 면적, 무게, 부피 등 여러 형태의 보존개념을 획득해 나아간다. 아동이 7세가 되어 구체적 조작기에 들어가게 되면 보존개념을 획득하게 된다(이근홍, 2006; 전용호, 2008).

(2) 유목화(Classification)

피아제는 18개가 갈색이고, 2개가 흰색인 구슬 20개를 아동에게 제시한 후 구슬의 색깔과 관계없이 모두 나무로 만들어졌다는 점을 아동들에게 확인시켜 주었다. 그리고 피아제는 "갈색 구슬이 더 많니? 나무구슬이 많니?"라고 질문을 하였다. 전조작기의 아동은 갈색 구슬이 많다고 대답한 반면, 구체적 조작기의 아동은 모두 나무구슬이라고 올바르게 대답을 하였다. 이 결과로 다음과 같은 것을 알 수 있다. 전조작기 아동은 갈색 구슬이 흰색 구슬보다 많다는 한 가지 차원의 생각만 할 뿐 두 색깔의 구슬이 모두 나무구슬이라는 점을 이해하지 못하였다(전용호, 2008). 전조작기에는 동물과 식물은 생물의 하위 유목임을 이해하기 힘들다.

(3) 자아중심성(Ego-centrism)

자아중심성이란 유아가 다른 사람의 입장에서 사물을 볼 수 없는 것을 말한다. 유아는 단지 자신을 인식하며, 다른 사람의 욕구와 관점을 이해하지 못한다. 피아제는 이러한 개념을 입증하기 위하여 인형을 유아에게 보여주며 인지실험을 하였다. 유아는 동일한 위치에 머물러 있지만, 인형은 여러 방향으로 움직일 수 있어서 사물을 여러 관점에서 관찰할 수 있다. 이 인지실험에서는 유아에게 다양한 인형의 그림을 보여주면서, 앞에 놓인 인형의 관점에서 본 장면이 어떤 사진인지를 물어보았다. 대부분의 유아는 틀린 그림을 선택하였는데, 그 그림은 인형의 관점이 아니라 자신의 관점에서 보았던 그림이었다. 유아는 인형이 보는 관점과 자신이 보는 관점이 다른 것을 상상하는 것이 불가능한 것은 아니지만, 이 시기의 아동은 매우 어려운 것으로 생각된다(Zastrow et al., 2001).

(4) 물활론(Animism)

물활론이란 생명이 없는 물체에게 생명을 부여하는 것을 말한다. 약 4~6세 정도의 유아는 활동하는 모든 것에 생명을 부여하여 태양을 그릴 때에도 눈과 코를 그려 넣으나, 6세가 넘으면 움직이는 것에만 생명을 부여하여 꽃은 움직이지 않아 죽은 것이고 구름은 움직이므로 살아 있는 것이라고 생각한다. 이후 8세가 되면 스스로 동물과 식물에만 생명을 인정하게 된다(최옥채, 2007).

(5) 상징적 기능(Symbolic Function)

상징적 기능이란 유아가 눈에 보이지 않는 사물이나 행동을 표상하기 위하여 상징이라는 것을 사용하는 능력을 말한다. 상징적 기능은 상상놀이, 그림 및 언어를 통하여 가장 잘 표현한다. 유아가 3세 반 정도가 되면 흉내놀이, 즉 가상놀이를 할 수 있는데, 가상놀이란 가상적인 사물이나 상황을 실제 사물이나 상황으로 상징화하는 놀이를 말한다. 예를 들면, 나무토막으로 총놀이를 하는 유아는 자신의 머릿속에 있는 표상을 나무토막이라는 상징물을 통하여 재현하는 것이다. 가상놀이를 통하여 아동은 어떤 대상, 사람 및 상황의 속성을 재현할 수 있다.

(6) 직관적 사고(Intuitive Thought)

직관적 사고란 유아가 사물이나 사건의 여러 측면에 주의를 기울이지 못하기 때문에, 그 속에 내재된 규칙이나 조작을 이해하지 못하고, 사물이나 사건이 갖는 단 한 가지의 가장 두드러진 지각적 속성만으로 그것들을 판단하는 것을 말한다. 전조작기에서는 어떤 대상을 단 한 가지의 지각적 특성에 의해 판단하는 직관적 사고 때문에 보존개념이 획득되지 못한다. 또한 직관적 사고 때문에 유목간의 부분과 전체의 논리적 관계 및 상위유목과 하위유목 간의 위계관계를 이해하지 못하여 분류화와 서열화를 획득하지 못한다(이근홍, 2006).

(7) 도덕적 실재론(Moral realism)

피아제는 공기놀이의 규칙에 관한 연구에서, 10세 이전의 아동들은 성인들에 의해 부여된 규칙에 맹목적으로 복종하는 타율성(heteronomy) 개념을 가지고 있다고 한다. 10세가 지나면 규칙도 사람이 만든 것이므로, 상황과 협의에 따라 변경될 수 있다는 자율성(autonomy)의 개념을 획득하게 된다고 한다.

그는 도덕적 판단에 관한 연구에서, 유아는 자신이 저지른 잘못, 즉 그러한 행동을 하게 된 동기나 의도를 근거로 해서 판단하는가 또는 잘못의 결과를 근거로 해서 판단하는가를 알아보았다. 그 결과 전조작기 유아는 그 행위의 의도가 어떠하든 저지른 잘못의 결과가 클수록 더 나쁘다고 판단하였다. 아동은 행위의 의도보다 결과에 근거하여 판단을 하여 과실이 큰 것은 더 많은 벌을 받아야 한다고 생각한다. 이 시기의 유아는 도덕적 규범이나 규칙이 외부의 절대적 힘에 의해서 주어진 것이므로 그것은 절대적으로 지켜야 하며, 임의적으로 변경이 불가능한 것으로 생각한다(이종복 외, 2007).

(8) 꿈의 실재론(Dream Realism)

꿈의 실재론이란 유아 자신이 꿈꾼 것이 실제라고 생각하는 것을 말한다. 유아는 꿈을 실제라고 믿으며 자신들의 꿈이 다른 사람에게도 보이며, 외부로부터 들어오는 것이라고 생각한다. 꿈은 유아가 꾸고 있는 동안 외부에서도 그대로 일어나고 있다고 생각한다. 유아는 점차적으로 꿈이 실재적인 것이 아니고, 그 내적 근원도 알게 된다. 약 6~7세경이 되어야 유아는 꿈의 성질을 완전히 이해하게 된다(이근홍, 2006; 전용호, 2008).

3) 구체적 조작기(Concrete Operational Period)

이 시기는 약 7세부터 11세까지로 비논리적 사고에서 논리적 사고로 전환된다. 이 시기에서 보존, 가역성, 연속성, 분류와 같은 기본적인 논리체계가 획득된다(권중돈 외, 2006).

① 보존(conservation): 형태와 위치가 변화되더라도 물질의 양은 동일하게 유지된다는 개념이다.

② 가역성(reversibility): 시작한 곳까지 합리적으로 거슬러 올라갈 수 있는 능력을 말한다.

③ 연속성(seriation): 크기가 증가하고 감소함에 따라 요소들을 정신적으로 배열할 수 있는 능력을 말한다.

④ 분류(classification): 대상을 구분하고 동시에 두 개 이상의 계층을 고려할 수 있는 능력을 말한다.

4) 형식적 조작기(Formal Operational Period)

이 시기는 약 11세부터 15세까지로 가설적인 것, 확률 및 가능성에 관한 능력이 발달한다. 새로운 상황에 직면하게 되면 지각적 경험, 과거와 미래의 경험을 사용하여 문제의 해결책을 생각해 내는 사고능력을 갖게 된다.

어느 문제가 주어지면 다른 방안을 강구할 수 있으며, 가장 체계적이고 과학적인 추론을 할 수 있게 된다. 형식적 조작기의 아동은 현실세계를 넘어 완전한 상징적 추론이 가능하게 되어 가설을 세우고 그 가설을 체계적으로 검증할 수 있게 된다. 이러한 형식적 조작기의 사고단계에서 나타나는 인지적 발달의 특성을 정리하면 다음과 같다(권중돈 외, 2006; 이종복 외, 2007).

① 구체적인 상황을 초월하여 상상적 추론이 가능하다.

② 가설 설정과 미래사건의 예측이 가능하며, 제시된 문제가 자신의 이전 경험이나 신념과 어긋난다 할지라도 처리가 가능하다.

③ 있을 수 있는 모든 개념적 조합을 체계적으로 고려하고 검증할 수 있다.

④ 관련된 모든 변인들의 관련성을 파악하여 적절한 문제해결방법을 찾아낼 수 있다.

Chapter 06

인본주의이론

최근에 20세기를 지배하는 세 가지 심리학적 혁명이 있었다. 첫 번째는 정신분석학으로, 인간은 본능과 갈등을 지닌 존재이며 행동 통제 요인으로 무의식과 비합리성을 강조하는 프로이트의 사상이고, 두 번째는 행동주의로, 인간은 유연하고 순응적인 외부자극에 수동적 희생자라고 주장하는 스키너를 중심으로 하는 사상이며, 세 번째는 자율성을 부정하는 행동주의와 음울하고 비관적인 존재로 묘사하는 정신분석학의 관점에 회의를 품고 반발로 시작된 인본주의 또는 제3세력이 그것이다(임은희, 2005). 자아실현이론(self-actualization theory)은 매슬로(Abraham H. Maslow, 1908~1970)가 체계화한 이론이며, 인간은 근본적으로 선하며 존경받을 만하고 그들은 만약 환경조건이 적당하기만 하면 그들의 잠재능력을 실현해 나아가려는 존재로 보았다(이근홍, 2006).

매슬로는 로저스(Rogers)나 다른 인본주의자들과 같이 인간을 자아실현을 위해 노력하는 존재로 보았으며, 태어날 때부터 두 가지 경향성, 즉 생존적 경향(survival tendency)과 실현적 경향(actualizing tendency)을 가지고 있다고 보았다.

① 생존적 경향: 기본적 욕구 또는 박탈동기(deprivation motivation)라고도 하며, 인간의 생존을 단순히 생리적 차원에서 유지시키려는 경향을 말한다. 이는 생리적 욕구, 안전의 욕구, 소속과 사랑의 욕구 그리고 자존감의 욕구가 포

함된다.

② 실현적 경향: 성장욕구(meta need), 즉 자신의 잠재능력, 기능, 재능을 발휘하려는 욕구로서 생존적 경향이 충족되었을 때 나타나는 것을 말한다.

1. 매슬로의 인본주의이론

1) 주요 개념

매슬로의 인본주의이론의 기본적 전제는, 각 개인은 통합된 전체로 간주되어야 하며, 인간의 본성은 본질적으로 선하며, 인간의 악하고 파괴적인 요소는 나쁜 환경에서 비롯된 것이며, 창조성이 인간의 잠재적 본성이라고 본다(강미경 외, 2005). 매슬로는 인간이 특정한 목적을 가지고 어떠한 행동을 하는 것은 인간이 가지고 있는 내면에 잠재해 있는 욕구충족의 필요성이라고 한다. 인간은 다음 표의 다섯 가지 욕구를 가진다고 한다.

〈표 6-1〉 인간의 욕구

욕구의 범주	욕구의 예
생리적 욕구	음식과 물, 산소, 배설, 휴식과 수면, 운동, 건강
안전의 욕구	신체적 안전, 의존, 안정감, 질서, 구조, 공포나 불안 위험으로부터의 자유
소속과 사랑의 욕구	사랑, 애정, 소속감(가족, 집단), 우정, 사람들과 시간을 함께 보내는 것
자존감의 욕구	자존감(타인으로부터의 존경 포함), 성취감(안정), 확신, 능력, 강함(지위와 명예)
자아실현의 욕구	자신의 잠재력을 살리는 것, 자신의 장점과 제한점을 수용하는 것, 타인의 있는 그대로를 수용하는 것, 자발성을 가지는 것, 창조적으로 행동하는 것, 타인의 의견에 대하여 독립적으로 행동하는 것

출처: Liegert & Spiegler(1990), p. 315; 최옥채(2007) 재인용

2) 욕구단계이론

매슬로는 피라미드식의 계층적 욕구단계를 제시하였다. 인간은 가장 기본적인 욕구를 충족하고 나면 가장 최고의 욕구수준에 도달할 때까지 계속해서 다음 단계의 욕구를 충족하고자 한다.

(1) 생리적(Physiological) 욕구

생리적 욕구는 인간의 생존에 직접적으로 관련이 있는 의식주 및 생명유지에 관련된 욕구를 말한다. 굶주림, 갈증, 성, 수면, 놀이, 휴식, 신선한 공기 등이며, 유기체의 생물학적 유지에 직접적으로 관련된 것이다. '배고프다.'라는 생리적 욕구에 지배되는 경우, 인간의 모든 기능들은 생리적 욕구를 충족시킴으로써 만족을 얻는 데 활용된다. 모든 기능들은 먹으려는 목적에 따라 조직화되고, 모든 감각기관 · 운동기관 · 지능 · 기억 · 습관 등은 배고픔을 충족시켜 주기 위한 도구로써 사용된다(김선아 외, 2008). 생리적 욕구의 특성은 첫째, 서로 상호 독립적이며, 둘째, 육체의 특정 부위와 관련이 있으며, 셋째, 비교적 짧은 시간에 반복하여 충족시켜야 한다. 이러한 생리적 욕구가 충족이 되면 상위 욕구, 즉 안전의 욕구에 지배를 받게 되며, 상위 욕구가 충족이 되면 보다 더 높은 욕구를 충족시켜야 한다.

(2) 안전(Safety)의 욕구

안전의 욕구는 일상생활에서 정신적 · 신체적 안전을 추구하는 욕구를 말한다. 물리적 위험으로부터 벗어나고자 하는 부분부터 출발하여 가정, 직업, 재산, 음식, 주택 등을 잃게 되는 두려움으로부터 벗어나 안정감을 가지고 보호받으며 살고 싶은 욕구를 말한다(임은희, 2005). 특히 성인기에 있어서 안전에 대한 욕구는 직업생활을 통해 의식주를 해결할 수 있는 정도의 재정적 수입을 확보하고 이와 더불어 퇴직이나 실업, 질병 등에 대비하여 저축이나 보험에 가입하며, 종교를 통하여 안전감을 획득하는 행동 등으로 표출된다(이종복 외, 2007).

(3) 소속과 사랑(Belongingness and Live)의 욕구

소속과 사랑의 욕구는 생리적 욕구와 안전의 욕구가 충족되었을 때 나타나는 욕구이며, 이러한 욕구에 동기화된 개인은 타인과 애정의 관계를 형성하고, 인생의 동반자와 가족이나 집단에 소속되고 싶어 하는 갈망을 가지고 있다. 이 욕구는 사랑을 받는 것뿐만 아니라 사랑을 주는 것을 모두 포함한다. 모든 개인은 사랑을 받고 포용되는 것을 통하여 자신이 가치가 있다는 감정을 갖게 되며, 사랑을 받지 못할 때 공허감, 무가치감, 적대감 등을 가져온다(이종복 외, 2007). 이에 반하여 지나치게 소속과 애정에 대한 욕구가 강하여 집단 외부의 사람에 대해 적대적인 태도를 보이는 경우가 있는데 그 대표적인 예가 청소년 갱집단이다(권중돈 외, 2006).

(4) 자존감(Self-esteem)의 욕구

소속과 사랑의 욕구가 충족이 되면 자존감의 욕구가 나타나게 된다. 자존감의 욕구는 능력, 신뢰감, 개인의 힘, 적합성, 성취, 독립, 자유 등을 의미하며, 다른 사람으로부터의 명성, 수용, 주목, 평판, 영광과 명예를 들 수 있다. 이러한 욕구가 충족되지 못할 경우, 개인은 타인에 대하여 열등의식을 느끼고 자기비하를 하고, 삶에 대처하는 데 있어서 무력감을 경험하게 되며, 자신이 무용지물이라는 인식을 갖게 된다(권중돈 외, 2006; 이종복 외, 2007).

(5) 자아실현(Self-actualization)의 욕구

자아실현의 욕구는 한 개인이 자신의 잠재력을 성취하고, 소질이 있고, 할 수 있는 일을 한다는 의미이다(Zastrow et al., 2001). 또한 위의 욕구들이 충분히 만족되면 나타나게 된다. 자아실현의 욕구는 자아실현을 위한 개인적 갈망이며, 잠재적

능력을 실현하려는 욕망이다. 매슬로는 자아실현의 욕구를 충족한 사람들도 나름대로 약점을 지니고 있기 때문에 결코 완벽한 사람이라 할 수 없다고 하였지만, 이와 동시에 자아실현의 욕구를 성취하는 사람은 극소수에 불과하다고 한다(권중돈 외, 2006).

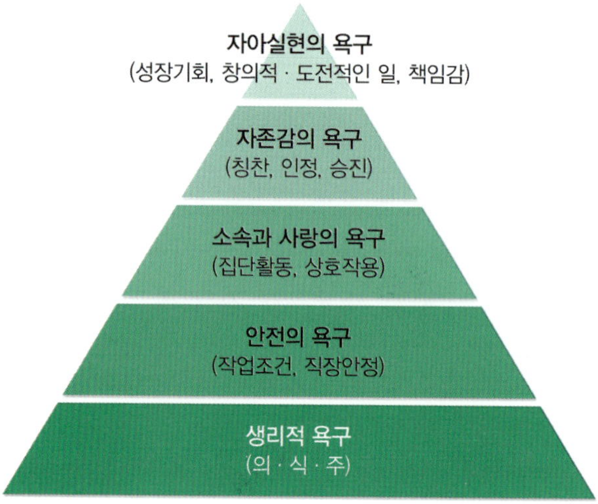

[그림 6-1] 매슬로의 욕구단계

2. 로저스의 인본주의이론

인본주의이론은 무의식적 결정론에 근거한 정신분석이론과 환경결정론에 근거한 행동주의이론의 입장에 반대하는 '제3세력의 심리학'에 속한다. 인본주의이론에서는 사랑, 선택, 창조성, 의미, 가치, 자아실현과 같은 인간의 자아실현경향과 긍정적 측면에 초점을 둔다(권중돈 외, 2006). 로저스(Carl Rogers, 1902~1987)는 각 개인이 자신의 행동과 경험의 중요한 결정자임을 강조한다. 인간은 경험하고 스스로 결정하며 자신의 행동을 자유롭게 선택하는 의지를 지닌 사람이라는 것이며, 인간은 근본적으로 선하며, 환경조건이 적당하기만 하면 자신의 잠재력을 실현해 나갈 수 있는 존재라고 본다(최옥채, 2007).

1) 로저스의 이론(현상학이론)

인본주의 심리학의 용어는 1960년 초기에 매슬로를 중심으로 탄생되었으며, 다른 심리학과는 달리 조직적 이론이나 시스템이 아니라 하나의 운동이라고 말할 수 있다. 매슬로가 '제3의 심리학'이라고 이름 붙인 인본주의는, 인간의 본성은 생물학적인 것이 아니라 사회문화적인 데 있다고 주장하는 신프로이트학파와, 인간은 환경과 상호작용에서 그 행동을 규정하고 이해할 수 있다고 주장하는 형태주의나 장이론 학자들, 개인의 특수성과 통합을 해석하려는 지각주의, 현상학, 실존주의 심리학의 이념을 총망라한 것이라고 할 수 있다(이종복 외, 2007).

로저스는 자신의 오랜 임상경험으로, 인간은 자유로우며 자신의 행동에 책임을 지고, 유목적적이며, 합리적이고 건설적인 방향으로 지속적으로 성장하는 미래지향적 존재라고 보았으며, 이러한 선천적 잠재력을 발휘할 수 있는 조건들이 적절히 갖추어진다면 인간은 무한한 성장과 발전이 가능하다고 한다(권중돈 외, 2006).

로저스는 성격이론을 현상학적이라고 부르는 이유를 제시하였는데, 성격과 행동을 이해하려면, 의식하는 주체에서 나타나는 사실, 즉 체험을 파악하고 기술해야 한다고 보았다. 체험이란 어느 한순간에 잠재적으로 인식될 수 있는 유기체 안에서 진행되는 모든 것을 말한다(임은희, 2005).

현상학은 개인의 주관적 경험, 감정, 세계와 자신에 대한 개인적 견해와 사적 개념을 연구하는 학문이다. 로저스는 현상학적 심리학자 중 한 사람으로서 다른 사람이 어떻게 행동하는가는 그 사람이 세계를 어떻게 지각하느냐에 달려 있다고 본다. 행동이란 개인이 세계를 지각하고 해석한 직접적인 사건의 결과로 생기므로, 인간의 행동을 잘 이해하기 위해서는 그 개인의 내적 준거틀(internal frame of reference)을 이해할 필요가 있다(최옥채, 2007).

로저스의 인간행동에 대한 기본적 가정은 그의 주관적 경험론에 입각하고 있으며, 인간중심적 접근방법의 기본적 가정은 다음과 같다(권중돈 외, 2006).

① 인간은 믿을 수 있으며, 능력이 있고 자기이해와 자기실현을 위한 잠재력을 가지고 있으며, 이런 능력의 발현을 통하여 점진적으로 되어가는 존재이다.

② 인간행동은 각 개인의 주관적 경험 또는 내적 준거체계에 따라 달라진다.

③ 인간행동의 궁극적 목표는 자아실현이다.

④ 치료적 관계나 다른 관계에서 신뢰와 존경의 분위기가 조성된다면, 인간은 긍정적 방향으로 성장하고 발달할 것이다.

⑤ 진정한 관심, 수용, 감정이입적 이해 등을 포함한 원조자의 긍정적 태도는 효과적 원조관계의 필수적 조건이다.

⑥ 내담자의 주관적 경험을 존중하고, 자유와 개인적 책임성 및 자율성을 고양하고, 선택권을 부여함으로써 내담자의 성장을 촉진시킬 수 있다.

⑦ 치료자는 권위적 인물이 아니다. 치료자는 존경과 긍정적 관심을 통하여 내담자의 긍정적 성장을 고양하여야 할 사람이다.

⑧ 내담자는 자아인식을 할 수 있는 능력이 있고, 더욱 적절한 행동을 할 수 있는 능력을 가지고 있다. 모든 사람들과 마찬가지로 내담자는 부적응적 상태에서 심리적으로 건강한 상태로 옮겨갈 수 있는 성향을 가지고 있다.

⑨ 치료자는 원조관계에서 나타나는 현재 행동에 초점을 두어야 한다. 원조관계에서는 내담자가 자신의 세계를 다루는 방법을 강조해야 한다.

⑩ 원조관계의 목적은 진정한 자아에 대한 인식을 획득하고 내담자가 더욱 독립적이고 통합된 상태로 변화하게 하는 것이다.

현상학적 이론이 지니고 있는 주요 개념들은 다음과 같다.

(1) 현상학적 장

현상학적 장이란 경험적 세계(experiential world) 또는 주관적 경험으로도 불리는 개념으로, 특정 순간에 개인이 경험하는 모든 것을 의미한다. 로저스는 동일한 현상이라도 개인에 따라 다르게 지각하고 경험하기 때문에 이 세상에는 개인적 현실(individual reality), 즉 현상학적 장만이 존재한다고 본다. 현상학적 이론에서는 정신분석의 동기적이고 역동적인 개념과 특질론의 기본 성향을 거부하며, 행동주의의 외적 자극 반응을 강조하는 것도 거부하고 오직 지금 일어나고 있는 경험에 대한 주관적 해석에 초점을 두며, 개인이 세상에 정보를 부호화하고 범주화하는 내적 과정에 많은 관심을 가진다(이종복 외, 2007).

개인에게 있어서 현상학적 장은 곧 현실이며, 개인이 체험하고 지각하는 것은 모든 현상학적 장에 근거하며, 현재의 행동을 결정한다.

(2) 자아

자아(self)는 로저스의 인본주의이론의 가장 중요한 개념이다. 자아 또는 자아개념(self-concept)은 개인의 현상학적 장이 분화된 부분이며, 'I'나 'me'에 대한 의식적 지각과 가치를 포함하는 것이다. 로저스는 자아가 현재 자신의 모습에 대한 인식, 즉 현실자아(real self)와 앞으로 자신이 어떤 존재가 되어야 하며, 어떤 존재가 되기를 원하고 있는지에 대한 인식, 즉 이상적 자아(ideal self)로 구성되어 있다고 본다. 그는 현재 경험이 이러한 자아구조와 불일치할 때 개인은 불안을 경험한다고 본다(이종복 외, 2007).

자아는 현재 자기가 어떤 인간인가에 대한 개념으로서 '나는 무엇인가', '무엇이 될 수 있는가' 등의 지각을 포함하며, 지각된 자아는 세상에 대한 지각과 개인행동의 근거가 된다. 또한 자아는 현재 자기 모습에 대한 지각인 현실자아와 앞으로 되고자 하는 모습인 이상적 자아를 포함한다(이소희 외, 2005).

로저스의 자아개념은 개인의 자아가 유동적이고 새로운 경험에 의해 항상 변화한다고 하여도 그것은 언제나 정형화된 특성을 지닌다고 본다. 이 개념은 시간이 지남에 따라서 각 개인이 많은 변화를 하더라도 그는 자신이 이전과 똑같은 사람이라고 느낄 수 있는 내적 감정을 보유한다고 본다. 자아라는 것은 각 개인이 의식할 수 있는 것이며, 무의식적 정신작용까지도 통합하는 기능을 수행한다(이종복 외, 2007).

(3) 자아실현경향

인간은 선천적으로 자신을 유지시키거나 향상시키기 위하여 자신의 능력을 개발하는 경향성을 지니고 있다. 이를 자아실현 경향성이라고 말하며, 더욱 능력 있는 사람이 되는 과정이다. 모든 사람은 생존해 있기 때문에 선천적으로 동기화되며 근본적으로 활동적이고 자아실현적이다(최옥채, 2007).

로저스는 인간에게 많은 욕구와 동기가 있지만 가장 기본적인 욕구는 자기를 유지하고, 증진시키며 실현하는 욕구라고 한다. 이러한 욕구를 하나의 용어로 규정할 수는 없으며, 자기유지(self-maintenance), 자기향상성(self-enhancement), 자아실현(self-actualization)이 모두 포함되는 것으로 생각하여야 한다(권중돈 외, 2006).

로저스는 모든 인간은 자신을 유지하려는 경향과 성장잠재력을 선천적으로 지니고 태어난다고 보며, 인간은 음식물을 섭취하여 필요한 자양분을 공급받고, 위험에 직면하여서는 방어적으로 행동함으로써 자기유지의 목적을 성취하려는 성향을 지니고 있으며, 성숙을 지향하고 상향이동하려는 경향(upward-moving tendency)을 가지고 있다고 말한다. 이러한 상향이동의 경향 속에는 자아실현의 경향이 포함되며, 인간은 자아분화와 기능의 분화를 통하여 이런 경향을 실현하려고 한다. 인간은 외적인 힘에 의해 통제를 받고 의존하기보다는 독립성, 자기책임성, 자기규제, 자율성, 자아통제의 수준이 높은 수준으로 나아가려는 속성을 지니고 있다(권중돈 외, 2006).

인간은 근본적으로 생물학적 잠재력뿐만 아니라 심리적 잠재력도 가지고 태어난다. 이러한 생물학적 잠재력과 심리적 잠재력은 사람마다 동일하지 않으며, 각자는 잠재력을 실현하는 체험과 잠재력을 실현하지 못하는 체험 간의 구분을 가능하게 하는 타고난 신체적 지혜가 있는데, 이를 유기체적 평가과정(organismic valuing process)이라고 한다. 신생아는 태어나면서 무엇이 좋게 느껴지고 무엇이 나쁘게 느껴지는지를 구별할 줄 안다. 이것은 의식적이 아니라 유기체의 본능으로 아는 것이다(이인정 외, 2000).

자아개념 발달의 중요 요소는 다음과 같다(임은희, 2005).

① 긍정적 관심(positive regard): 학습되거나 생득적으로 타고난 것으로, 중요한 사람으로부터 따뜻함, 존경, 숭배, 사랑, 수용과 같은 태도를 받고 싶어 하는 기본적 욕구를 말한다. 인간의 행동은 긍정적 대우를 받는 방향으로 나타나며 타인뿐만 아니라 자기자신으로부터 긍정적 대우에 대한 욕구가 있는데, 이러한 욕구는 학습된 것이다.

② 가치의 조건(condition of worth) 또는 조건적·긍정적 관심(conditional positive regard): 아동이 타인의 기대에 따라 행동함으로써, 칭찬을 받고 주의를 끌며, 인정이나 또 다른 형태의 보상을 받는 상황을 말한다. 가치의 조건을 가진 사람은 그의 행위를 제한시키고 현실을 왜곡한다. 이러한 것은 금지된 행동과 생각을 인식만 해도 그것이 실제로 작용하는 것처럼 개인에게 위협을 주기 때문이다.

③ 무조건 긍정적 관심(unconditional positive regard): 조건 없이 있는 그대로 어떤 사람을 수용하거나 존경하는 것을 의미한다. 무조건 긍정적 관심은 아동을 그 자체로 귀중한 한 인간으로서 평가받고 사랑하는 분위기를 제공한다는 것을 의미하며, 아동 양육에 이상적인 접근법이며, 개인으로 하여금 완전히 기능하는 사람으로 진보하게 만든다.

(4) 완전히 기능하는 사람

완전히 기능하는 사람(the fully functioning person)은 심리적 발달과 사회적 진화의 결과이다. 훌륭한 삶이란 인간이 어떤 방향으로든 자유롭게 움직일 수 있는 내적 자유가 있을 때 그가 선택하는 방향으로 움직이는 과정이라고 로저스는 말한다. 여기서 완전히 기능한다는 것은 자신의 잠재력을 인식하고 능력과 재질을 발휘하여 자신에 대한 완벽한 이해와 경험을 풍부히 하는 방향으로 이동해 나가는 것을 말한다. 완전히 기능하는 사람의 중요한 성격 특질은 다음과 같다(이근홍, 2006; 임은희, 2005).

① 경험에 대한 개방성(openness to experience)

② 실존적인 삶(existential living): 매 순간을 충분히 만끽하면서 충실히 살아가는 것이다.

③ 자기자신에 대해 신뢰하는 사람(organismic trusting)

④ 경험적 자유(experiential freedom)를 가진 사람

⑤ 창조성(creativity)

Chapter 07

개인심리이론

아들러(Adler)의 개인심리학(individual psychology)은 신프로이트학파의 하나의 이론으로 분류할 수 있다. 아들러는 약 9년 동안 프로이트의 공동연구자였다. 그러나 그는 프로이트의 성욕설에 불만을 품고 1911년에 결별을 선언하였다. 아들러는 프로이트의 '성욕' 대신에 '권력욕(will to power)'을 내세웠다. 아들러의 인간관은 낙관적이고 낙천적이다. 그의 개인심리학의 주요 내용은 다음과 같다(임은희, 2005).

① 인간은 통일된 자아일치된 유기체이다. 아들러는 자아일치된 통합된 성격구조를 개인의 생활양식이라고 불렀다.

② 인생은 성장과 팽창을 지향하는 움직임, 즉 지속적인 움직임이라고 주장한다.

③ 유전과 환경의 중요성은 인정하지만, 개인은 이 두 요인 이상의 산물이라고 하며, 인간을 창조적인 힘을 가지고 자기 인생을 좌우할 수 있는 존재로 묘사한다.

④ 인간을 통일된 관리체계(a unified relational system)로 생각하면서 개인은 더 큰 체계인 가족, 종족, 지역사회 또는 모든 문명사회와 관련되어 있는 것으로 본다.

⑤ 개인은 주관성이다. 아들러는 현상학적 전통, 즉 개인의 주관적 경험, 감정,

세계와 자기자신에 대한 개인의 견해 및 사적 개념(private concept)에 몰두하였고, 자신과 자신이 적응해 나가야 하는 환경을 어떻게 보느냐에 따라 그의 행동이 결정된다고 본다.

1. 개인심리이론의 기본적 개념

개인심리학은 총체적인 입장을 취하면서 환원주의를 거부한다. 즉, 인간을 정신과 신체, 혹은 각종 정신 기능 따위로 분리하지 않고, 하나의 통합된 유기체로 보며, 각 개인의 성격은 자신의 주관적 선택에 의해 창조된다고 보았다. 그의 인간관을 보면 다음과 같다(권중돈 외, 2006; 김동배 외, 2004).

① 아들러는 인간이 창조적 능력이 있기 때문에 그들이 인생의 목표를 직시할 수 있고, 스스로 결정을 내리며, 그들의 목적과 가치가 일치되는 여러 가지 삶의 방식을 선택할 수 있는 합리적인 존재로 보았다.

② 아들러는 인간을 총체적인 존재로 본다. 즉, 인간은 하나의 전체로서 기능하기 때문에 인간의 어떠한 삶의 표현도 분리해서 생각할 수 없다는 것이다.

③ 아들러는 인간을 주관적 존재로 본다. 인간 개인의 일상적 삶의 모습은 객관적 사실에 근거하여 이루어지는 것이 아니라, 개인이 그 사실을 어떻게 지각하고 반응하는지에 따라 달라질 수 있다고 본다.

④ 아들러는 인간을 성취지향적 동기를 지닌 존재로 본다. 즉, 인간의 모든 행동은 미완성을 극복하여 완성에 도달하려는 힘에 의해 동기화된다고 보고, 이러한 인간의 완성추구 동기는 내적 요인이나 외적 요인에 의해 뒤에서 밀리는 것이 아니라 앞으로부터 당겨지는 것이라고 생각한다.

⑤ 아들러는 인간의 모든 행동은 예외 없이 사회적 관계 속에서 일어나며, 인간 본질의 핵심은 사회적 관계의 이해를 통해서만 파악될 수 있다고 본다.

2. 개인심리이론의 주요 개념

1) 열등감과 보상

아들러는 인간의 열등감은 보편적인 것이라고 믿었으며, 우리가 인간이 된다는 것은 열등감 정복을 향해 나아가면서 계속적인 압력을 받아서 열등감을 가지게 된다고 본다. 신체적 약점이나 결함을 가진 사람이 연습이나 훈련을 통하여 이를 보상하려는 노력을 하고, 이는 가끔 아주 훌륭한 기술이나 힘으로 발전되는 경우가 있다고 한다. 그러나 열등감에 대한 보상 시도가 성공하지 못하였을 때는 병적 열등감(inferiority complex)에 머물게 되는데, 병적 열등감에 이르는 세 가지 환경이 있으며, 이러한 환경은 성년이 되어서 신경증의 원인이 된다고 한다. 세 가지 환경은 다음과 같다(임은희, 2005).

① 기관의 결함: 신체적으로 불완전하거나 만성적으로 아픈 아동은 다른 아동과 성공적으로 경쟁할 수 없다.

② 응석받이: 응석받이는 그를 위해 모든 것을 다 해주기 때문에 자신감이 부족하게 되어 어려운 고비에 부딪히게 되면 해결할 능력이 없다고 믿어 열등감에 빠지게 된다.

③ 방임된 아동: 자신이 필요하지 않다고 느끼기 때문에 병적 열등감에 빠진다.

2) 우월감 추구

아들러는 1908년도까지 인간행동을 좌우하는 위대한 역동적 힘은 공격성이며, 이는 방해물을 극복하기 위한 동기라고 믿었으나, 이후 권력에 대한 의지(will to power)로 생각을 바꾸게 된다. 인간에게 있어서 우월감 추구는 공통된 동기라고 보며, 이는 열등감을 보상하려는 욕구에서 나온다고 본다.

아들러는 인간에게 있어서 우월감 추구는 선천적인 것이라고 생각하였으며, 우월감 추구는 잠재적으로 존재하고, 이러한 잠재력의 구현은 각 개인마다 다르다고 말한다. 우월의 목표는 긍정적 경향 또는 부정적 경향을 취할 수 있다. 긍정적 경향은 사회적 관심이나 다른 사람의 행복을 지향하는 이타적 목표이며, 부정적 경향은 개인적 우월감을 추구하는 자기존중, 권력, 개인적 허세 같은 이기적 목표라고 본다. 인간의 우월추구 본질과 기능은 다음과 같다(권중돈 외, 2006; 김동배 외, 1998; 이인정 외, 2000).

① 우월을 향한 노력은 분리된 충돌의 결합이라기보다는 기본 동기의 하나로서 유아기에 자기가 주위의 사람보다 무력하고 열등하다는 것을 인식한 것에 근거한다.

② 우월을 향한 욕구는 보편적인 것으로 정상적인 사람이나 신경증적인 사람 모두가 공통적으로 가지고 있는 것이다.

③ 우월의 목표는 긍정적 경향이나 부정적 경향 모두를 취할 수 있다. 예를 들어, 자기존중, 권력, 개인적 허세와 같은 것은 이기적인 목표로서 신경증의 원인이 된다.

④ 완성을 위한 노력은 상당한 노력을 요구한다.

⑤ 우월을 향한 노력은 개인과 사회 두 가지 수준에서 일어나므로 개인으로서 완성을 향해 노력하고, 또 사회의 일원으로서 사회의 문화를 완성하기 위해 노력한다.

3) 생활양식

아들러의 생활양식(life style)은 삶에 대한 개인의 기본적 지향이나 성격을 말한다. 또한 인생의 목표뿐만 아니라 자아개념, 타인에 대한 감정, 세상에 대한 태도를 포함하는 한 개인의 독특한 특징을 포괄하는 개념이다. 이러한 생활양식은 약 4~5세경에 거의 형성되며, 이후 커다란 변화는 일어나지 않는다.

아들러는 개인의 생활양식은 인생문제에 접근하고 해결하는 방법을 통해 알 수 있다고 본다. 즉, 직업, 우정, 사랑과 결혼문제는 모든 사람들이 해결해야 할 세 가지 중요한 인생과업인데, 이러한 인생과업에 대한 태도, 즉 활동수준과 사회적 관심이라는 두 가지 차원을 활용하여 생활양식을 유형화하였다(권중돈 외, 2006; 최옥채, 2007).

① 지배형: 활동성이 높고 사회적 관심이 낮은 유형이다. 단독적이고 공격적이며 활동적이지만, 사회적인 인식이나 관심은 것의 없다. 이들은 다른 사람을 지배하고 상처 주며 착취함으로써 자신의 우월성을 성취하려고 한다.

② 획득형: 활동성도 사회적 관심도 낮은 유형이다. 할 수 있는 한 많은 것을 소유하려 하고 타인에게 모든 것을 요구하면서도 자신의 것을 양보하려 하지 않는다. 다른 사람에게 의존하여 대부분의 욕구를 충족하는 형이다.

③ 회피형: 사회적 관심과 활동성이 모두 낮다. 이들은 성공을 바라기보다 실패를 두려워하므로 문제를 회피하려고 하는 현실도피자이다. 인생의 모든 문제를 회피함으로써 실패 가능성을 모면해 보려는 유형으로 신경증과 정신증 환자가 여기에 해당된다.

④ 사회적으로 유용한 형: 심리적으로 건강한 유형으로 이들은 활동성도 높고 사회적 관심도 높다. 이에 해당하는 사람들은 인생과업을 해결하기 위해 기꺼이 다른 사람들과 협조하고, 그들의 활동은 타인에게 도움이 되며, 인류의 이익을 위해 협동할 준비가 되어 있다.

아들러는 높은 사회적 관심과 낮은 활동수준을 보이는 유형은 제시하지 않았는데, 이는 현실적으로 존재하지 않기 때문이다.

4) 사회적 관심

사회적 관심(social interest)이란 사회적 느낌, 공동체 의식, 결속감 등을 나타내는

데, 인간 사회 속에서의 동일시 감정과 인류 각 구성원에 대한 감정이입을 의미한다(임은희, 2005).

아들러는 사회적 관심은 선천적으로 타고나는 것이기는 하지만, 사회적 관계로부터 많은 영향을 받는다고 한다. 아동과 가장 먼저 접촉하고 대인관계에 가장 많은 영향을 주고, 사회적 관심의 발달에 가장 많은 영향을 주는 사람은 어머니라고 본다. 이상적인 어머니는 자신의 발달과업에 충실하고, 자녀에게 진실되고 깊은 사랑을 보여주어야 하며, 남편, 다른 자녀, 그 외의 다른 사람에게 사랑으로 대해야 한다. 그러면 아동은 어머니의 넓은 사회적 관심을 통하여 이 세상에는 다른 중요한 사람들이 있다는 것을 배우게 된다. 사회적 관심에 영향을 미치는 두 번째 인물은 아버지이다. 아버지는 아내, 일, 사회에 대해 긍정적 태도를 지녀야 한다. 또한 자녀와의 관계에서 성숙한 사회적 관심을 보여주어야 한다. 이상적인 아버지란 자녀를 모두 동등한 인격체로 대하고, 아내와 동등한 위치에서 협력하며, 자녀를 돌보는 사람으로 본다. 마지막으로 사회적 관심에 영향을 미치는 것은 부부관계라고 말한다. 결혼 생활이 불행할 경우 자녀는 사회적 관심을 발달시킬 기회를 거의 갖지 못하게 된다. 또한 아내가 남편 대신 자녀에게 정서적 지지를 제공한다면 과잉보호가 되고 사회적 관심을 억누르기 때문에 자녀가 피해를 입게 된다고 한다(권중돈 외, 2006).

5) 창조적 자아

아들러는 각 개인은 자기자신의 생활양식을 창조할 자유를 가지고 있다고 말하였다. 이러한 창조적 힘은 인생목표와 그 목표를 추구하는 방법을 결정하며, 사회적 관심의 발달에도 공헌하고, 창조력은 지각, 기억, 상상, 환상, 꿈에도 영향을 미치며, 창조적인 사람이 되게 만든다. 즉, 창조적 자아(creative-self)는 인간 자신이 주체가 되어 이미 형성된 생활양식에 의해서 자기 스스로에게 적합한 환경을 창조한다는 것이다. 인간은 자기 스스로 자신의 성격을 만들어 내는 능력이 있다고 본다(이종복 외, 2007; 임은희, 2005).

6) 출생순위

아들러는 사회적 요인 중 출생순위가 생활양식에 영향을 준다고 보았으며, 유아기의 성격발달에 있어서 가족 성원 사이의 관계와 분위기 등이 매우 중요한 역할을 한다고 본다. 또한 출생순위는 아이들의 유사한 특징을 가지고 있다고 보며, 가족 내의 위치에 따라 생활양식이 달라질 수 있다고 본다. 출생순위의 특징은 다음과 같다(이종복 외, 2007; 채옥채, 2007).

① 맏이(첫째 자녀): 처음에는 독자의 위치에서 부모의 끊임없는 사랑과 관심을 받지만, 동생이 태어나면서 '폐위된 왕'에 비유될 만큼 상황이 극적으로 바뀌게 된다. 따라서 잃어버린 관심과 사랑을 되찾고 과거의 자리로 돌아가기 위한 부단한 노력을 하지만, 그것이 불가능해지면서 스스로 고립되어 적응해 나간다. 맏이는 애정이나 인정을 얻고자 하는 욕구에 초연하여 혼자 생존해 나가는 전략을 습득한다. 동생이 늦게 태어날수록 맏이의 행동변화는 더 합리적으로 큰 문제는 없지만, 동생이 너무 일찍 태어나면 맏이는 적대감, 반항, 동생에 대한 공격을 표출하거나 아기 노릇을 하려고 하는 등 부모가 자기의 존재를 재고할 수 있도록 노력한다.

② 중간 아이(둘째 자녀): 처음부터 누나와 형이라는 속도 조정자를 가지고 있어 항상 누군가를 앞지르기 위해 노력한다. 이들은 첫째보다 빨리 말하고 걷는 등 빠르게 성장하며, 경쟁심이 강하고 대단한 야망을 가진 성격이 되기 쉽다. 이들의 생활양식은 항상 자기가 형보다 뛰어나다는 것을 증명하기 위해 노력한다. 그러나 이들은 경쟁하기에 너무 맏이가 강하면 현실에서 도피하게 되며, 게으름, 거짓말 또는 도벽으로 신경증, 범죄, 자기파면의 길을 걸을 수도

있다.

③ 막내: 동생에게 자리를 빼앗기는 경험 없이 대체로 응석받이로 키워지게 된다. 그러나 가정형편에 따라서는 어느 것도 자기 것을 가지지 못한 채 형제들로부터 모든 것을 물려받게 된다. 또한 모두가 자기보다 크고 힘이 세다고 생각하여 의존적이고 독립심이 부족하여 강한 열등감을 경험하기도 한다. 그러나 막내는 경쟁할 형제가 있으므로 중간 아이와 같이 경쟁심이 강할 수 있다. 그 결과 막내는 가끔 가장 빠른 수영선수, 훌륭한 음악가, 재능 있는 예술가 또는 가족 중에 가장 야망 있는 구성원이 되기도 한다. 아들러는 도전적 막내가 혁명가로 성장할 가능성이 있다고 말한다.

④ 독자(외동자녀): 경쟁할 상대가 없는 위치로 응석을 부리고 다른 사람으로부터 보호받기를 원한다. 이런 생활방식 때문에 의존심과 자아중심성이 현저하게 나타날 수 있다. 그러나 후에 그들이 더 이상 만인의 귀염둥이가 아닐 때 현실적인 문제가 나타날 수 있다.

Chapter 08

분석심리이론

융(Carl Gustav Jung)은 인간에게 창조적이고 긍정적인 측면이 있음을 강조하고, 정신에너지(리비도: libido)를 성뿐만 아니라 다른 삶의 에너지를 포함한 일반적인 생활에너지라고 보았다. 또한 인간의 성격발달은 전 생애에 걸쳐 이루어지며 타고난 정신적 소인은 생활 속에서 후천적으로 변화할 수 있으며, 미래의 목표와 열망에 의해서도 형성된다고 본다. 인간의 무의식을 개인적 수준과 집단적 수준의 무의식이 존재한다고 보았으며, 정신병리는 개인에게 있어서 정신의 전체성을 확보하는 동기로 작용하며, 병리의 원인을 밝히는 것보다는 의미의 발견이 치료에 더욱 중요하다고 본다(권중돈 외, 2006).

1. 분석심리이론의 기본적 개념

분석심리이론(analytical psychology theory)은 무의식의 본질에 관심을 가지고 있으며, 성격 기능의 다양한 체계를 포괄하는 성격이론을 발달시켰다. 융은 개인적인 것과 사회문화적 원형이 갖는 힘의 상호작용을 이해하지 않고는 인간의 정신을 이해하기 어렵다고 생각하였다. 또한 융은 인간을 생물학적-심리적-사회문화적 존재로 보았으며, 의식과 무의식 간의 본질적인 대립을 극복하고, 이를 하나로 통일해 나가는 전체적인 존재로 보았다. 즉, 인간은 실재했던 과거로부터 영향을 받으면서 현재를 살아가지만, 미래의 목표와 가능성을 달성하기 위해 노력하고, 자신의 행동을 조절하는 존재로 보았다. 융의 분석심리이론의 기본적 가정은 다음과 같다(권중돈 외, 2006; 이근홍, 2006).

① 정신 또는 성격은 부분들의 단순한 집합이 아니라 하나의 전체성을 이루고 있다.

② 인간행동은 의식과 무의식 수준에서 서로 상반되는 두 가지 힘에 의해 동기화된다.

③ 인간의 행동은 과거에 의해 상당부분은 결정이 되지만, 미래의 목표와 가능성에 의해서 조정이 된다.

④ 성격의 발달은 전 생애에 걸쳐 일어나며, 이는 개성화 또는 자기실현의 과정이며, 인생의 전반기와 후반기에 각기 다른 특성을 보인다.

⑤ 발달은 타고난 소인 또는 잠재력을 표현해 나가는 것이지만, 후천적 경험에 의해서 서로 다르게 표현된다.

⑥ 개인은 독립된 존재가 아니라 역사적으로 연결되어 있으며, 사회적 규범이나 문화의 요구에 적응해 가면서 개인은 자기실현 과정을 통하여 사회의 발전에 기여한다.

⑦ 심리적 건강은 정신의 전체성을 유지하는 것이며, 정신병리는 이러한 전체성의 분리현상이다.

⑧ 정신병리를 파악함에 있어서 원인과 함께 병리가 지니는 의미를 동시에 파악하여야 한다.

⑨ 내담자의 원조는 무의식의 무의식화를 통한 개성화를 촉진하고, 정신의 전체성을 회복할 수 있도록 하는 것이다.

2. 분석심리이론의 주요 개념

융의 분석심리이론의 주요 개념으로는 의식, 개인무의식, 집단무의식, 아니마와 아니무스, 페르소나, 그림자, 자기 등이 있다.

1) 의식

인간의 의식은 네 가지 기능을 가지고 있다. 네 가지 심적 기능이라고 하며, 이는 생각(thinking), 감정(feeling), 감각(sensing), 직감(intuiting)을 말한다. 이러한 네 가지 기능 이외에도 두 가지 의식지향적 태도가 있다. 즉, 외향성(extroversion, 의식이 외적 세계 및 타인에게 향하는 성격 태도), 내향성(introversion, 의식이 자신의 내적·주관적 세계로 향하는 성격 태도)이다. 또한 융은 심리적 태도와 기능을 조합하여 여덟 가지 심리 유형을 제시하였는데, 현재 많이 쓰이는 MBTI (Myers Briggs Type Indicator)가 그것이다(임은희, 2005). 여덟 가지 심리적 유형은 다음과 같다(최옥채, 2007).

① 외향적 사고유형: 객관적 세계를 탐구하는 데 전력투구하는 형으로 자연현상을 이해하고, 자연법칙의 발견 등에 관심을 보인다. 이 유형은 감성적 측면을 억압하므로, 다른 사람에게는 인간미가 없고 냉혹하며 교만하게 보일 수 있다.

② 내향적 사고유형: 내면적 존재에 대한 관심이 많고 철학적이며 사색적이다. 때로는 완고하고 극단적인 경우 이들의 내적 탐구는 현실성이 없을 수도 있다.

③ 외향적 감정유형: 변덕스러우며 상황에 따라 감정이 빠르게 변한다. 사람에게 강한 애착을 보이기도 하며 쉽게 변하고 과시적이며 기분파이다.

④ 내향적 감정유형: 말이 없고 우울해 보이며 감정을 잘 표현하지 않는다. 때로

는 침착하고 자신 있는 인상을 주기도 하나, 가까이 하기가 어렵고 그 마음을 헤아리기 어려운 유형으로, 여성에게서 많이 보인다.

⑤ 외향적 감각유형: 현실적이며 실제적이고 깊이 있는 생각을 하지 않으려는 유형으로 남자에게서 많이 보인다.

⑥ 내향적 감각유형: 자신의 정신적 감각에 몰두한다. 예술을 통하여 표현되는 경우를 제외하고는 타인에게 자신을 이해시키는 데 어려움을 가지며, 남이 보기에는 수동적이고 자제력이 없는 것처럼 보이지만 사실은 무관심한 것이다.

⑦ 외향적 직관유형: 무엇인가 새로운 것을 찾아 관심을 보이지만 오랫동안 끈기 있게 추구하지 못하고 싫증을 잘 낸다. 엉뚱하고 불안정안 유형으로, 여성에게 많이 나타난다.

⑧ 내향적 직관유형: 남들에게는 현실감이 부족한 사람으로 보이지만 자신의 직관에 따라 새로운 가능성을 찾고 이로 인해 정신과정을 이해하는 데 많은 기여를 할 수 있다. 대표적으로 예술가들이 여기에 속한다.

또한 융은 개인의 의식이 분화되는 과정에서 자아(ego)가 생성되며, 자아는 의식적인 지각, 기억, 사고, 감정 등으로 이루어지며, 의식의 중심부에 자리 잡고 의식의 주인으로 군림하게 된다고 한다. 인간은 자아를 통하여 자신을 외부에 표현하고, 외부의 현실을 인식하고, 자신의 내면세계를 탐색하게 된다. 자아는 외부세계와 접촉하는 과정에서 자신이 속한 사회집단의 견해나 가치관, 행동규범을 지각하게 되고, 그 집단이 요구하는 여러 행동양식을 익히게 된다. 이와 같이 자아가 외부 세계에 적응하기 위해 상용되는 여러 행동양식을 페르소나(persona)라고 부른다(권중돈 외, 2006). 페르소나는 자아의 가면으로서 개인이 외부에 보이는 이미지이다. 이것은 개인이 사회적 요구에 적절히 반응하기 위해 다른 사람들에게 보이는 공적임 모습 또는 역할인 것이고, 사회에서 생존하기 위해 필요한 것이다. 페르소나에 압도된 사람은 자기 본성에서 소외당하게 되며, 지나치게 발달한 페르소나와 성격의

미발달 부분의 갈등 때문에 긴장 상태 속에서 살게 되는데, 이를 팽창(inflation)이라고 부른다. 대부분의 환자들은 팽창한 페르소나를 지니고 있으며, 치료의 목표는 페르소나를 축소시켜, 그의 본성을 다른 측면에 표현의 자리를 주는 것이다(임은희, 2005).

2) 개인무의식

융은 인간이 무의식(unconsciousness)을 가지고 있으면서도 아직 모르는 미시의 정신세계가 있다고 본다. 이를 개인무의식(personal unconsciousness)과 집단무의식(collective unconsciousness)이라고 본다.

자아에 의해 의식화되지 못한 개인의 경험은 소멸되지 않고 개인무의식에 저장된다. 융은 개인무의식 속에 하나의 공통된 주제에 관한 감정, 사고, 지각, 기억 등의 조작된 무리를 콤플렉스(complex)라고 하였다. 예를 들어, 오랫동안 외국에서 생활하던 사람이 자기 나라로 돌아와서 눈시울을 붉히는 경우에는 조국 콤플렉스이며, 그 순간 그는 그 콤플렉스에 사로잡혀 있는 것이다. 콤플렉스는 개인의 사고의 흐름을 방해하거나 의식의 질서를 일시적 · 장기적으로 교란시키며, 감정적으로 동요하거나 흥분하게 만들고, 강한 부정적 정서를 경험하게 하며, 이를 행동으로 표현하게 한다(권중돈 외, 2006).

콤플렉스는 어떤 핵 또는 중심이 자석처럼 작용하여 생각을 끌어 모은 결과라고 본다. 이러한 콤플렉스의 핵은 아동기에서 유래하는 억압, 외상, 현재 겪는 갈등 등 다양한 것들을 들 수 있다. 완전을 기하려는 충동(완전충동)은 강한 콤플렉스 때문이고, 약한 콤플렉스는 평범하고 시원치 않은 작품밖에 만들어 내지 못한다. 이러한 콤플렉스를 융은 단어연상검사를 통하여 발견하였다(임은희, 2005).

3) 집단무의식

집단무의식은 개인적 경험에 의존하지 않고, 개인의 일생 동안 한 번도 의식화된 적이 없으며, 원시적 이미지(primordial image)라고 부르는 잠재적 이미지의 저장고인 집단무의식은 조상 대대로의 과거로부터 이어받고 있다. 즉, 인류 역사를 통해 조상으로부터 물려받은 개인의 지각, 정서 행동에 영향을 주는 타고난 정신적 소인으로서, 유전된 것으로 융은 생각한다.

집단무의식의 내용을 원형(archetypes)이라고 말하며, 다른 종류의 것들이 이 원형에 따라 모조되는, 최초의 모델을 의미한다. 원형에는 출산, 재생, 죽음, 권력, 마법, 영웅, 어린이, 사기꾼, 신, 악마, 늙은 현인, 어머니의 대지, 거인, 나무, 태양, 달, 바람, 강, 물, 동물과 같은 많은 자연물과 고리, 무기와 같은 인공물도 있다. 원형은 상징적으로 표현되며, 인간이 갖는 보편적 · 집단적 · 선험적 심상들로 융의 분석심리이론에 있어서 주요 구성 요소이다. 이러한 원형과 본능은 거의 구별하기 어렵고, 같은 뿌리를 갖는다. 다만, 본능이 인간의 복잡한 행동을 불러일으키는 충동이며 정동인 반면에 원형은 그러한 복잡한 행동을 선험적으로 이해하는 관점이라는 점에서 차이가 있을 뿐이다(권중돈 외, 2006; 임은희, 2005).

4) 아니마와 아니무스

아니마(anima)와 아니무스(animus)는 인간 정신의 내적 성격이며, 아니마는 남성 정신의 여성적 측면을, 아니무스는 여성 정신의 남성적 측면을 말한다. 아니마의 최초 투사는 어머니에게 향하고, 아니무스의 최초 투사는 아버지에게 향한다. 인간은 누구나 양성을 가지고 태어나며, 남녀가 서로 이해할 수 있게 해주고 사랑에 빠지기도 한다.

남성과 여성은 생물학적으로도 구분되며, 사회적으로도 서로 다른 역할을 요구한다. 이러한 사회적 요구에 맞추어 가는 과정에서 남성과 여성의 무의식에는 남성과 여성의 페르소나에 대항하는 내적 성격이 형성되는데, 남성의 무의식에는 여성적 성격이, 여성의 무의식에는 남성적 성격이 자리 잡게 된다. 남성성의 속성은 이성(logos)이고, 여성성의 속성은 사랑(eros)이므로, 성숙한 인간이 되기 위해서 남성은 이성을 바탕으로 내부에 잠재해 있는 사랑을, 여성은 사랑을 바탕으로 내부에 잠재해 있는 이성을 개발할 필요가 있다.

5) 그림자

개인무의식 속에는 자신도 모르는 또 다른 자신이 존재하고 있어 자신의 모습과 다른 모순된 행동을 하게 만들기도 한다. 이를 그림자(shadow)라고 한다. 그림자는 자아가 처음 의식할 때 미숙하고, 열등하고, 부도덕하다는 등 부정적 인상을 준 것들로서 자아가 자신의 일부로 받아들이기를 싫어하는 것들이다. 그림자는 대부분 인간의 어둡거나 사악한 측면을 나타내는 원형으로서, 사회에서 부정되거나 부도덕하다고 생각되는 것은 그림자 원형과 관련되어 있다. 그림자는 무의식적으로 외부 세계에 투사될 경우에 비로소 개인은 그림자를 인식할 수 있는 기회를 갖게 되는데, 이때 대부분 혐오감이나 불쾌감을 갖게 된다(권중돈 외, 2006).

그림자는 기본적 정상적인 본능을 가지고 있으며, 생존을 위해 필요한 현실적 통찰과 적절한 반응의 원천이 된다. 자아와 그림자가 훌륭히 조화를 이루고 있으면 개인은 생기와 활력에 넘쳐 있다고 느끼게 된다. 또한 인간의 생명력, 창조력, 활기, 힘 등은 그림자에서 유래하고 있으며, 그림자를 거부하게 되면 성격은 무미건조한 것으로 된다(임은희, 2005).

6) 자기

자기(self)는 집단무의식 내에 존재하는 타고난 핵심적 원형으로서 모든 의식과 무의식의 주인이 된다. 또한 모든 콤플렉스와 원형을 끌어들여 성격을 조화시키고 통일시키며 안정성을 유지하는 원형을 말한다(권중돈 외, 2006; Hall & Nordby, 1973).

자기의 원형은 중년이 될 때까지 드러나지 않는데, 이러한 이유는 성격이 개성화를 통해 충분히 발달되어 있어야 하기 때문이다. 개인의 자기실현은 자신에 대한 정확한 지각과 인식이 선행되어야 하므로 자아의 협력이 필수적이다. 만약 자아가 자기의 메시지를 무시하게 되면 개인은 자신을 정확히 이해하거나 인식하는 것이 불가능해지기 때문이다. 개인이 자신을 정확히 인식하지 못하고 자기를 실현한다는 것은 불가능하므로, 융은 자기실현을 달성하는 것보다 더 중요한 것은 자기인식이라고 말한다(권중돈 외, 2006).

3. 성격발달단계

융의 성격발달단계는 유년기부터 노년기에 이르는 명확한 발달단계를 제시하지 않았으며, 아동기, 청년기, 중년기 및 노년기의 네 단계로 나누었는데, 중년기에 초점을 두고 다음과 같이 제시하였다(이근홍, 2006).

① 아동기: 자아는 아동기 초기에 발달하기 시작하지만, 출생 후 몇 년 동안은 본능에 의해서 지배되므로 이 시기 동안 아동은 전적으로 부모에게 의존하게 된다. 이 시기에 부모의 행동방식은 아동에게 성격발달을 촉진시키거나 방해할 수 있다. 부모는 자기자신의 연장선상에서 아동에게 자신의 성격을 강요하거나 대리적 보상을 추구하고 그들의 결함을 보충하는 방식으로 아동이 자신

들과 다른 성격을 발달시키기를 원하게 된다.

② 청년기: 융은 이 시기를 정신적 탄생기라 불렀으며, 정신적 탄생과 부모로부터의 자아의 의식적 분리는 청소년기에 일어난다고 말한다. 이 시기는 신체적 · 정신적 성숙으로 자아가 발달하고 외부 세계에 대처할 역량이 발휘되는 시기이다. 또한 직업생활을 시작하고 결혼하여 가정을 이루게 되며, 사회적 성공을 획득하기 위해 노력하는 시기이다. 이때 남성과 여성은 각기 다른 특성과 기술을 발달시킬 필요가 있다. 이 시기에 잘 적응하는 사람은, 외부환경의 요구에 확고하고 단호하게 대처하여야 하기 때문에 내향적인 사람보다는 외향적인 사람이 더욱 잘 적응할 수 있다.

③ 중년기: 이 시기는 성격의 변화가 일어나기 시작하며 위기를 맞게 된다. 즉, 가정, 직장, 지역사회에서 안정된 지위를 확보하게 되지만, 모험, 흥분, 열정 등은 사라지고 성취 뒤에 오는 공허함으로 인하여 인생의 의미를 상실하기도 한다. 이 시기에는 내적인 주관적 세계에 헌신해야 하며, 외향적인 성격을 내향적인 성격으로 전환해야 한다. 또한 의식에 집중했던 성격을 무의식의 자각을 통하여 완화시키고, 신체적 · 물질적인 것으로부터 정신적 · 철학적인 것으로 관심을 전환해야 한다.

④ 노년기: 노년기가 되면 인간은 자신이 살아온 인생을 되돌아보게 된다. 명상과 반성을 많이 하게 되고, 그러므로 내적 이미지를 갖게 되며, 자기자신에 대해 진지하게 생각하게 된다. 노인은 죽음 앞에서 생의 본질을 이해하려고 애쓴다. 노인은 죽음의 불가피성을 받아들여야 하고, 인간적인 온정을 베풀고 보람 있는 삶을 위해 최선을 다하는 자세를 보여야 한다.

Chapter 09

성격

1. 성격에 관한 이론들

성격에 대해서는 심리학자들마다 성격의 구성이나 혹은 개념 또는 분류방법이나 관점에 따라 여러 가지로 다르게 표현하고 있다.

① 알포트(Allport): 성격을 실제로 존재하는 생물적 · 물리적 관점에서 보고 '환경에 대한 개인의 독특한 적응을 결정하는 정신 물리적 제조직의 역동적 체제'라고 하였다. 또한 성격은 개인이 가지는 정신적 · 심리적 특성에 따라 성격이 표현되는 것이고 하였으며 인간의 개인적 특성을 강조하였다.

② 설리번(Sullivan): 인간 상호 간의 영향을 중시하였으며, 성격을 '인간 상호 간의 상황에서 나타나, 인간 행동을 특징짓는 비교적 지속적인 유형'이라고 하였다.

③ 힐가드(Hilgard): 환경에 독자적으로 적응하도록 하는 개인적 특성이나 행동양식의 전체적인 통합체라고 하였으며, 인간관계의 중요성을 강조하였다.

④ 머리(Murray): 성격을 뇌 속에 존재하는 신체의 최고 통제기관으로 생각하고, 각 개인이 갖는 욕구와 개인에게 주는 환경 압력의 상호작용에 의하여 나타나는 것이라고 하였다.

⑤ 로저스(C. Rogers): 성격을 자기를 중심으로 규정하고 나아가서 이상적 자기와 현실적 자기로 구분하였으며, 이 두 가지의 일치도로 성격을 규정하고 있다(김경희, 2010).

위의 성격에 대한 정의를 종합하여 보면 다음과 같다.

① 개인을 구성하고 있는 생리적 요소나 개인이 처하고 있는 환경적 요소가 다르기 때문에 성격도 다르게 나타난다.

② 성격은 일관성을 가지고 있으며 지속적이기 때문에 그 사람의 행동양식은 그 사람이 가지고 있는 성격특성에 따라 일정한 반응양식을 보이고 있다.

③ 성격을 개인이 환경에 적응하는 행동의 주체로서 행동양식을 결정해주는 생리적 · 정신적 요소로 볼 수 있다.

④ 성격은 성장에 따라 형성되며 환경, 교육 등과 같은 여건에 따라 변화될 수 있다.

성격의 형성요인들 중 주요한 요인들로서는 부모로부터 받은 유전적 요인을 들 수 있으며, 그리고 신체의 신경계 등 생리적 요인이 있다. 또한 가족관계, 제 집단에서의 생활에서 영향을 받는다. 이러한 사회적 요인뿐만 아니라 그가 속해있는 사회나 집단에 형성되어 있는 문화가 성격형성에 많은 영향을 주는 요인이라고 본다.

1) 칼 융(Carl Jung)의 심리유형이론

칼 융의 이론은 인간행동이 그 다양성으로 인해 종잡을 수 없는 것 같이 보여도 사실은 아주 질서정연하고 일관성이 있다는 데서 출발하였다. 그는 사람이 태어날 때부터 특정기능을 선호하는 선천적 경향을 가지고 태어난다고 본다. 사람은 이러한 선호경향에 따라 자신의 성격유형을 발달시켜 나가는데, 이는 개인의 생활환경(가족관계, 직업, 친구와의 관계 등)에 의해서 영향을 받는다고 본다(심혜숙 외, 1993).

이러한 선천적인 경향과 각 개인의 다양한 생활환경의 영향을 받은 인간은 상호관계에 따라 다양한 행동양식이 나타나게 되는데, 이의 근본적인 원인으로는 각 개인마다 인식(Perception)하고 판단(Judgement)하는 정신기능이 다르기 때문이라고 한다. 인식이라는 것은 사물, 사람, 사건 또는 아이디어를 깨닫게 되는 모든 방법을 말하며, 판단이라는 것은 인식한 내용을 바탕으로 결론을 내리는 모든 방식을 말한다.

인간의 정신기능을 세부적으로 구분하면, 크게 두 가지 경향이 있으며, 주로 감각(Sense)을 통해 인식하려는 경향과 직관(Intuition)을 통해 인식하려는 경향이 있다. 감각을 통한 인식이란 주로 오감을 통한 관찰 가능한 사실이나 사건을 더 잘 인식하는 것을 말하며, 직관을 통한 인식이란 의식의 영역을 넘어서 어떤 사실이나 사건의 이면에 감추어진 의미나 관계 또는 가능성을 더 잘 인식하는 것을 말한다.

또한 칼 융은 사람이 어떠한 일이나 사건을 판단할 때 작용기능으로 사고(Thinking)와 감정(Feeling) 두 가지 경향 중 어느 한쪽을 선호하는 경향이 있다고 본다. 즉 일을 처리할 때 어떤 사람은 인정에 끌리지 않고 주로 정신적 사고를 통한 논리적인 결과를 바탕으로 결정하려는 것과 인간의 감정을 주로 사용하여 인간관계 또는 사회적 가치를 중요시하여 판단하는 것을 예로 들 수 있다.

칼 융은 이에 더 나아가 사람이나 사물에 대해 자기 인식이나 판단을 사용하려고 할 때 그것에 대한 관심의 방향이 주로 자신의 외부세계로 향하는 외향적인 성향을 나타내는 사람들과, 반면에 주로 자기 내부세계로 향해 자기자신의 마음속의 개념이나 아이디어에 인식과 판단을 사용하려는 내향적인 성향을 띠는 사람들로 구분하고 있다.

〈표 9-1〉 칼 융의 심리유형 및 선호경향 분류

유형	선호경향
인식유형	감각형(Sensing) / 직관형(iNtuition)
판단유형	사고형(Thinking) / 감정형(Feeling)
태도유형	외향형(Extraversion) / 내향형(Introversion)

출처: 김경희(2010)

2) 마이어스와 브릭스의 심리유형

마이어스와 브릭스(Myers & Briggs)는 칼 융의 세 가지 항목에 한 가지를 추가하였는데, 이는 생활양식에 대한 유형이다. 사람이 행동을 할 때의 판단유형을 더 사용하느냐, 인식유형을 더 사용하느냐에 따라 행동이 다르게 나타난다고 보았다.

〈표 9-2〉 마이어스와 브릭스의 심리유형 및 선호경향

유형	선호경향
태도 (주의집중과 에너지 방향, 원천의 선호경향)	• 외향형(Extraversion): 인식과 판단이 주로 외부세계와 외부환경을 지향하는 성향 • 내향형(Introversion): 인식과 판단이 자신의 내적세계에 더 초점을 두는 성향
정보수집 (인식기능 유형의 선호경향)	• 감각형(Sensing): 구체적이고 분명한 감각을 통해 인식하려는 경향 • 직관형(iNtuition): 직관을 통해 인식하려는 경향
의사결정 (판단기능 유형의 선호경향)	• 사고형(Thinking): 주로 사고를 통한 객관적이고 논리적인 결과를 바탕으로 결정 • 감정형(Feeling): 개인적 또는 사회적 가치를 바탕으로 한 감정에 따라 결정
생활양식 (행동기능 유형의 선호경향)	• 인식형(Perceiving): 외부세계에 대처해 나갈 때 인식(감각이나 직관)을 사용하는 성향 • 판단형(Judging): 외부세계에 대처해 나갈 때 판단과정(사고나 감정)을 사용하는 성향

출처: 김경희(2010)

① 외향형(Extraversion)/내향형(Introversion)

외향형(E) 또는 내향형(I)은 외부세계와의 관계를 맺는 방식과 에너지를 어디에서 얻고 어떤 방향으로 쏟느냐의 차이를 말한다. 어떤 사람이 외향형이냐 내향형이냐에 따라 그 사람이 가장 편안한 마음으로 주의를 집중할 수 있는 곳이 어디이고, 또 그 사람에게 활력을 불어넣어 주는 것이 무엇인지가 규정된다.

외향형 사람에게는 환경, 즉 사람과 사물과 같은 외부세계가 그에게 에너지를 공급해 주는 주요 근원이 된다. 이러한 사람은 일반적으로 사람들과 또는 사람들로 둘러싼 여러 활동에 초점을 맞출 때 가장 편안함을 느끼게 된다. 외향형의 사람은 사교적이고 활발한 성격을 가졌는데, 친구가 많고 혼자 있는 것보다 친구들과 놀기를 좋아한다. 이러한 사람은 다른 사람들과 교제를 함으로써 활기를 얻으며, 낯선 사람과도 쉽게 친해진다.

내향형 사람은 내면세계가 주요한 힘의 근원이며, 이들은 혼자 있는 시간을 가짐으로써 활력을 얻는다. 그렇다고 해서 이들이 반드시 조용하고 비사교적이라는 것은 아니며, 다만 사고와 개념으로 이루어지는 내면의 세계에 주의집중할 때 더 편안해지는 경향이 있다는 것이다.

② 감각형(Sensing)/직관형(iNtuition)

어떤 일정한 시간에 우리는 이미 인식된 정보에 근거하여 정보를 받아들이거나 의사결정을 하는데, 감각형(S) 또는 직관형(N)은 정보를 인식하거나 수집하는 데 있어서 서로 다른 두 가지의 방식을 취한다. 감각을 선호하는 사람은 자기가 실제로 보고, 듣고, 만지고, 맛보고, 냄새 맡는 것에 더 큰 영향을 받는다. 감각형은 '지금 여기서'를 지향하는데, 관찰력이 뛰어나며 세세한 것까지 주의를 기울인다. 그러므로 눈앞에 닥친 일에만 신경을 쓰며 실제적인 일을 처리하는 것을 더 좋아한다. 직관형은 육감이나 예감으로 정보를 인식하는데, 다소 미래지향적이다. 이러한 사람은 세세하게 따지고 드는 것이나 평범한 일은 지루해할 수 있다.

③ 사고형(Thinking)/감정형(Feeling)

사고형(T)과 감정형(F)은 의사를 결정하는데 서로 다른 두 가지 다른 방식을 취한다. 어떤 결정을 내릴 때 우리는 사고 기능과 감정 기능 두 가지를 다 사용하고 있지만, 대개는 어느 한쪽의 기능이 더 뛰어난데 사고기능을 선호하는 사람은 직선적 논리와 객관적 고찰에 근거하여 의사를 결정하는 경향이 있으며, 사고형은 의사결정을 할 때 사고 기능을 선호한다. 사고형은 지나치게 사실을 중요시하는데, 냉정하고 무관심한 사람으로 보일 때도 있다. 감정형이 의사를 결정하는 과정은 비교적 사람 중심적, 또는 가치 지향적이다.

④ 판단형(Judging)/인식형(Perceiving)

판단형(J) 또는 인식형(P)은 삶을 살아가는 방법, 즉 생활태도를 말한다. 인식한다는 것은 개방적이 되어 정보를 계속해서 받아들이고 인식하려는 본능적 충동을 말한다. 판단한다는 것은 일정한 정도에서 문을 닫아 결정하거나 판단을 내리려는 본능적 충동을 말한다. 판단하는 사람은 결정짓기를 좋아하고 인식하는 사람을 결정을 유보한다. 판단형 사람의 생활태도는 단호하고 계획적이며 질서가 있다. 인식형을 선호하는 사람은 판단형에 비해 유연하고 융통성이 있으며 거침이 없다.

(1) 외향형(E)

외향형(E)의 일반적인 특성은 주로 인식과 판단에 있어서 외부의 사람이나 사물에 초점을 맞춘다. 즉 활동과 행동에 의해서 에너지를 충전한다.

① 그들은 자신을 그대로 외부에 나타내는 데 주저하지 않는다.

② 솔직하고 사교성이 많으며 남과 대화하는 것을 즐기며 말하기를 좋아하여 새로운 인간관계 맺는 것을 쉽게 하여 많은 친구들을 가지게 된다.

③ 흥미분야는 다양하며 동시에 여러 가지 활동에 개입하는 것을 좋아하며, 외부의 환경을 변화시키길 원한다.

④ 반면에 그들은 한 가지 일에 깊게 집중하는 것을 어려워 하는데, 생각하기

전에 행동을 먼저 하는 경향을 가지고 있다.

(2) 내향형(I)

내향형의 일반적 특성은 인식과 판단에 있어서 활동과 행동에 의해서 에너지를 충전 받기보다는 주로 자신의 내부(사고)로부터 에너지를 충전 받는 성향이 강하다고 볼 수 있다.

① 그들은 말하는 것보다 생각을 많이 하고 깊게 하는 성향을 가지고 있다.
② 또한 이웃과 대화하는 것에 부담을 가지고 있으며, 사려 깊고 명상적이며, 고독과 사생활을 즐기는 성향이 있다. 그러므로 조용히 생각할 시간을 늘 필요로 한다.
③ 자신을 남에게 드러내는 것을 싫어한다.
④ 모임에서 항상 뒤에 숨으려 하고 앞장서는 일에는 소극적이다.
⑤ 많은 사람들이 모인 곳에 있기를 꺼린다. 주로 소수의 사람과 또는 혼자 있기를 좋아한다.
⑥ 많은 친구를 사귀는 것이 어렵다. 그러나 한 번 사귄 사람과는 깊은 관계를 가지는 경향이 있다.
⑦ 그들은 외향성의 사람들이 여러 가지의 일에 흥미를 가지는 것에 비해 한두 가지의 분야에 대해 흥미를 가지며 깊이 몰입하는 경향이 있다.

(3) 감각형(S)

감각형의 일반적인 특성은 구체적이고 분명한 감각(오감)을 통해 인식하려는 경향을 가지고 있다. 그렇기 때문에 그들은 상식적이지 않은 것은 인정하려 하지 않으며 실용적이고 실질적이고 구체적인 것을 중시한다.

① 그들은 일을 할 때 일관성 있게 지속하는 것을 좋아한다.
② 그들은 미래의 일을 염두에 두는 것보다 현재에 일어나고 있는, 직접 경험하

고 있는 일만 의식하며 중시하는 경향이 있다.

③ 그들은 현실적이고 관찰 능력이 뛰어나서 세세한 것까지도 기억을 잘 한다. 그러므로 사실적 사건 묘사를 뛰어나게 잘 한다.

④ 일을 처리할 때에도 순서에 입각하여 차근차근 업무를 수행해 나가는 스타일이다. 반면에 구체적인 사실에 너무 치중함으로 전체를 보지 못할 위험이 있다.

(4) 직관형(N)

직관형의 일반적인 특성은 감각형에 비해 오관보다는 육감이나 영감, 직감을 통해 사물이나 사건에 대해 인식하려는 경향이 있다. 그렇기 때문에 그들은 구체적인 사실보다는 이면에 감추어져 있는 의미, 관계가능성 또는 비전을 보고자 하는 경향을 가지고 있다.

① 그들은 일을 할 때에 개인적인 경험이나 사실보다는 자신의 예감과 상상력에 의존하는 경향이 있다. 즉 상상력이 풍부하고 이론적, 추상적, 미래지향적, 창조적이며 보이지 않는 세계를 선호한다.

② 현재에 안주하기보다 미래의 성취와 변화, 다양성을 즐긴다. 그러므로 새로운 일에 겁 없이 뛰어드는 경향이 많다.

③ 부분적인 것보다는 전체를 파악하고 본질적인 패턴을 이해하려고 한다. 이러한 성향으로 그들은 구체적인 것보다 전체를 보려 하기 때문에 세세한 부분을 간과하기 쉽고 비현실적인 측면이 많다.

(5) 사고형(T)

사고형의 일반적인 특성은 사고를 통한 객관적이고 논리적인 결과를 바탕으로 원칙에 입각하여 어떤 일을 판단하는 경향을 가지고 있다.

① 그들은 상대방의 인정이나 사정에 이끌리지 않고 일관성 있고 타당성 있게 판단하는 것을 중시한다. 그러므로 객관적 기준을 중시하는 과정에서 상대에

게 차갑고 냉정하게 보일 경우가 많고 상대방의 마음이나 기분을 간과하는 실수를 범하기도 한다.

② 어떤 일에 대하여 분석하고 논평하는 경향이 많다.

③ 관념을 조직화하는 데 능하다. 그러므로 남들에게 주지주의자로 보이기도 한다.

④ 자신의 감정을 적절하게 표현하는 것을 어려워하며, 자신의 감정을 상대에게 내보이는 것을 어려워한다.

(6) 감정형(F)

감정형의 일반적인 특성은 자신과 또는 사회적 가치를 바탕으로 한 인간관계를 의식하여 판단하는 경향을 가지고 있다.

① 그들은 가치를 주관적이고 인간적인 것으로 보기 때문에 객관적이고 논리, 분석적이기보다는 자신과 타인에게 미치는 영향을 더 중시하여 판단한다.

② 감정형은 주관적이다. 그들은 동정심이 많고 조화를 중시하므로 원리원칙보다는 사람의 마음을 다치지 않게 하는 데 더 신경을 쓴다.

(7) 판단형(J)

판단형의 일반적인 특성은 의사를 결정하고 종결을 짓고 활동을 계획하고 어떤 일이든 조직적이고 체계적으로 진행시키기를 좋아한다. 특히 사고에 의한 판단을 선호하는 사람은 '논리적 분석'을 바탕으로 의사결정을 하거나 계획을 세운다.

① 그들은 어떤 일을 할 때에 철저하게 계획을 짜서 일을 추진하고 미리미리 준비하는 편이며, 또한 정한 시간 내에 일을 마무리해야 직성이 풀리는 성격을 가지고 있다.

② 외부 행동을 보면 그들은 빈틈을 잘 보이지 않으며 단호하고 목적의식을 뚜렷이 가지고 행한다.

③ 어떤 문제에 대하여 의사결정을 내릴 때 어느 정도의 정보를 얻고 확신이 서면 신속하게 결정을 하는 경향이 있다.

(8) 인식형(P)

인식형의 일반적인 특성은 삶을 계획적으로 통제하고 조절하기보다는 상황에 맞추어 잘 적응하고 자율적으로 생활하는 것을 선호한다.

① 그들은 정보를 받아들이려는 마음이 열려 있으며 모든 정보들에 있어서 호기심이 많고 흥미가 많다.

② 결정하는 일보다는 인식해가는 학습과정을 더 즐긴다. 그러므로 판단하기 전에 충분히 심사숙고한다.

③ 결정 후에도 혹시 다른 차선책은 없는지 생각한다.

④ 사전 계획에 얽매이지 않고 외부 행동이 자발적이며 자신의 환경에 적응하는 적응력이 높다.

⑤ 새로운 사건이나 변화를 즐기며 추구하는 성향이 있다.

〈표 9-3〉 성격유형별 특성

유형	특성
외향형(E)	• 폭넓은 대인관계를 가지며 사교적이고 정력적이고 활동적이다. ① 활동과 사람과의 관계에 의해 에너지를 충전 ② 정열적이고 활동적임 ③ 자기 생각을 글보다는 말로 표현하는 경향을 가짐 ④ 흥미분야가 다양함 ⑤ 경험한 다음에 이해하는 경향 ⑥ 자신의 마음을 남에게 잘 드러냄
내향형(I)	• 깊이 있는 대인관계를 유지하며 조용하고 신중하며 사색적이다. ① 내부로부터 에너지를 끌어냄 ② 조용하고 소수의 사람 또는 혼자 있는 것을 좋아함 ③ 자기생각을 말보다는 글로 표현하는 경향을 가짐 ④ 소수의 흥미분야에 몰입함 ⑤ 이해한 다음에 경험하는 경향 ⑥ 자신의 마음을 남에게 드러내는 것을 어려워함

유형	특성
감각형(S)	• 오감에 의존하며, 실제의 경험을 중시하고, 지금 현재에 초점을 맞추며, 정확, 철저히 일처리를 한다. ① 현재 직접 경험을 중시함 ② 관찰능력이 뛰어나고 세세한 것까지 기억을 잘함 ③ 모든 일을 순서에 따라서 차근차근 처리하는 성실 근면형임 ④ 사실적 사건 묘사에 뛰어남 ⑤ 미래보다는 현실에 충실함
직관형(N)	• 육감 또는 영감에 의존하며, 미래지향적이고, 가능성과 의미를 추구하며, 신속, 비약적으로 일처리를 한다. ① 구체적인 사실보다는 이면에 감추어져 있는 의미 또는 비전을 보려고 함 ② 세세한 부분보다는 전체를 파악하는 성향임 ③ 새로운 가능성을 추구하여 현재보다는 미래지향적임 ④ 상상력이 풍부하며 창조적임
사고형(T)	• 진실과 사실에 주 관심을 갖고 논리적이고, 분석적이며, 객관적으로 판단한다. ① 객관적인 기준으로 판단함 ② 논리와 원칙에 입각하여 판단함 ③ 정의와 공정성을 중시함 ④ 일관성 타당성을 중시함 ⑤ 지적인 논평을 선호함
감정형(F)	• 사람과의 관계에 주 관심을 갖고 상황적이며, 정상을 참작하여 판단을 한다. ① 매우 주관적인 기준으로 판단함 ② 사람에게 주는 영향을 중시하여 판단함 ③ 친화적이고 따뜻한 인간관계를 중시함 ④ 사건에 있어서 나에게 주는 의미를 중시함
판단형(J)	• 분명한 목적과 방향이 있으며, 기한을 엄수하고, 철저한 사전 계획을 중시하며 체계적이다. ① 정리정돈을 잘하고 매사에 계획적임 ② 의지적인 추진력이 강함 ③ 신속하게 결론을 도출해 냄 ④ 분명한 목적의식과 방향을 가짐 ⑤ 뚜렷한 기준이 있으며 자기 의사가 강함 ⑥ 단기간에 일을 끝내고자 함
인식형(P)	• 목적과 방향은 변화 가능하고, 활동에 따라 일정이 달라지며, 자율적이고 융통성이 있다. ① 상황에 맞추는 개방적 성향이 강함 ② 상호 이해를 통하여 일을 진행함 ③ 많은 생각 후에 결론을 냄 ④ 상황에 따라 목적과 방향이 변경 가능함 ⑤ 판단형에 비해 여유 있는 업무 추진함

출처: 김경희(2010)

마이어스와 브릭스는 사람의 성격유형을 16가지로 구분하였으며, 성격유형을 ESTJ, INFP와 같이 네 개의 문자로 표시하였다. 16가지의 성격유형의 특징은 다음과 같다.

〈표 9-4〉 MBTI 16가지 성격유형별 특징

유형	특징
ISTJ (내향성 감각형)	• 신중하고 조용하며 집중력이 강하고 매사에 철저하며 사리분별력이 뛰어나다. 실제 사실에 대하여 정확하고 체계적으로 기억하며, 일처리에 있어서도 신중하며 책임감이 강하다. 집중력이 강한 현실감각을 지녔으며, 조직적이고, 침착하다. 보수적인 경향이 있으며, 문제를 해결하는 데 과거의 경험을 잘 적용하고, 반복되는 일상적인 일에 대한 인내력이 강하다. 자신과 타인의 감정과 기분을 배려하며, 전체적이고 타협적 방안을 고려하는 노력이 때로 필요하다. 정확성과 조직력을 발휘하는 분야의 일을 선호한다. 회계, 법률, 생산, 건축, 의료, 사무직, 관리직 등에서 능력을 발휘하며, 위기상황에서도 안정되어 있다.
ISFJ (내향성 감각형)	• 조용하고 차분하며 친근하고 책임감이 있으며 헌신적이다. 책임감이 강하고 온정적이며, 헌신적이고, 침착하며, 인내력이 강하다. 다른 사람의 사정을 고려하며, 자신과 타인의 감정에 민감하고, 일처리에 있어서 현실감각을 갖고 실제적이고 조직적으로 처리한다. 경험을 통하여 자신이 틀렸다고 인정할 때까지 어떠한 난관이 있어도 꾸준히 밀고 나가는 형이다. 때로는 의존적이고 독창성이 요구되며, 타인에게 자신을 충분히 명확하게 표현하는 것이 필요할 때가 있다. 타인의 관심과 관찰력이 필요할 때가 있다. 타인의 관심과 관찰력이 필요한 분야는, 의료, 간호, 교직, 사무직, 사회사업에 적합하다. 이들이 일을 하고, 세상일에 대처할 때 그들의 행동은 분별력이 있다.
ISTP (내향성 사고형)	• 조용하고 과묵하고 절제된 호기심으로 인생을 관찰하며, 상황을 파악하는 민감성과 도구를 다루는 뛰어난 능력이 있다. 말이 없으며, 객관적으로 인생을 관찰하는 형이다. 필요 이상으로 자신을 발휘하지 않으며, 일과 관계되지 않는 이상 어떤 상황이나 연간관계에 직접 뛰어들지 않는다. 가능한 에너지 소비를 하지 않으려 하며, 사람에 따라 사실적 자료를 정리, 조직하기를 좋아하며, 기계를 다루는 데 뛰어나며, 사실들을 조직화하는 재능이 많으므로 법률, 경제, 마케팅, 판매통계 분야에 능력을 발휘한다. 민첩하게 상황을 파악하는 능력이 있다. 느낌이나 감청, 타인에 대한 마음을 표현하기 어려워한다.
ISFP (내향성 감정형)	• 말없이 다정하고 온화하며 친절하고 연기력이 뛰어나며 겸손하다. 말없이 다정하고, 양털 안감을 넣은 오버코트처럼 속마음이 따뜻하고 친절하다. 그러나 상대방을 잘 알게 될 때까지 이 따뜻함을 잘 드러내지 않는다. 동정적이며 자기 능력에 대해서 모든 성격 유형 중에서 가장 겸손하고 적응력과 관용성이 많다. 자신의 의견이나 가치를 타인에게 강요하지 않으며 반대의견이나 충돌을 피

유형	특징
	하고 인화를 중시한다. 인간과 관계되는 일을 할 때 자신과 타인의 감정에 지나치게 민감하고, 결정력과 추진력이 필요할 때가 많을 것이다. 일상 활동에 있어서 관용적, 개방적, 융통성, 적응력이 있다.
ESTP (외향성 감각형)	• 현실적인 문제해결에 능하며 적응력이 강하고 관용적이다. 사실적이고 관대하며, 개방적이고, 사람이나 일에 대한 선입관이 별로 없다. 강한 현실감각으로 타협책을 모색하고, 문제를 해결하는 능력이 뛰어나다. 적응을 잘하고, 친구를 좋아하며, 긴 설명을 싫어하고, 운동, 음식, 다양한 활동 등 주로 오관(五官)으로 보고, 듣고, 만질 수 있는 생활의 모든 것을 즐기는 형이다. 순발력이 뛰어나며, 많은 사실들을 쉽게 기억하고, 예술적인 멋과 판단력을 지니고 있으며, 연장이나 재료들을 다루는 데 능숙하다. 논리 분석적으로 일을 처리하고, 추상적인 아이디어나 개념에 대해 별로 흥미가 없다.
ESFP (외향성 감각형)	• 사교적이고 활동적이며 수용적이고 친절하며 낙천적이다. 현실적이고 실제적이며 친절하다. 어떤 상황이든 잘 적응하며, 수용력이 강하고 사교적이다. 주위의 사람이나 일어나는 일에 대하여 관심이 많으며 사람이나 사물을 다루는 사실적인 상식이 풍부하다. 물질적 소유나 운동 등의 실생활을 즐기며, 상식과 실제적 능력을 필요로 하는 분야의 일, 즉 의료, 판매, 교통, 유흥업, 간호직, 비서직, 사무직, 감독직, 기계를 다루는 분야를 선호한다. 때로는 조금 수다스럽고, 깊이가 결여되거나, 마무리를 등한시하는 경향이 있으나, 어떤 조직체나 공동체에서 밝고 재미있는 분위기 조성 역할을 잘한다.
ESTJ (외향성 사고형)	• 구체적이며 현실적이고 사실적이며 활동을 조직화하고 주도해나가는 지도력이 있다. 실질적이고 현실감각이 뛰어나며, 일을 조직하고 계획하여 추진시키는 능력이 있다. 기계 분야나 행정 분야에 재능을 가졌으며, 체계적으로 사업체나 조직체를 이끌어 나간다. 타고난 지도자로서 일의 목표를 설정하고, 지시하고, 결정하고, 이행하는 능력이 있다. 결과를 눈으로 볼 수 있는 일, 즉 사업가, 행정관리, 생산건축 등의 분야에서 능력을 발휘할 수 있다. 속단속결하는 경향과 지나치게 업무 위주로 사람을 대하는 경향이 있으므로, 인간중심의 가치와 타인의 감정을 충분히 고려해야 한다. 또한 미래의 가능성보다 현실의 사실을 추구하기 때문에 현실적, 실용적인 면이 강하다.
ESFJ (외향성 감정형)	• 마음이 따뜻하고 이야기하기 좋아하고 양심 바르고 인화(人和)를 잘 이룬다. 동정심이 많고, 다른 사람에게 관심을 쏟으며, 인화를 중시한다. 타고난 협력자로서 동료애가 많고 친절하며 능동적인 구성원이다. 이야기하기를 즐기며, 정리정돈을 잘하고, 참을성이 많으며, 다른 사람을 잘 도와준다. 사람을 다루고 행동을 요구하는 분야, 즉 교직, 성직, 판매, 특히 동정심을 필요로 하는 간호나 의료 분야에 적합하다. 일이나 사람들에 대한 문제에 대하여 냉철한 입장을 취하는 것을 어려워한다. 반대 의견에 부딪쳤을 때나 자신의 요구가 거절당했을 때 마음의 상처를 받는다.
INFJ (내향성 직관형)	• 인내심이 많고 통찰력과 직관력이 뛰어나며 양심이 바르고 화합을 추구한다. 창의력과 통찰력이 뛰어나며, 강한 직관력으로 말없이 타인에게 영향력을 끼친다. 독창성과 내적 독립성이 강하며, 확고한 신념과 열정으로 자신의 영감을 구현시켜 나가는

유형	특징
	정신적 지도자들이 많다. 직관력과 사람중심의 가치를 중시하는 분야, 즉 성직, 심리학, 심리치료와 상담, 예술과 문학 분야에 어울린다. 테크닉컬한 분야로는 순수과학, 연구개발분야로서 새로운 시도에 대한 열성이 대단하다. 한 곳에 몰두하는 경향으로 목적달성에 필요한 주변적인 조건들을 경시하기 쉽고, 자기 안의 갈등이 많고 복잡하다. 이들은 풍부한 내적인 생활을 소유하고 있으며, 내면의 반응을 좀처럼 남과 공유하기 어려워한다.
INTJ (내향성 직관형)	• 사고가 독창적이며 창의력과 비판분석이 뛰어나며 내적 신념이 강하다. 행동과 사고에 있어서 독창적이며 강한 직관력을 지녔다. 자신이 가진 영감과 목적을 실현시키려는 의지와 결단력과 인내심을 가지고 있다. 자신과 타인의 능력을 중요시하며, 목적 달성을 위하여 온 시간과 노력을 바쳐 일한다. 직관력과 통찰력이 활용되는 분야, 즉 과학, 엔지니어링, 발명, 정치, 철학 분야 등에서 능력을 발휘한다. 냉철한 분석력 때문에 일과 사람을 있는 그대로의 사실적인 면을 보고자 하는 노력이 필요하며, 타인의 감정을 고려하고, 타인의 관심에 진지하게 귀를 기울이는 것이 바람직하다.
INFP (내향성 감정형)	• 정열적이고 충실하며 목가적이고 낭만적이며 내적 신념이 강하다. 마음이 따뜻하고 조용하며, 자신이 관계하는 일이나 사람에 대하여 책임감이 강하고 성실하다. 이해심이 많고 관대하며, 자신이 지향하는 이상에 대하여 정열적인 신념을 가졌으며, 남을 지배하거나 좋은 인상을 주고자 하는 경향이 거의 없다. 완벽주의적 경향이 있으며, 노동의 대가를 넘어서 자신이 하는 일에 흥미를 찾고자 하는 경향이 있고, 인간이해와 인간복지에 기여할 수 있는 일을 원한다. 언어, 문학, 상담, 심리학, 과학, 예술분야에서 능력을 발휘한다. 자신의 이상과 현실이 안고 있는 실제 상황을 고려하는 능력이 필요하다.
INTP (내향성 사고형)	• 조용하고 과묵하며 논리와 분석으로 문제를 해결하기 좋아한다. 과묵하나 관심이 있는 분야에 대해서는 말을 잘하며, 이해가 빠르고, 높은 직관력으로 통찰하는 재능과 지적 호기심이 많다. 개인적인 관계나 친목회 혹은 잡담 등에 별로 관심이 없으며, 매우 분석적이고 논리적이며 객관적 비평을 잘한다. 지적 호기심을 발휘할 수 있는 분야, 즉 순수과학, 연구, 수학, 엔지니어링 분야나 추상적 개념을 다루는 경제, 철학, 심리학 분야의 학문을 좋아한다. 지나치게 추상적이고 비현실적이며, 사교성이 결여되기 쉬운 경향이 있고, 때로는 자신의 지적능력을 은근히 과시하는 수가 있기 때문에 거만해 보일 수 있다.
ENFP (외향성 직관형)	• 따뜻하고 정열적이고 활기가 넘치며 재능이 많고 상상력이 풍부하다. 온정적이며 창의적이고 항상 새로운 가능성을 찾고 시도하는 형이다. 문제해결에 재빠르고 관심이 있는 일은 무엇이든지 수행해내는 능력과 열성이 있다. 다른 사람들에게 관심을 쏟으며, 사람들을 잘 다루고 뛰어난 통찰력으로 도움을 준다. 상담, 교육과학, 저널리스트, 광고, 판매, 성직, 작가 등의 분야에서 뛰어난 재능을 보인다. 반복되는 일상적인 일을 참지 못하고 열성이 나지 않는다. 또한 한 가지 일을 끝내기도 전에 몇 가지 다른 일을 벌이는 경향을 가지고 있다. 통찰력과 창의력이 요구되지 않는 일에는 흥미를 느끼지 못하고 열성을 느끼지 못한다.

유형	특징
ENTP (외향성 직관형)	• 민첩하고 독창적이며 안목이 넓으며 다방면에 관심과 재능이 많다. 독창적이며 창의력이 풍부하고 넓은 안목을 갖고 있으며 다방면에 재능이 많다. 풍부한 상상력과 새로운 일을 시도하는 솔선력이 강하며 논리적이다. 새로운 문제나 복잡한 문제에 해결 능력이 뛰어나며 사람들의 동향에 대해 기민하고 박식하다. 그러나 일상적이고 세부적인 일을 경시하고 태만하기 쉽다. 새로운 도전이 없는 일에는 흥미가 없으나 관심을 갖고 있는 일에는 대단한 수행 능력을 가지고 있다. 발명가, 과학자, 문제해결사, 저널리스트, 마케팅, 컴퓨터 분석 등에 탁월한 능력이 있다. 때로 경쟁적이며 현실보다는 이론에 더 밝은 편이다.
ENFJ (외향성 감정형)	• 따뜻하고 적극적이며 책임감이 강하고 사교성이 풍부하고 동정심이 많다. 민첩하고 동정심이 많고 사교적이며, 인화(人和)를 중요시하고 참을성이 많다. 다른 사람들의 생각이나 의견에 진지한 관심을 가지고 공동선을 위하여 다른 사람의 의견에 대체로 동의한다. 현재 보다는 미래의 가능성을 추구하며, 편안하고 능란하게 계획을 제시하고, 집단을 이끌어 가는 능력이 있다. 사람을 다루는 교직, 성직, 심리 상담치료, 예술, 문학, 외교, 판매 등에 적합하다. 때로 다른 사람들의 좋은 점을 지나치게 이상화하고, 맹목적 충성을 보이는 경향이 있으며, 다른 사람들에 대해서도 자기와 같을 것이라고 생각하는 경향이 있다.
ENTJ (외향성 사고형)	• 열성이 많고 솔직하고 단호하고 지도력과 통설력이 있다. 활동적이고 솔직하며, 결정력과 통솔력이 있고, 장기적 계획과 거시적 안목을 선호한다. 지식에 대한 욕구와 관심이 많으며, 특히 지적인 자극을 주는 새로운 아이디어에 높은 관심을 가지고 있다. 일처리에 있어서는 사전준비를 철저히 하며, 논리 분석적으로 계획하고, 조직하여 체계적으로 추진해 나가는 형이다. 다른 사람의 의견에 귀를 기울일 필요가 있으며, 자신과 타인의 감정에 충실할 필요가 있다. 자신의 느낌이나 감정을 인정하고 표현함이 중요하며, 성급한 판단이나 결론은 피해야 한다. 그렇지 않으면 누적된 감정이 크게 폭발할 가능성도 있다.

출처: 김경희(2010)

3) 에니어그램의 성격유형

에니어그램은 '강력하고 역동적인 성격시스템으로서 명백한 지각필터에 기초하여 사고, 느낌, 행동에 대한 아홉 가지의 독특성과 패턴'으로 기술하고 있다. 원래 자아관찰의 도구로 개발되었던 에니어그램 체계는 아홉 가지 성격유형들과 이들 아홉 가지 성격유형이 어떻게 상호작용하고 있는지를 잘 나타내주고 있다.

에니어그램 성격은 정서적 습관, 특징적인 사고방식, 그리고 타인과의 인간관계를 맺는 등 서로 상호작용하는 각각의 유형의 고유한 특성을 보여주고 있다. 그러므로 에니어그램은 인간의 문제해결을 도와주고 인간관계로 인한 갈등을 해소하여 생활지도는 물론 직업상담, 가족상담, 교육상담, 경영 및 인사 분야 등에서 적용되어 개인의 성장에 유용한 도구이다.

에니어그램을 통하여 자기관찰, 자기이해, 자기발견으로 이웃을 사랑하며 성공하는 삶을 추구하고자 한다. 에니어그램은 정서적 특성, 사고방식, 인간관계, 양식 등을 포함하고 있어 자기자신의 집착을 찾아내고 그 원인을 이해함으로써 극복할 수 있는 방안을 실천해야 할 것이다. 이를 위해서는 특히 자신의 부정적인 측면을 찾아내는 자기 성찰이 필수적이며 자신에게 정직해야 한다.

에니어그램의 목적은 다음과 같다.

① 전체에 반영된 우리 자신을 찾게 해주며, 자기 인식의 행로를 확실하게 해주고, 갈등과 혼란에서 벗어나는 방법을 제시하고 절망의 순간에서 희망을 갖도록 해준다.

② 우리의 삶에 있어서 에너지 균형을 이루게 하고 참자기를 반영하도록 안내하며, 궁극적으로는 개인으로 하여금 통찰의 지혜를 통해 마음의 평화(심리적 자유)를 얻도록 하는 데 있다.

③ 인간 본성을 이해하고 성격의 개선과 커뮤니케이션 기술을 통해 생애 인격개발을 도모하고 타인과의 인간관계를 개선한다.

④ 내적 여정을 통해 자신 속에 내재해 있는 무한한 잠재능력을 개발하고, 자기 집착을 통합적인 성숙의 원리로 전환하여 전인을 형성한다.

⑤ 억압으로부터 자신을 해방하여 자기계발 및 자기 혁신의 도구로 활용됨은 물론 가족, 직업, 교육, 조직, 경영 및 인사 분야 등에서 성장의 도구로 활용할 수 있다.

⑥ 자기 내면의 비밀스러운 보배가 어디에 있는지를 발견케 하는 보물지도로 건강한 자아실현을 도모한다.

〈표 9-5〉 에니어그램의 공헌 및 특수성

구분	내용
공헌 및 특수성	• 9개의 성격유형에 대한 체계적인 정의를 정교화 함 • 각각의 성격유형의 발달수준(건강, 보통, 불건강)을 밝힘 • 성격의 포괄적인 이해와 각각의 유형의 통합 및 분열의 방향을 제시하고 있는 에니어그램의 역동성과 예언성을 제시함 • 정신의학적 성격장애[DSM-4(R)] 및 MBTI유형과의 연관성을 규명함 • 현재의 우리를 이해하는 데 도움을 주고 또 우리의 성격을 초월하여 우리 자신을 변화시킬 수 있는 기회를 제공함

출처: 김경희(2010)

(1) 에니어그램의 힘의 중심

에니어그램은 인간의 성격유형을 아홉 가지 유형을 3중심으로 구분하는데, 세 개의 중심은 장(본능) 중심, 가슴(감정) 중심, 머리(사고) 중심으로 분류하고 있다.

가) 장(본능) 중심(1, 8, 9 유형)

장 중심형 사람은 본능과 습관에 따라 행동한다. 장 중심형 사람의 외적인 체격은 보통 튼튼하고 건장하며 잘 발달된 근육과 툭 튀어나온 뼈와 결합조직을 갖고 있다. 그들의 모난 턱과 광대뼈는 다른 사람에게 투쟁적으로 보일 수 있으며, 진지함과 무정함을 드러낸다. 또한 그들은 단호한 눈매와 도전적인 표정을 갖고 있으며, 대개 진지하다. 그들은 어린이에게 엄한 표정을 지을 수 있기 때문에 어린이들이 두려워한다. 그들은 진실 또는 현실에 초점을 두고 그 진실 또는 현실에서 자신의 권위를 드러낸다. 그들은 냉혹한 현실을 조정하고 질서를 회복하기 위해 본능적으로 그것들을 거슬러 응함으로써 현실에 대처한다. 그들은 천성적으로 규율을 잘 지키는 사람들이며, 다른 사람들도 통제에 따르도록 만든다. 그들은 인간존중이나 공적인 인상 혹은 개인적 감정을 거의 고려하지 않으며, 담력이 있고 용감하고 객관적이며 원칙적이다.

이들의 무게 중심은 하복부(장)와 소화계로서 본능과 습관에 따라 행동한다. 그들에게는 힘이 관건이 되고 세상을 전쟁터라고 생각한다. 그들은 타인에게 대하여 매우 적대적이고 단독으로 일하는 작업을 선호한다. 즉 자신이 남에게 좌우되는 것을 매우 싫어한다. 모든 것이 자신의 의지와 힘이 중요한 관건으로 생각한다. 그들은 자기가 이루고 싶은 일에 집중하며, 주 관심사는 자기자신, 힘과 정의, 현재와 미래이다. 그들에게는 살아남는 것이 중요한 것이고 흔적 남기기를 좋아하며 욕심이 많고 지배욕이 강하다.

나) 가슴(감정) 중심(2, 3, 4 유형)

가슴 중심형 사람은 감정과 정서를 매우 중요하게 생각하고 행동한다. 그들은 체격이 둥글둥글한 것이 특징이며, 얼굴은 매력적인 미소를 띠어 보기가 좋다. 그들은 만나는 사람들에게 기쁨을 발견하려고 하고, 다른 사람에게 관심을 보임으로써 상대가 속으로 딴생각을 하지 못하게 한다. 가슴 중심의 이 사람들은 대개 상황파악에 직관적이다.

그들은 어떤 일에 있어서 결정과정에서 인간을 매우 존중하며, 자신과 사회적으로 연관된 사람들을 생각하여 상대가 곤경에 처하지 않게 한다. 만일 어떤 결정으로 인해 그들과 가까운 사람이 불리한 영향을 받는다면 그들은 그를 구출하려 한다.

다) 머리(사고) 중심(5, 6, 7 유형)

머리 중심형 사람은 상황을 분석하고 행동한다. 그들은 체격이 허약함과 가냘픔을 나타내는 편평한 가슴과 긴 목, 그리고 빈약한 근육발달의 특징을 가지고 있다. 그들은 대개 부끄러움을 타고 소심하며, 자기의 머릿속에서 고안한 불길한 각본으로 겁을 먹은 모습을 하기도 한다. 그들은 관찰, 분석, 비교, 대조의 사고과정을 통하여 상황을 파악하며, 상황을 고찰하고, 분석하며, 연구하기 위해 맹혹한 현실을 멀리한다. 그들은 긴장하고 억제되거나 내성적이고, 공동체나 집단 안에서 피난처를 찾는다. 또한 감정적, 심리적, 영적인 지원을 얻으려고 공동체나 집단에 의지한다. 결정과정에서는 머리 중심사람들은 결정이 논리적이고, 이성적이며, 타당성이 있는지, 그리고 그것이 권위자와 자기가 속한 단체에서 받아들여질 수 있는지에 마음을 쓴다. 그들은 자기가 존경하는 이의 의견이나 그 문제에 관여하고 있는 권위자의 의견을 매우 중요하게 생각한다.

(2) 에니어그램의 유형별 특징 및 성격적 특성

가) 1번 유형: 개혁가(합리적이고 이상적인 유형)

대표적인 원칙주의자로서 올바르고 명예로운 방식을 믿고 행하며, 시간과 노력이 얼마나 소요되든지, 또는 상황이 얼마나 다급하든지, 이유 여하를 불문하고 기준을 따른다. 그들은 강한 의지를 가지고 근면하고 성실하게 매사에 임하기 때문에 가정에도 충실하다. 거짓말을 싫어하고 정의감이 강하며, 자기자신만이 아니라 가족들의 향상을 위해 노력을 아끼지 않는다. 많은 사람들은 어려서부터 커다란 책임감을 갖고 있었던 기억을 가지고 있어서, 어린 시절부터 자신의 올바름을 스스로 감시하는 시스템이 발달되어 있다. 또한 내재된 비판자가 지시하는 '올바름'에 의식을 집중시킴으로써 자신의 욕구를 억누르는데, 이는 욕구불만을 낳고 분노나 초조함의 원인이 되기도 한다. 더욱이 '완벽하지 않으면 사회는 받아 주지 않는다'라는 강박감이 있어서 타인이 마음에 두지 않는 부분까지도 자기비판이나 자기변호를 한다.

사회생활을 하면서 다른 유형의 타인에게도 자신과 같은 향상심이나 정확성 윤리감을 요구하기도 하지만 유형1의 사람이 기대하는 수준의 완벽함은 주위에 있을 수가 없기 때문에 자주 낙담하거나 분개하게 된다. 그러므로 자신의 잘못과 비슷한 타인의 잘못을 용서하는 것은 어렵고 자신의 견해와 다른 의견을 인정하는 데에도 저항을 느낀다.

한편 그들은 타인과 자신의 비교에도 집착하는데, 비교의 정밀도는 높지만 올바른 것은 한 가지뿐이라고 생각하기 때문에 만약 타인의 우위성을 인정하게 될 경우에는 자신의 열등성을 인정하지 않을 수 없다고 생각한다. 타인과의 비교 중에서 자신의 불완전성을 인식하는 것은 질투나 반감, 분노나 초조함의 요인이 되기도 한다.

〈표 9-6〉 1번 유형(개혁가): 긍정적인 면, 부정적인 면

	긍정적인 묘사	부정적인 묘사
1번 유형: 개혁가 (합리적이고 이상적임)	진지하다.	지나치게 비판적이다.
	책임감 있다.	요구가 많다.
	헌신적이다.	화낸다.
	양심적이다.	완고하다.
	목표가 높다.	날카롭다
	정확하다.	집착한다.
	시간을 잘 지킨다.	조급하다.
	정직하다.	남을 휘두른다.
	근면하다.	도덕주의적이다.
	도덕적이다.	지나치게 노력한다.
	기준이 높다.	완벽주의적이다.
	뛰어나기 위해 힘쓴다.	기대치가 높다.
	이상주의적이다.	비현실적이다.
	믿을 수 있다.	집요하다.
	빈틈이 없다.	꼼꼼하다.
	근면하다.	간섭한다.
	공정하다.	엄격하다.
	끈기가 있다.	설교적이다.
	모든 잠재성을 개발한다.	해야 할 일이 많다.
	윤리적이다.	지나치게 심각하다.

출처: 김태홍(2006)

나) 2번 유형: 조력가(보호적, 모성애적 유형)

다른 사람이 필요한 것을 채워 주는 데에 열심인 유형2는 사람의 마음에 드는 자기 연출을 숙지하고 있어서 상대의 취향이라고 생각되는 것을 하려고 마음먹고 있다. 상대를 기쁘게 하여 좋은 면을 이끌어 내고 능력을 충분히 발휘하게 하는 재능이 있다.

이 유형은 좋은 관계를 유지하기 위해서는 어떠한 자기희생도 감안하며, 평소에

인간관계에 만족하고 있다면 이렇다 할 보답이 없어도 의욕적으로 업무를 소화해낸다. 실제로 추구하고 있는 것은 타인의 애정과 호의를 얻는 것과 자선에 대한 타인의 특별한 이해이다. 특별한 이해란 '눈길을 끌다.'라는 의미로 상대를 조력하지 않으면 안 된다고 믿고 있다는 것으로 이해할 수 있다. 타인에 대한 조력을 아끼지 않는 것은 자신이 받아들여지고 동시에 감사하는 기분을 나타내고 싶어 하는 바람이 있기 때문이다. 그러므로 자신의 헌신에 대해서 감사를 받지 못할 경우 불만감이 커진다. 타인에게 자신의 감정을 맞춤으로써 마음에 들려고 하기 때문에 본래의 자신이 어떤 인간이었는지 알 수 없게 되어 버리는 경우가 있다. 즉 주위의 요구에 의식이 일체화함에 따라 자신의 감정을 잊어버리고 마는 것이다. 권력자에 대한 동경이 강하고 권력자가 바란다고 생각되는 모습에 순응하려고 하기 때문에 아무리 리더가 될 자질을 가졌다고 해도 보통은 권력자의 그림자가 된다. 도왔던 권력자로부터의 보상을 기대하고 있지는 않지만, 자신이 헌신하는 권력자가 힘을 얻음으로써 신변의 안전을 확보하고 자신도 그 권력의 일익을 담당하는 것이다.

〈표 9-7〉 2번 유형(조력가): 긍정적인 면, 부정적인 면

	긍정적인 묘사	부정적인 묘사
2번 유형: 조력가 (보호적, 모성애적)	도와준다.	침해한다.
	이타적이다.	방해한다.
	베푼다.	소유하고 싶어 한다.
	신경을 쓴다.	조종한다.
	갈채를 보낸다.	요구한다.
	보살핀다.	피해자.
	돌본다.	구조한다.
	사랑한다.	불평한다.
	상냥하다.	죄책감을 유발한다.
	동정심이 있다.	대면하지 않는다.
	지지한다.	받기를 거부한다.
	흔쾌히 받아들인다.	과보호한다.

	희생한다.	괴롭힌다.
	타인 중심적이다.	남의 기준에 따른다.
	인정이 많다.	필요로 한다.
	경청한다.	숨이 막히게 한다.
	칭찬한다.	어린아이 취급을 한다.
	대접한다.	도움을 받을 가치가 없다.
	관계중심적이다.	질투한다.
	지원한다.	지나치게 상냥하다.

출처: 김태홍(2006)

다) 3번 유형: 선동가(성공지향적이고 실용주의적 유형)

이 유형의 사람은 항상 효율을 중시하고 성공을 위해서는 자신의 생활을 희생시키더라도 개의치 않는다. 인생의 가치를 '실패냐 성공이냐'라는 척도로 보고 실적을 중시하는 열정적인 사람으로 그들은 일이나 인간관계에서 성공을 꿈꾼다. 자신감에 넘친 인상으로 주위 사람들에게 좋은 인상을 심어주려 하며 '성공했다.', '일을 효율적이고 성공적으로 완수해 냈다.'는 것에 큰 만족을 얻는다.

그들은 자신의 생각을 효과적으로 표현할 수 있는 능력이 있어서 이들이 보이는 모범적인 행동은 주위를 자극하여 큰일을 해 나가기 위한 에너지를 낳는다. 그러나 실패를 극도로 무서워하고 실패할 가능성이 있는 업무에 관여하려고 하지 않는데, 아무리 불우한 장면에서도 칭찬 받을 이미지를 자기 연출하여 가능한 한 성공한 사람처럼 보이려고 한다. 더욱이 자기연출과 연기에 의해 자신을 성공자라고 믿어버리는 경향이 있다. 가정생활에서도 사소한 일이나 내면적 갈등을 수반하는 행위는 소홀하며 가족과 시간을 보내는 것도 이완된 시간을 공유하는 것이 아니라 스포츠나 여행 등의 목적 활동을 함께 하려는 것이다.

〈표 9-8〉 3번 유형(선동가): 긍정적인 면, 부정적인 면

	긍정적인 묘사	부정적인 묘사
3번 유형: 선동가 (성공지향적이고, 실용주의적)	효율적이다.	기계적이다.
	성공적이다.	앞서나간다.
	일을 완수한다.	계산적이다.
	동기부여자.	성급하다.
	열정적이다.	편의주의적이다.
	실용적이다.	일중독자.
	현실적이다.	카멜레온 같다.
	목표 지향적이다.	교활하다.
	원기왕성하다.	평판을 중시한다.
	관리자.	이미지에 치중한다.
	인기 있다.	뽐낸다.
	활동적이다.	체면치레.
	활력 있다.	재력을 과시한다.
	다양한 면이 있다.	성공지향적이다.
	유능하다.	약삭빠르다.
	자신있다.	정치적이다.
	마케팅담당자.	거짓을 말한다.
	근면하다.	지나치게 성과중심적이다.
	팀조직자.	역할을 연기한다.
	경쟁적이다.	감정을 무시한다.

출처: 김태홍(2006)

라) 4번 유형: 예술가(명상적이고 수줍은 유형)

이 유형에 속하는 사람들은 자신이 특별한 사람이라고 자부하고 있으며, 무엇보다도 감동을 중시하고 평범한 삶을 싫어한다. 다른 사람보다 슬픔이나 고독 등도 진하게 느낀다. 타인에 대한 이해심이 많고 사람들을 배려하고 격려하는 것을 좋아한다. 또한 자신을 드라마 속의 연기자처럼 느끼고 있으며, 행동에서 패션에 이르기까지 세련된 느낌과 표현력이 풍부하다는 인상을 준다. '나는 특별한 존재다', '나는 감수성이 풍부하다'라는 자기 모습에 가장 큰 만족을 느낀다.

그들은 고급스러운 취미, 우아함, 그리고 신비감을 통해 자신들이 매력적인 인품의 소유자로 사람들에게 보이게 함으로 사람들의 마음을 사로잡으려고 한다. 또한 평범함을 기피하고 자신을 특별한 인간이라고 생각하고 있어 스스로의 인생을 말할 때에도 자신이 얼마나 특별한 존재인가를 나타내려고 한다. 그러나 자신들 스스로는 자신을 작은 존재로 자각하고 있어 자존심이 낮다. 그들은 작은 실패에도 상실감이나 자존심이 저하되는 상태가 되기 쉽다.

〈표 9-9〉 4번 유형(예술가): 긍정적인 면, 부정적인 면

	긍정적인 묘사	부정적인 묘사
4번 유형: 예술가 (명상적이고 수줍은 유형)	감수성이 강하다.	유별나다.
	독특하다.	기복이 심하다.
	열정적이다.	냉담하다.
	감각적으로 뛰어나다.	극적이다.
	열중한다.	과장한다.
	상냥하다.	소유욕이 강하다.
	취향이 훌륭하다.	불평한다.
	특색이 있다.	철저하다.
	감성적이다.	신경질적이다.
	고급스럽다.	고집이 세다.
	감수성이 강하다.	속물근성을 지닌다.
	멋지다.	괴벽스럽다.
	창조적이다.	슬퍼하고 한탄한다.
	세련되다.	억제한다.
	직관력이 있다.	지나치게 주의를 요한다.
	향수에 젖는다.	변덕이 심하다.
	심미적이다.	거만하다.
	교양 있다.	선택된 사람.
	표현이 풍부하다.	지나치게 감정적이다.
	몰입한다.	오해를 산다.

출처: 김태홍(2006)

마) 5번 유형: 관찰가(지적이고 분석적인 유형)

이 유형에 해당하는 사람은 분석력과 통찰력이 뛰어나며, 객관적이고 감정에 초연한 태도를 일관되게 유지한다. 어리석은 판단을 내리는 것을 두려워하며, 일을 시작하기 전에 정보를 열심히 수집해 상황을 정확하게 파악하려고 한다. 현실을 파악하는 관찰력이 뛰어나지만, 말이 적고 태도가 조심스럽다. 그들은 경험적 지식을 바탕으로 한 지식에 대한 집착이 매우 강하며 감정과 적절한 거리를 두어 평소 냉정하게 사고하는 것이 가능하다. 압력을 받아도 사고가 둔해지는 일이 없이 정확한 의사결정이 가능하다. 이해력도 뛰어나고 다른 사람의 말에 숨은 의미나 다양한 일 등의 진상을 통찰할 수도 있다. 책임감이 있어 자신의 직무를 수행하고 자신의 직분을 분별할 줄 안다. 그들은 자립심이 강하지만, 금전욕과 물질욕이 없는 '청빈사상'에 기반한 자립심이다. 단지 금전욕은 자긍심이나 좋은 환경, 자유로운 시간 등을 손에 넣는 수단이고, 그 이상의 금전은 원하지 않는다. 금전 대신 지적인 활동에는 시간과 노력을 아끼지 않는다. 이 유형이 집착하는 것은 사람이나 물건이 아니라 지식이며, 그들의 공허함을 메워 주는 것은 지식이다. 또한 고독을 즐기는 성향이 강하고 자신만의 시간과 공간을 아주 중요하게 생각한다.

〈표 9-10〉 5번 유형(관찰가): 긍정적인 면, 부정적인 면

	긍정적인 묘사	부정적인 묘사
5번 유형: 관찰가 (지적이고 분산적인 유형)	사려 깊다.	독단적이다.
	학구적이다.	인색하다.
	생각이 깊다.	지나치게 객관적이다.
	이해력 있다.	무정하다.
	분별 있다.	무관심하다.
	주의 깊다.	책임 회피적이다.
	재치 있다.	냉정하다.
	핵심을 찌른다.	성급하다.
	사리분별이 있다.	행동을 미룬다.
	논리적이다.	오만하다.

	신중하다.	운둔한다.
	명석하다.	추상적이다.
	이해력이 뛰어나다.	지적이다.
	겸허하다.	속셈을 드러내지 않는다.
	이성적이다.	탐욕스럽다.
	지각력이 있다.	숨기려든다.
	차분하다.	모아둔다.
	견문이 넓다.	남의 경험으로 대신한다.
	분석가/종합하는 사람.	지체한다.
		감징을 두려워한다.

출처: 김태홍(2006)

바) 6번 유형: 충성가(의무적, 전통적 유형)

이 유형은 책임감이 강하고, 안전을 추구하는 유형으로 친구나 자기가 믿는 신념에 가장 충실하다. 전통이나 단체에 강한 충성심을 갖고 있으며, 공동체에 대한 헌신이 대단하며, 거짓을 모르는 그들은 협조적이고 조화를 이루며 믿음직스럽다.

그들은 스스로의 사명이나 책임을 위해서 자기희생을 망설이지 않으며 눈앞의 성공이나 명성에 집착하지 않기 때문에 보상도 기대하지 않고 더욱 노력하는 것이 가능하다. 납득이 가는 주장이나 멋있다고 느낀 이상에 충실하고, 그것을 관철하기 위해서라면 전력을 다한다. 신뢰할 수 있다면 아무리 자기 몫이 적더라도 자신에게 가치가 있다고 생각되는 승부에 도전하는 용기를 가지고 있다. 그렇지만 권력에 대한 불신감에 사로잡혀 내면에 공포감을 숨기고 있다. '그곳에서 도망치고 싶다'라고 하는 안전에 대한 욕구를 가지고 있다. 그들은 강한 자에 대한 불신감을 가지고 그 결과 약하고 겁 많은 자신을 지켜줄 권력자에 대한 의존심과 자신의 약함을 이용하는 부당한 권력자에 대한 반항심의 양자를 함께 가지고 있다. 자신의 생각을 주위에 알리고 표현하는 것이 서툴기 때문에 말투는 비논리적이고 공격적이 되기 쉽다. 이러한 것 때문에 인간관계가 무너지는 것을 염려해 평소에 반발을 느끼고 있는 상대에게도 표면적으로 자상하게 대하며 우호적으로 따르고 있는 듯한 태도를 취한다.

〈표 9-11〉 6번 유형(충성가): 긍정적인 면, 부정적인 면

	긍정적인 묘사	부정적인 묘사
6번 유형: 충성가 (의무적, 전통적)	신중하다.	독단적이다.
	믿을 수 있다.	의심이 많다.
	전통을 따른다.	융통성이 없다.
	신을 경외한다.	늘 긴장한다.
	공손하다.	최악의 상황을 우려한다.
	충실하다.	권위주의자.
	책임을 다한다.	공포를 느낀다.
	믿음직스럽다.	걱정이 많은 사람.
	분별 있다.	비관적이다.
	단호하다.	우유부단하다.
	준비되어 있다.	변덕스럽다.
	양심적이다.	지나치게 조심스럽다.
	안정적이다.	보수적이다.
	매력적이다.	스스로 경계하는 사람.
	조심성 있다.	흑백논리자.
	정직하다.	근심한다.
	참을성 있다.	현상유지.
	악역을 맡는 사람.	공포를 이기기 위해 일부러 두려운 상황을 찾는다.
	권위를 따른다.	소심하다.
		수동적이다.

출처: 김태홍(2006)

사) 7번 유형: 만능가, 낙천가(극도로 활동적, 개방적 유형)

이 유형에 해당하는 사람들은 모든 일을 낙관적으로 보려고 하며 밝고 명랑하다.

또한 자기 주변에서 즐거움을 찾아내는 능력이 뛰어나다. 그들은 즐겁고 재미있는 일을 추구해서 즐거움을 느낄 수 있다면 아무런 보답이 없어도 매사에 정열을 기울일 수 있다. 정신 상태만 좋다면 만나는 사람은 누구라도 좋아하게 되고 누구라도 행복하게 해주고 싶다고 생각하는 경향이 있다. 그러므로 좋아하는 사람들이 주변에 많이 있으며 자기자신도 매력적인 인간이 되려고 노력한다.

그들은 아이디어와 상상력이 풍부하며 호기심이 많고, 창조에 대한 열의와 진취적인 기상을 갖추고 있어 아이디어맨이나 네트워커로 활약한다. 사물의 긍정적인 면을 바라보는 자세가 있어서 새로운 계획을 지시해서 주위의 의욕을 높이고 좋은 분위기를 만들어 낸다. 인생에서 많은 즐거움을 발견하는 능력을 가지고 있고 논리성도 뛰어나서 하나의 법칙에서 새로운 개념을 만들어 내거나 대립하는 개념의 공통점을 찾아내는 능력이 있다. 이러한 논리성을 활용하여 독창적인 아이디어를 찾아낼 수 있다.

그들은 '항상 즐겁다.', '너무나 유쾌하다.', '앞으로의 계획이 무궁무진하다.'라는 것에 만족을 얻는다. 괴로움을 피하고 즐거움만 찾다 보니 하나의 일에 전념을 못 하고 여러 계획만 세우다 마무리를 못 하는 경향이 있다. 그러나 많은 낙천가들은 성장하고 성숙해가면서 삶이 제공하는 경험들이 자신들의 취향을 위해 만들어진 즐거움이 가득한 풍요의 터전이라는 생각에서 벗어나 일상적이고 세속적인 일, 그리고 어떤 일에 책임을 지는 것에서 만족감을 느끼게 되는 유형이다.

〈표 9-12〉 7번 유형(만능가): 긍정적인 면, 부정적인 면

	긍정적인 묘사	부정적인 묘사
7번 유형: 만능가 (극도로 활동적, 개방적)	근심이 없다.	깊이가 없다.
	낙천적이다.	수다스럽다.
	친절하다.	자기도취에 빠진다.
	열렬하다.	난해하다.
	창조적이다.	감정에 취하다.
	공상적이다.	산만하다.

	사교적이다.	제멋대로이다.
	상상력이 풍부하다.	경솔하다.
	기쁨에 차있다.	충동적이다.
	명랑하다.	무책임하다.
	외향적이다.	변덕스럽다.
	작은 일도 즐거워한다.	미덥지 않다.
	고마움을 안다.	공상가.
	즐거움을 지향한다.	주목받기를 원한다.
	익살스럽다.	쾌락에 빠진다.
	유쾌하다.	현실적이지 못하다.
	활기차다.	현실도피적이다.
	계획을 세운다.	세상물정을 모른다.
	밝다.	장난이 심하다.
	자발적이다.	

출처: 김태홍(2006)

아) 8번 유형: 지도자(강력하고 지배하는 유형)

이 유형의 사람들은 자신이 옳다고 생각하는 것에 대해서는 전력을 다해 싸운다. 용기와 힘이 넘치고 허영심을 재빠르게 꿰뚫어 보며 그것에 결연히 대항한다. 권력구조를 파악하는 능력이 뛰어나며 자신의 강한 힘을 발휘할 수 있는 위치를 확보하는 능력도 갖추고 있다. 거드름을 피우지 않고 성실하며, 약자를 옹호하고 보호하려고 한다. '할 수 있다', '힘이 넘친다'라는 자신의 모습에 가장 만족을 느낀다.

그들은 언제나 다른 사람과 대결하는 마음의 자세를 가지고 있으며, 다른 사람의 부정이나 위선을 폭로하는 것을 자신의 사명이라고 생각한다. 그들은 늘 자신감이 있고 성격이 강하며 자기주장을 잘한다. 그들은 보수적인 태도를 싫어하며, 정직하고 숨김없는 성격으로 누구와도 쉽게 마음을 나누는 사이로 발전하는 것이 가능하다. 그들은 설사 자신이 장애를 가지고 있다 할지라도 가진 장애에 기가 꺾이는 일이 없고, 책임완수를 위해 강한 리더십을 발휘한다. 주위사람들의 입장을 명확하게 정리하는 것을 잘하고, 신뢰할 수 있는 사람에 대해서는 시간과 에너지를 아끼지 않는 열정을 가지고 있다.

〈표 9-13〉 8번 유형(지도자): 긍정적인 면, 부정적인 면

	긍정적인 묘사	부정적인 묘사
8번 유형: 지도자 (강력하고 지배하는 유형)	힘 있다.	앙심을 품는다.
	강하다.	거칠다.
	솔직하다.	남자다움을 과시한다.
	단호하다.	과격하다.
	독자적이다.	복수한다.
	자율적이다.	소유욕이 강하다.
	영향력 있다.	압도적이다.
	근면하다.	협박한다.
	원기왕성하다.	목소리가 크다.
	자신감 있다.	퉁명스럽다.
	관대하다.	약자를 괴롭힌다.
	의지가 굳다.	둔감하다.
	진지하다.	남의 말을 듣지 않는다.
	앞장서다.	냉담하다.
	공정하다.	고집이 세다.
	올바르다.	거만하다.
	존경할 만하다.	호전적이다.
	용감하다.	독재적이다.
	대담하다.	싸움을 건다.
	유능하다.	도발적이다.

출처: 김태홍(2006)

자) 9번 유형: 중재자(태평하고 냉정한 유형)

이 유형에 해당되는 사람들은 갈등이나 긴장을 피하는 평화주의자로 자신의 내면이 혼란스러워지는 것을 싫어한다. 다른 사람들에게 쉽게 동화되기 때문에 주위

사람들의 영향을 받기 쉽다. 그러나 좋은 환경에 있으면 마음이 넓고 동요되는 일이 없으며 강한 인내심을 보인다. 편견이 없고 다른 사람의 기분을 이해할 줄 알기 때문에 타인의 고민을 잘 들어준다. '안정감'과 '조화'로 넘쳐 있는 상태에 가장 큰 만족을 느낀다.

그들은 자신의 주장대로 어떤 일을 진행하는 것보다 주위 사람과의 조화를 얻는 것을 더욱 중요시한다. 그들은 어떤 고민을 가진 사람의 말에도 귀를 기울이고 그것을 이해하는 능력을 가지고 있다. 자신의 의견을 고집하거나, 상대에게 자신의 영향력을 행사하는 권력지향에는 흥미가 없고, 상대를 순수하게 받아들이는 포용력과 상대의 인생에는 무엇이 가장 소중한 것인가를 느끼는 자상함이 있다. 또한 자신의 의견보다는 다른 사람의 바람을 우선으로 하고, 상대가 소중하게 여기는 것에 공감하는 재능도 가지고 있다. 그들의 언동은 온화하고 상냥하기 때문에 주위 사람들은 안정감과 편안함을 느낄 수 있다. 온유한 유형이지만 자신이 볼 때 잘못된 것이라 생각되면 분노를 느낀다.

〈표 9-14〉 9번 유형(중재자): 긍정적인 면, 부정적인 면

	긍정적인 묘사	부정적인 묘사
9번 유형: 지도자 (태평하고 냉정한 유형)	인내심 있다.	미룬다.
	거만하지 않다.	야합하다.
	협상에 능하다.	우유부단하다.
	내색하지 않는다.	활력이 없다.
	용기를 준다.	산만하다.
	겸손하다.	분노를 억압한다.
	객관적이다.	따분하다.
	흥분하지 않는다.	장황하다.
	안정적이다.	어느 편도 아니다.
	편안함을 준다.	태만하다.
	잘 받아드린다.	지나치게 유동적이다.
	사정을 고려한다.	게으르다.

	관대하다.	공격에 소극적이다.
	평화적이다.	초연하다.
	사이좋다.	둔감하다.
	침착하다.	건망증이 있다.
	간섭하지 않는다.	타협한다.
	태평하다.	분별이 없다.
	현실적이다.	고집이 세다.
	부담을 주지 않는다.	헤아리기 어렵다.

출처: 김태홍(2006)

PART

3

현대사회의 정신건강

Chapter 01

스트레스

1. 스트레스의 개념

현대사회가 발달하는 속도가 점점 빨라지고 복잡해짐에 따라 새로운 환경에 적응하고 다양한 변화에 익숙해지는 것에 정신적 부담을 느끼는 현대인들은 현재의 적응과 미래에 대한 불안감과 압박감을 스트레스라고 부르고 있다. 스트레스라는 용어는 널리 사용되고 있으며, 스트레스에 관한 연구가 많이 진행되어왔으나 스트레스를 명확하게 정의하기는 어렵다.

스트레스라는 용어는 19세기에 단순하게 기술과학적인 물체나 인간에 가하는 압력이나 힘, 강력한 영향력 등을 뜻하였으며, 처음 학문적으로 사용된 것은 물리학, 공학 분야로서 '긴장', '팽팽히 죄다.'라는 의미를 가진 라틴어인 'stringer'에서 그 유래를 찾아볼 수 있다.

스트레스는 어떤 외부 자극에 대한 인간의 심신의 가성 반응을 의미하며, 정상적인 생명의 작용에 영향을 끼쳐 비정상적인 생명 작용을 유발하는 일체의 자극을 뜻하기도 하고, 신체의 평형을 유지할 수 없게 만드는 외부의 모든 자극을 지칭하기도 한다. 지금까지의 스트레스에 대한 정의를 보면 다음과 같다(신숙희, 2017).

① 데이빗(David, 1968): 인간이나 동물에게 생리적 · 사회적 · 심리적으로 장애

를 초래할 정도로 지나친 부담을 요구하는 상태

② 웹스터(Webster, 1971): 평형상태를 깨뜨리거나 변화시키는 요인에 의해 신체적, 정서적으로 긴장 상태에 놓이는 것

③ 슐러(Schuller, 1984): 불확실성이 내포된 지각으로 설명하며, 조직 차원에서 발생하는 스트레스가 긍정적인 기능과 부정적인 기능의 두 가지 측면으로 나타남

④ 라자루스와 폴크먼(Lazarus & Folkman, 1984): 인간과 인간 사이의 특별한 관계를 말하는데, 그 관계가 자신의 자원을 요구하거나 자신이 소유한 자원의 양을 넘어서기 때문에 행복을 위협한다고 평가된 것

⑤ 존슨 외(Jonson et. al., 1984): 질병, 슬픔, 상실, 위협, 긴장, 기쁨 등의 감정과 연관되어 있는 것으로 인간의 삶에 해롭기도 하고 이롭기도 한 것

⑥ 라자루스(Lazarus, 1993): 적응하기 어려운 환경에 놓이게 될 때 느끼는 심리적, 신체적 긴장 상태, 즉 인간이 심리적 혹은 신체적으로 감당하기 어려운 상황에 처했을 때 느끼는 불안과 위협의 감정으로 정의

⑦ 캐넌(Canon, 1932): 생존의 수단으로 투쟁-도피 반응(fight-flight response)과 생리적 균형(homeostasis). 투쟁-도피 반응은 구체적으로 당사자가 스트레스를 지각하게 되면 자율신경계의 교감부가 활성화되고, 교감신경계가 공격, 방어, 혹은 도피에 필요한 에너지를 동원하게 되는데, 이러한 반응들은 스트레스에 대한 신체적 반응을 준비하는 것을 의미. 즉 스트레스에 맞서 싸우는 투쟁 혹은 스트레스로부터 도망칠 것인지를 준비하는 신체의 반응이 투쟁-도피 반응인 것

⑧ 박봉길, 전석균(2006): 개인이 일상적 사건에 대해 받는 영향의 정도를 주관적, 심리사회적으로 평가하는 것

⑨ 이미애, 남기민(2007): 스트레스가 심신에 부정적인 영향을 끼쳐 사회생활과 대인관계에서의 위험을 유발하고, 이러한 스트레스가 누적될 경우 심리적 정서 상태의 심각한 불안정으로 자살까지 이어질 수 있음

2. 스트레스의 원인과 종류

정신건강의 측면에서 볼 때 스트레스는 신경질환, 우울증, 정신분열증과 같은 심리학적 장애와 정신건강상의 문제를 유발시키는 원인이 되며, 의학적인 측면에서도 인체의 건강을 위협하는 다양한 질환을 유발하는 원인으로 지목되고 있다.

원인에 따라 스트레스를 분류하면, 흡연, 수면부족, 알코올, 상해, 질병 등으로 인한 신체적 스트레스와 분노, 공포, 소외감 등의 정서적 스트레스, 갈등, 불안, 자기 비하, 허무, 상실감 등과 같은 정신적 스트레스, 인간성 상실, 도덕감 서하 등의 영적 스트레스, 원만하지 못한 사회관계, 차별 등에 의한 사회적 스트레스로 구분해 볼 수도 있다.

또한 스트레스의 원인을 물리적 환경 요인, 조직 요인, 집단 요인, 개인적 요인 등의 네 가지로 구분하기도 한다(Ivancevich et. al., 1980).

① 물리적 환경 요인: 소음, 기온, 습도, 공해 등과 같은 주위 환경의 변화에 따른 스트레스

② 조직 요인: 조직 내부의 구조와 체계, 의사결정 과정, 업무 목표와 달성 과정에 있어서의 특징 등과 연관되어 나타나는 스트레스

③ 집단 요인: 집단 내부에서 다른 구성원과의 갈등 혹은 집단과 집단 사이에서 발생하는 갈등이나 분쟁 등으로부터 기인하는 스트레스

④ 개인 요인: 자신의 역할에 대해 느끼는 모호성, 과다한 책임감에 대한 부담 등이 원인이 되는 스트레스

스트레스는 영역별로 개인이 소속된 조직의 특징이나 그 개인의 성향 등에 따라 다양하게 정의되고 있으며, 이러한 것은 스트레스가 어느 한 개인의 문제가 아니라 주변 환경, 소속 조직이나 집단 등과의 상호작용과 관계적인 측면에서 발생하는 것으로 볼 수 있다.

스트레스는 그 발생과 발전, 결과에 이르기까지 주변 사람들과 조직, 환경 등에

의해 개인에게 영향력을 발휘하고 있으며, 스트레스는 개인이 평소에 느끼고 알고 있던 평형감각에 이상이 발생하였을 때 나타난다(이선주, 2006).

스트레스 발생의 원인으로는 천재지변이나 생활 변화, 돌발 사고와 같은 상황적 원인과 갈등이나 욕구 좌절, 성격의 특성과 같은 심리적 원인으로 나누어서 볼 수 있다(김정원 외, 2001).

① 상황적 원인: 개인의 생활 범위 내에서 평형을 무너뜨리며 주어진 상황이나 성숙 과정에서 긴장감 또는 위기를 경험하게 되는 잠재적인 자극의 범주를 스트레스의 요인으로 정의하며, 부적응을 발생시키는 스트레스는 발달단계에서 경험하는 스트레스, 가정환경에서 경험하는 스트레스, 급변하는 사회환경에서 경험하는 스트레스의 세 가지로 구분하기도 한다.

② 심리적 원인: 불안, 좌절, 갈등, 압력, 성격특성 등의 차이와 정도가 있으며, 각각의 원인에 따라 스트레스의 종류가 구분되기도 한다.

- 불안: 스트레스의 가장 기본적인 요소에 해당하는 것으로 스트레스의 원인이자 증상에 해당하는 것이며, 불쾌, 두려움, 근심, 긴장 등의 부정적인 감정이 바로 불안에서 기인하는 스트레스가 된다.
- 좌절: 어떠한 동기나 욕구가 차단되거나 방해되었을 때 느껴지는 스트레스로서 사람들은 목표달성에 실패하였거나 혹은 목표달성을 위한 노력이나 시도가 방해 받았을 때 이러한 좌절을 경험하게 된다고 본다.
- 갈등: 갈등은 인간의 생활에서 흔하고 일반적인 양상 중의 하나로서 두 가지 이상의 동기가 상충되었을 때 발생하는 것으로 이러한 갈등 상황에서는 어떠한 행동을 하더라도 좌절로 이어진다. 즉 개인이 원하는 모든 목표가 동시에 달성되기는 어렵고, 이로 인한 심리적 문제가 바로 갈등이며 스트레스의 원인이 되기도 한다.
- 압력: 압력은 행동기준에 맞추려고 하거나 예기치 못한 돌발 상황이나 변화에 적응하는 과정에서 느끼는 긴장상태를 의미하는 것으로 압력을 받게 되

면 인간은 자신의 행동을 더욱 신속하고 강하게 하고자 하지만, 그러면서도 심한 불쾌감이나 자괴감을 느낄 수 있게 된다. 자신의 능력보다 더 높은 목표나 비전이 주어졌음에도 불구하고 그 목표를 달성하라는 조직적 차원의 압력은 직무스트레스를 야기하는 원인이 되기도 한다.

- 성격특성: 성격특성은 스트레스에 둔감한 사람이 있는가 하면, 스트레스에 매우 민감하게 반응하며 취약성을 보이는 사람도 있는 등 개인적 특성에 따라 스트레스 수준과 강도의 차이를 의미한다. 평소 자아에 대한 열등감을 가지고 있거나, 스스로를 무능하다고 인식하는 등의 부정적인 감정을 가지고 있는 경우, 과도한 성취욕을 가졌지만 성취 욕구만큼 성과를 거두지 못하는 경우에 스트레스의 강도가 더욱 강해질 수 있으며, 스트레스의 원인이 해소되고 난 후에도 스트레스가 오히려 더욱 가중될 수도 있다.

스트레스의 종류에 대한 지금까지의 연구들을 보면, 스트레스의 다양한 원인에 따라 그 종류가 달라지기 때문에 연구 주제 및 범위가 매우 광범위하게 나타나고 있다. 특히 일상생활에 있어서 가장 많은 시간을 보내는 공간인 직장, 가정, 학교 등에서의 스트레스와 해당 스트레스가 개인에게 미치는 영향을 분석하고 스트레스 대처 방안을 제시하는 연구가 주를 이루고 있다.

양육스트레스를 보면, 어머니의 양육스트레스가 높을수록 아동의 문제행동이 높게 나타나고 있다는 연구 결과가 있으며(이유진, 2006), 학령기 아동 및 청소년의 스트레스에 관한 연구를 보면, 초등학생의 스트레스 대처 능력 향상을 위한 훈련프로그램이 상태불안 수준을 감소시킴으로써 효율적인 스트레스 대처방식을 마련할 수 있다는 보고도 있다(남전아, 2009). 가정 내에서 부모와 초등학생 자녀 간의 의사소통이 개방적이고 활발할수록 자녀의 스트레스의 수준이 낮아진다는 연구 결과도 있는데, 이는 아동 및 청소년의 스트레스 대처방식은 당사자의 적극적인 대응도 중요하지만, 주변 환경 특히 가정에서의 정서적 지지와 지원이 필요함을 보여준다(이한열, 2010).

3. 스트레스가 미치는 영향

스트레스는 환경적 요인과 밀접한 관련을 맺고 있는데, 직업을 가짐으로써 일상생활을 위한 경제활동을 하게 되는 현대인들이 경험하는 직무스트레스, 학업이나 학교생활에 있어서의 학업스트레스, 가족 간의 갈등이나 부모님과의 불화 등에서 기인하는 가정스트레스, 주부스트레스 등 환경적 요인에 의해 스트레스의 종류와 정도도 달라지고 있다.

다음의 표에 나오는 항목 중 4개 이상에 해당하는 경우는 스트레스 수준 정도가 높을 것으로 볼 수 있다.

〈표 1-1〉 스트레스 수준 측정 척도

분야	항목	
신체상의 징조	• 숨이 막힘 • 목이나 입이 마름 • 불면증 • 편두통 • 불평, 불만 등의 증가 • 눈의 피로 증가	• 목이나 어깨가 자주 결림 • 가슴이 답답해 토할 것 같음 • 식욕 저하 • 변비, 설사 증상 • 신체가 나른하고 쉽게 피로감을 느낌 • 말수가 많아지고 되지 않는 주장을 펼치는 경우가 많아짐
행동상의 징조	• 업무 실수 증가 • 음주량 증가 • 필요이상으로 일에 몰입 • 말수가 적어지고 생각에 깊이 잠김	• 사소한 일에도 화를 냄 • 화장이나 복장에 대한 관심 저하 • 사무실에서 개인적인 전화를 하거나 화장실에 가는 횟수 증가 • 결근, 지각, 조퇴 등의 증가
심리, 감정상의 징조	• 초조 • 쉽게 흥분하거나 화를 냄 • 집중력 및 인내력 저하 • 건망증 심화	• 만사가 귀찮음 • 매사에 의심이 생기고 망설임 • 하는 일에 자신이 없고 쉽게 포기함 • 무언가 하지 않으면 진정하기 어려움

출처: 신숙희(2017)

스트레스 수준 정도가 높아지거나 지속적으로 스트레스를 받게 될 때 인간의 몸과 마음에는 이상 증상이 나타나게 된다. 이에 해당하는 증상과 반응은 크게 신체적 반응과 정서적(비신체적) 반응으로 구분할 수 있다.

〈표 1-2〉 스트레스 노출 시 신체기관별 증상

신체기관	증상
심장 및 순환기	• 가슴이 두근거리거나 평상시보다 빠르게 뜀 • 불규칙한 심장 박동 • 일시적인 편두통 • 손이 차고 손바닥에 땀이 남
호흡기	• 숨이 가쁘게 쉬어짐 • 호흡이 불규칙하고 얕아짐 • 기침 • 호흡곤란으로 인한 언어 장애
소화기	• 소화불량 • 멀미 • 구토 • 변비, 설사 등의 배변 활동 이상 • 복통
근육	• 만성적인 두통 • 등, 허리, 어깨, 목 근육의 통증 • 근육경련 • 손떨림 • 관절염
피부	• 여드름 • 비듬 • 피부 건조
면역체계 이상	• 잦은 감기 • 두드러기
대사	• 식욕 상승 • 불안 • 조증 • 담배 등의 기호식품 섭취욕 상승 • 당도 높은 음식 섭취욕 상승

출처: 신숙희(2017)

〈표 1-3〉 스트레스에 대한 정서적 반응과 증상

반응	증상
심리적 반응	• 우울, 불안 등의 감정변화 • 초조, 긴장 등의 정서불안 • 실패감, 불확실감 • 무력감 • 대처능력 상실감 • 무관심, 집착, 소진, 싫증 • 자아존중감 결여
행동적 반응	• 수행능력 저하 • 스트레스 상황 회피(대인접촉 회피, 약속 불이행/지각) • 신경과민적 습관 • 식욕상실이나 식욕과다, 과음, 흡연 등의 변화
인지적 반응	• 의사결정 곤란 • 집중력 저하 • 기억력 저하 • 정신 기능 저하 • 정보 습득 능력 저하

출처: 신숙희(2017)

4. 양육스트레스

1) 양육스트레스의 개념

양육스트레스란 일상생활에서 반복적으로 계속되는 자녀양육과 관련한 일이나 만성적인 경험, 자녀의 행동이나 요구로 인하여 경험하게 되는 스트레스를 의미한다.

주관적인 스트레스의 정도는 개인차가 있지만 출산으로 인한 가족 구성원의 증가와 양육의 시작은 객관적으로도 스트레스를 유발하는 요인이 되기도 한다. 가족 체계 내에서의 자녀의 존재는 부모에게 심리적, 사회적 안정감을 주고 자녀와의 상호작용을 통하여 새로운 흥미와 관심을 갖게 하며, 자신의 삶을 반성할 기회를 갖게 한다는 점에서 긍정적인 영향을 주지만, 동시에 자녀 양육으로 인해 삶이 변화하게 되고, 이는 가족체계 내에서의 스트레스의 요인이 될 수 있다.

과도한 양육스트레스는 부모로서의 효능감에 회의를 가져다주며, 이는 자녀의 정서와 행동상의 문제를 일으키기도 한다. 이러한 부모-자녀 체계 내의 긴장과 부담은 가족 전체에게도 부정적인 영향을 끼친다. 특히 부모-자녀 상호작용 체계의 중심인물인 어머니에게 양육스트레스는 정체감 상실의 위기를 초래하기도 한다.

즉 양육스트레스란 부모가 자녀의 양육과정에서 느끼는 어려움으로 정의할 수 있는데, 자녀의 출생으로 인해 부모가 수행하는 부모역할 수행과정에서 경험하는 일상적 스트레스, 부모역할에 대한 부담감 및 타인양육에 대한 죄책감이라고도 할 수 있다(김기현 외, 1997).

아비딘(Abidin)은 임상경험과 많은 문헌 연구를 통하여 자녀 양육스트레스 척도(Parenting stress index)를 만들고 양육스트레스의 개념을 다음과 같이, 자녀의 행동특성에 대한 부모의 지각, 부모로 자신에 대해 스스로 느끼는 지각정도와 일반적인 생활에서 오는 스트레스의 세 가지 영역으로 구분하였으며, 이 가운데 양육 기능과 더욱 밀접한 영역은 모두 부모 영역 스트레스로 보았다(Abidin, 1990).

또한 부모가 자녀를 양육하면서 경험하는 심리적 부담감 또는 압박감을 양육스트레스라고 보았는데, 이러한 심리적 부담감 또는 압박감이 개인의 인지적 평가에서 나쁜스트레스(distress)로 인지될 경우 어머니의 일상적 삶에 부정적인 영향을 미치게 된다(방은주, 2018).

양육스트레스의 하위요인을 보면, 자녀를 출생하여 어머니라는 역할을 수행하는 과정에서 경험하게 되는 일상적 스트레스, 부모역할을 수행함에 있어서 갖게 되는 부담감 및 디스트레스, 자녀를 다른 사람을 통해 양육하게 됨으로 인해 오는 스트레스를 타인양육에 대한 죄책감으로 구분하기도 한다(김기현 외, 1997).

- 일상적 스트레스: 여러 가지가 동시에 발생하여 복합적인 효과를 나타낸다. 어

머니가 느끼는 다양한 종류의 스트레스는 자녀를 임신한 순간부터 자녀가 가정을 이룬 후까지 지속적으로 존재하며, 어머니의 스트레스는 생활사건보다 일상적이고 반복적인 스트레스의 축적이 더 많은 영향을 미친다고 볼 수 있다. 이와 같이 일상적 스트레스는 어머니에게 있어 많은 영향을 주게 되는데, 일상적 스트레스는 어머니 양육스트레스의 주 스트레스 근원으로 작용하고, 이는 부모-자녀 관계의 특성상 하루의 일과생활로 반복되기에 어머니에게 어려움과 고통을 주게 된다. 또한 일상적 스트레스로 인해 부모에게 부정적인 정서를 지각하게 하며, 자녀에게 비난, 처벌, 명령과 같은 강압적인 양육행동을 유발하게 된다. 일상적 스트레스의 원인은 현재의 자녀중심적인 가족형태가 어머니들의 일상생활 스트레스에 더욱더 커다란 부담으로 작용하게 하며, 어머니는 자녀양육에 중심역할을 하고 있기 때문에 어머니의 양육스트레스가 높을 경우 가정의 분위기나 생활에 더욱 많은 영향을 주게 된다.

- 부모역할 수행함에 있어 갖게 되는 부담 및 디스트레스: 부모의 인식(양육지식과 자기효능감 등)과 부모의 역할에서 실제로 요구되는 것이 불일치될 때 양육스트레스를 느낀다고 본다. 부모의 역할에 대한 부담 및 디스트레스는 부모라는 역할이 준비되지 않은 상태에서 자녀의 출생과 동시에 부여받기 때문에 더욱이 어렵게 인식되고 그로 인한 사건들은 스트레스로 돌아오게 된다.

2) 유아의 특성

유아의 특성은 어머니의 자녀 양육스트레스에 영향을 미치다. 유아는 개인의 특성에 따라 상황의 변화를 다르게 받아들이고 다르게 처리하는데, 그러한 대처방식의 차이가 양육자인 어머니의 행동에 영향을 준다.

아비딘은 유아의 특성을 활동성, 부모강화, 감정, 수용성, 적응성, 요구성으로 나누어 설명하고 있다.

① 활동성: 활동성은 예민하고 산만한 행동과 같은 유아의 과다 행동으로 설명하고 있는데, 이러한 행동을 유발하는 유아는 주의집중을 하기가 어렵고 통제가 어려우므로 부모에게 스트레스를 느끼게 한다.

② 부모 강화: 부모와 자녀간의 상호작용을 통하여 유아가 부모로부터 얼마나 긍정적인 반응을 이끌어낼 수 있는가를 설명한다.

③ 감정: 유아의 감정적인 성향과 이로 인해 나타나는 유아의 행동과 관련된다. 유아가 끊임없이 울거나 침울한 모습 등을 보이면 부모는 화를 내거나 불안감 등을 느끼면서 스트레스를 경험하게 된다.

④ 수용성: 유아가 부모의 기대를 얼마만큼 잘 수용하여 표현하는가와 관련된다. 부모의 기대에 부합되는 행동을 하는 유아는 부모에게 스트레스를 덜 주기 때문에 점수가 높을수록 수용성이 낮은 것을 의미한다.

⑤ 적응성: 유아가 변화하는 상황을 어떻게 받아들이고 조절해 가는가를 설명한다. 일반적으로 적응성이 낮은 유아들은 포기나 거부, 기피, 토라짐 등의 행동을 보이면서 상활에 따른 행동변화에 어려움을 보인다.

⑥ 요구성: 유아가 부모에게 끊임없이 관심과 서비스를 요구하여 부모를 지치게 하거나 반항적이고 공격적인 행동을 나타내어 부모에게 직접 스트레스를 느끼게 하는 특성이다.

3) 부모의 특성

스트레스에 대한 지각의 정도는 개인의 성격이나 지각에 따라 달라질 수 있으므로 스트레스 사건 자체나 자녀 특성 이외에도 부모 자신의 스트레스를 지각하는 정도에 영향을 줄 수 있다. 부모의 특성 또한 부모가 지각하는 자녀 양육스트레스에 영향을 미치고 부모 자신의 건강이나 성격, 정신병력, 배우자와의 관계, 사회적 지지 등이 부모의 특성에 포함된다.

아비딘은 부모의 특성을 부모의 인성 및 병리학적 요인과 상황적 변인으로 나누어 설명하고 있다. 부모의 인성 및 병리학적 요인에 해당되는 특성은 침체성, 유능성, 애착이며 상황적 변인에 해당하는 특성은 배우자 관계, 사회적 고립, 건강, 억압성이다. 각 특성의 내용은 다음과 같다.

① 침체성: 부모의 우울감과 같은 침체적인 정서적 상태로 인해 양육능력이 손상된 정도와 이로 인한 부모의 죄책감 등을 나타내고 있다.

② 유능성: 유능성은 부모의 역할 수행 시 유아의 요구를 얼마나 잘 이해하고 대처하여 유아를 충족시켜 주는가와 관련된다. 유능성이 낮은 부모들은 유아 발달에 대한 실제적인 지식이나 도움을 줄 수 있는 양육 지지 환경이 미흡할 경우 더욱 많은 스트레스를 경험하게 된다.

③ 애착: 애착은 부모의 역할 수행에 대해 얼마나 애정과 동기를 가지고 있는가를 설명하고 있다.

④ 배우자 관계: 자녀 양육 시 배우자의 신체적, 정서적 지지 정도와 자녀로 인해 발생하는 부부관계의 갈등을 설명하고 있다.

⑤ 사회적 고립: 부모가 사회적으로 얼마나 고립되어 있는가와 부모 역할 수행 시 주변의 지지정도가 어떠한지 평가한다.

⑥ 억압성: 자녀 양육에 대한 부모의 역할이 자신의 개인 시간 활용이나 다른 일을 할 때 미치는 영향을 설명하고 있다.

4) 생활스트레스

생활스트레스는 부모들이 일상생활에서 겪는 스트레스를 의미하는데, 경제적인 여건, 주거환경, 취업, 사회적 지지기반 등에 따라 영향을 받는다. 특히 편부모의 양육스트레스는 생활에 대한 부담과 정신적으로 무력감이나 좌절 등으로 인하여 생활에 대해 불행과 불만족을 경험하게 되기도 한다. 또한 경제적 궁핍은 재정적인 긴장과 우려를 비롯하여 사회적으로 고립되고 건강과 안전에 위협을 받으므로 높은 양육스트레스로 이어지기도 한다.

우리나라의 경우 가정의 경제적 빈곤과 부적절한 주거환경, 취업 등이 어머니의 양육스트레스와 깊은 관련이 있다는 보고가 있다(이현정, 1997).

5. 직무스트레스

1999년 미국국립산업안전보건연구소(NIOSH)의 직무스트레스에 대한 정의는 '직무스트레스란 업무상 요구사항이 근로자의 능력이나 자원 또는 바람과 일치하지 않을 때 생기는 유해한 신체 · 정서 반응'이라고 하였으며, 2002년 유럽위원회(EU)의 정의는 '업무 관련 직무스트레스란 업무내용, 업무조직, 작업환경이 해롭거나 불건전한 측면에 대한 정서적 · 인지적 · 행동적 · 생리적 반응 패턴이다. 이것은 고도의 각성 걱정, 그리고 때론 극복이 되지 않는 느낌으로 특정 지을 수 있는 상태'라고 한다(박재옥, 2008).

또한 직무스트레스를 무엇으로 보느냐에 따라 다르게 개념화될 수 있는데, 직무스트레스는 환경의 자극, 환경에 대한 개인의 반응, 환경의 자극과 개인의 반응과의 상호작용으로도 설명할 수 있다. 자극, 반응, 자극-반응의 상호작용 개념은 다음과 같이 볼 수 있다(양안숙, 2008).

① 자극 개념(stimulus definition): 개인으로 하여금 긴장(strain)에 빠지게 하는 힘으로 물리학에서 압력-변형(defornation)을 초래하는 것으로 설명하고 있다. 한편, 직무스트레스를 '특정 직무와 관련된 부정적인 환경요인 또는 스트레스 요인(과잉업무, 역할갈등과 모호성, 열악한 작업조건)'이라고도 하며, 이러한 개념은 개인의 심리적 중간 과정을 무시하고 상황 특성으로만 직무스트레스

를 규정하여 개인적 차이를 고려하지 않는 한계를 가지고 있다(양안숙, 2008).

② 반응 개념(response definition): 직무스트레스를 외부적 자극이나 요구 중 환경적 요인에 의해 나타나는 보편적 반응으로 보는 것을 말한다. 즉 개인이 스트레스에 처해 있다고 하는 것은, 그 개인에게 있어서 환경이 불편하고 역기능적인 것을 의미한다. 또한 직무스트레스가 단기적 일치 혹은 보다 지속적인 결과를 나타낼지 그 기간이나 정도, 스트레스 요인이 개인의 능력에 달려 있다고 보기도 하는데, 이는 스트레스를 자기의 감정에 대한 주관적 인식으로 본 것을 의미한다. 반응 개념의 관점은 다양한 스트레스 요인들이 유사한 반응을 유발한다는 점을 조명하였으나 스트레스의 원인 자체를 설명하지는 못한다는 제한점을 가지고 있다(신희연, 2004).

③ 자극-반응 개념(stimulus-response definition): 이 개념은 자극개념과 반응개념을 절충한 역동적 상호작용으로 환경적 자극요인과 개인의 특이한 반응 간 상호작용의 결과라고 보는 입장이다. 직무스트레스는 개인과 환경 간의 상호작용을 내포하고 있으며, 직무스트레스를 조직의 요구와 개인의 반응 능력 간의 근본적인 불균형 지각으로 조직 요구에 부응하지 못해 실패하는 경우 중요한 결과를 초래하게 되고, 직무요구가 개인의 반응 능력을 초과하는 등 균형이 맞지 않으면 스트레스가 유발된다고 보는 견해도 있다(신희연, 2004).

6. 학업스트레스

학업스트레스는 개인이 이용할 수 있는 적응적 자원을 초과하여 부과되는 학업 관련 요구들의 산물이며, 학교 공부나 성적으로 인하여 그 일이 너무 힘겹고 하기 싫거나 귀찮다고 생각되어 겪게 되는 정신적 부담과 긴장, 근심, 공포, 우울, 초조함 등과 같은 편하지 못한 심리상태 등으로 정의되고 있다(오미향 외, 1994). 학업스트레스는 학생들이 '학업'이라는 상황 속에서 느끼는 불편하고 부정적인 정서, 시험과 성적, 수행과 성취 등으로 인한 괴로움, 학업과 관련하여 발생하는 스트레스라고 볼 수 있다. 즉 학업으로 인한 심리적 부담 또는 긴장, 불안, 우울, 걱정과 같은 심리상태를 포괄하고 있다(박병기 외, 2012).

학업스트레스는 학습몰입을 방해하고, 학업지연행동 증가에 영향을 주며, 낮은 학업성취의 원인이 되기도 한다(주영주 외, 2012). 학업 스트레스가 높을수록 학업 소진이 높아지고 학업에 대한 열의는 낮아지게 되며, 학업스트레스 수준에 따라 일상생활의 장애, 현실 구분 장애에도 차이가 나타나고, 인터넷에 중독될 가능성이 높아지게 된다(이은수, 2012).

학업스트레스가 지속될 경우, 일탈행동과 부적응적인 양상이 나타나게 되고, 정서적인 불안과 우울, 좌절 등의 정신적인 고통이 계속되며, 시험에 대한 부담, 긴장, 갈등과 같은 심리적 압박감이 증대된다. 이러한 학업스트레스를 관리하지 못할 경우 자살까지 이를 수 있는 심각한 원인으로 작용될 수도 있다. 그러므로 학습자가 학업스트레스를 받는 상황과 요인을 지각할 수 있도록 돕고, 학업 상황에 스스로 학업 스트레스를 관리하는 능력을 함양할 수 있도록 하여야 할 것이다(신민경, 2018).

한편 학업스트레스에 대한 연구를 보면, 김계현 외(2002)는 학업스트레스와 관련된 문제를 다음의 다섯 가지 유형으로 나눠 설명하고 있다.

① 학업 성적의 저하로 인한 걱정과 스트레스: 성적이 떨어지거나 기대 이하로 나왔을 때 심한 좌절감과 불안감을 겪게 되며, 부모나 교사로부터 받는 꾸중과 질책은 결국 인정받지 못하는 것이 되어 학생에게 좌절감과 열등감을 갖게 한다.

② 시험불안: 많은 학생들이 시험, 특히 중요한 시험을 볼 때 느끼는 불안을 말한다. 주의집중이 되지 않거나 두통, 소화불량, 손, 팔, 어깨가 굳어져 답안작성이 어려운 신체증상이 나타나기도 하며, 심리적 불안과 혼란을 느끼기도

한다.

③ 학업능률 저하: 학업에 동기도 높고 실제로 많은 시간을 들여서 열심히 공부하는 데에도 불구하고 학업성적이 오르지 않거나 부진한 경우이다.

④ 공부에 대한 회의와 동기저하: 공부하기가 싫고 무의미하다고 느껴 공부에 소홀해지는 경우로 학생 자신보다는 부모나 교사들에게 문제시되는 경우가 많다.

⑤ 학업과 관련하여 파생되는 문제들: 지나친 학업에 대한 몰두나 집착으로 인하여 교우관계를 맺지 못하여 친구들로부터 따돌림과 소외, 성적에 대한 지나친 경쟁으로 인하여 발생되는 교우관계의 갈등, 성적이 부진한 학생에 대한 무시와 놀림, 공부와 학업성적으로 인한 부모와 자녀 사이의 갈등 등을 들 수 있다.

학업스트레스를 유발하는 요인으로, 가정에서는 부모와의 갈등과 대화부족, 가정파탄과 같은 요인들이 내재되어 있으며, 학교에서는 성적과 시험, 진로 문제가 가장 학생들에게 많은 스트레스의 요인으로 보고 있다(임성옥, 2004).

또한 학업스트레스를 일으키는 원인을 학사적 요소, 대인관계적 요소, 환경적 요소, 그리고 진로적 요소 네 가지로 나누기도 한다(오미향 외, 1994).

7. 스트레스 반응

인간은 생활하면서 스트레스를 받게 되고 이는 신체조직을 자극하여 호르몬 반응을 나타내며 이것이 궁극적으로는 신체조직의 변화를 일으키게 된다. 이러한 스트레스 반응은 대처과정의 반영으로 특수한 상황 속에서 개체에 따라 독특한 양상을 띠게 되는데, 이것이 불면, 통증, 불안 등의 심리 · 신체증상들로 나타나게 된다(이소우 외, 2000).

생리 · 심리사회적 자극과 생리 · 심리적 스트레스 반응의 두 관계에 대한 이해는 대뇌피질, 변연계, 시상하부의 해부학적 · 생화학적 상호연관성의 이해가 증가하면서 그 기초가 형성되기 시작하였다. 열, 추위, 산소 등의 생리적 요인 및 타인과의 상호작용 등의 정신적 요인을 포함하는 외적 자극과 내장, 근육운동감각, 사고, 감정 등의 내적자극은 뇌로부터 복잡하게 얽힌 활성화체계에 의한 흥분과정을 거치게 된다. 그리고 변연계라는 주요한 연결고리를 통해 심리사회적 자극에 대한 인지적 지각, 정서적 반응, 생리적 스트레스 반응이 연관된다(현혜순, 2007).

인간의 뇌는 감정적이고 스트레스가 많은 긴장상태를 특이한 신체적 과정을 통해 우리 몸에 이롭게 작용하도록 기능하는데, 스트레스 상태에 지속적으로 노출되면 우리의 건강에 유해한 작용을 하게 된다. 스트레스로 인한 부정적인 영향은 두통, 피로, 현기증, 식욕부진, 시력 장애, 기억력 장애, 불면증, 신경성 고혈압, 신경성 대사장애 및 성불능증 등과 같은 정신 생리적 신체증상과 불안 및 우울, 절망감, 의욕상실, 고집불통, 공격적 성격 및 극도의 무력감 등 정서적 혼돈 상태를 일으켜 정신병적 증세를 나타나게 한다(이광희, 1992).

8. 스트레스 대처방식

1) 대처방식의 정의

대처는 일반적으로 직접적으로나 간접적으로 스트레스를 주는 사건이나 상황에 대해 개인이 행하는 반응을 말한다(안자희, 1996). 스트레스에 직면했을 때 대처방식이 다르게 나타나면 스트레스 증상 또한 다르게 나타난다. 이러한 사실은 스트레스에 성공적으로 대처하면 건강한 상태를 유지하게 되고 그렇지 못하면 부적응을 가져온다는 것으로 스트레스에 대한 대처행동의 중요성을 시사하고 있다(정원주

외, 1997).

한편 스트레스의 대처방식은 방어 · 자아과정의 관점, 성격특성, 즉 성격적 · 기질적 관점, 그리고 상황지향적 관점에서 전통적으로 개념화되어 왔다. 방어 혹은 자아과정으로 스트레스의 대처를 파악하려는 입장은 개인이 내적 혹은 외적의 갈등상황에서 이를 해결하기 위한 방어기제를 사용해 스트레스를 다루는 과정으로 파악하였다.

그러나 최근에 대처방식에 대한 논의는 전통적인 입장을 바탕으로 개인이 스트레스 상황에서 벗어나기 위한 제반 행동이라는 관점으로 진행되어 왔으며, 한 개인의 자원을 요청하는 것으로 평가되는 외적 혹은 내적 요구를 다루어 가는 과정이라고 보고 있다(차태경, 1998). 또한 스트레스의 대처란 개인이 자신에게 발생하는 어떤 문제를 해결하기 위해 노력하는 과정이라고 정의하고, 매우 급격한 변화 혹은 문제가 발생한 상황 하에서 대처방식이 발생한다고 하였다. 즉 이러한 급격한 상황의 변화는 개인의 일상적인 성격양식으로 대응하기 매우 어려운 불안, 절망, 죄의식, 수치감, 고통 등의 불안한 정서를 동반하게 되며, 개인은 이를 해소하기 위하여 보다 새로운 대응행동을 요구하게 되는데 이것이 곧 대처방식이라는 것이다(White, 1974).

또한 대처방식은 스트레스 요인 자체를 수정하거나 제거함으로써 스트레스에 대한 지각적 경험을 회피하고 통제하여 스트레스의 문제가 되는 특성을 중화시키는 것, 그리고 개인이 관리 가능한 영역 내에서 정서적인 안정을 유지하기 위한 문제해결을 시도하는 과정이라고도 보고 있다(서희주, 2003).

2) 대처방식의 유형

스트레스의 대처방식은 개인이 받고 있는 스트레스를 최소화하여 자신의 삶에 적응해 나가기 위해 행하게 되는 노력이라고 볼 수 있는데, 그 대처방식은 개인에 따라 다르게 나타난다. 많은 연구자들은 대처를 문제중심과 정서중심대처, 적극적 대처와 소극적 대처, 접근적 대처와 회피적 대처 등으로 구분하기도 한다. 이러한 구분들은 주로 대처노력의 능동성과 수동성을 근거로 한 분류이며 근본적인 차이는 없다. 대처 유형을 나누는 것은 쉽지가 않은데, 이는 문제의 유형이나 상황적인 맥락에 따라 동일한 대처가 상이한 의미를 지니거나 상이한 결과를 가져올 수도 있으며, 동일한 문제에 대하여 동시에 여러 유형의 대처 노력이 사용되기도 하고, 대처의 기능과 결과가 혼입되기도 하기 때문으로 보고 있다(김교현 외, 1994).

대처노력은 스트레스의 극복과정에서 일어나는 인지적 · 행동적 노력이라는 매우 이질적인 요소로 구성되어 있다고 보는 관점이 있으며, 이러한 관점에서 대처방식의 유형을 나누고 그 대처 유형에 따른 효과를 알아보는 것 역시 필요하다고 생각한다.

① 폴크먼과 라자루스(Folkman & Lasarus, 1986): 대처방식의 유형을 그 기능에 따라 두 가지로 나누어 보고 있는데, 스트레스와 관련되거나 스트레스로부터 일어나는 정서 상태를 조절하려는 노력을 정서지향적 대처(emotion-focused coping)라고 하고, 환경적 조건을 변화시키거나 장애를 일으키는 문제를 관리하려는 노력을 문제지향적 대처(problem-focued coping)라고 한다. 또한 선택되는 대처방식은 그 상황에 대해 내린 인지적 평가에 의해 결정된다고 보고 있다.

② 매튜니 외(Matheny et. al., 1986): 스트레스 사건의 발생 유무에 따라 예방적 대처(preventive coping)와 처방적 대처(combative coping)로 나누는데, 생활 적응을 통해 스트레스인이 되는 것을 피하거나 요구수준에 적응하는 것, 혹은 스트레스를 일으킬 수 있는 행동을 변화시키거나 혹은 대처 자원을 준비하는 것을 예방적 대처라고 하며, 스트레스인이나 증상을 감지한 후 가능한 개인의 자원을 정리하고 스트레스인을 완화시키거나 긴장을 줄이려는 노력을 처방적 대처라고 한다.

③ 김정희(1987): 대처방식을 문제중심적 대처, 정서 이완적 대처, 소망적 사고, 사회적 지지추구의 네 가지 요인으로 나누고 있다. 이를 다시 문제중심적 대처와 사회지지적 추구를 적극적 대처행동으로, 정서완화적 대처와 소망적 사고를 소극적 대처행동으로 구분하고 있다.

또한 스트레스의 대처방식은 개인의 성격특성이나 스트레스 사건의 특성에 따라 결정되는 경향이 있다. 외향성자는 능동적 대처를, 내향성자는 소극적 대처방식을 선택하는 경향이 있는데, 개인이 스트레스 사건을 통제 가능한 것으로 평가할 때 문제 중심 대처를, 통제 불가능하다고 평가할 때는 정서중심대처를 선택하며, 이때 이러한 대처방식은 적응적 가치를 갖는다고 본다(서희주, 2003).

우리나라 청소년의 스트레스 대처방식에 대한 연구를 보면, 고등학생의 스트레스 대처에 대한 자유응답에서, 소극적인 대처가 58%로 적극적인 대처보다 많았으며, 이러한 소극적인 대처의 내용으로서는 음악듣기, 괴로운 일 잊기 위해 잠자기, 시간이 지나기를 기다리기 등 회피적인 태도가 대표적으로 조사되었다(이경희, 1996).

3) 인지행동적 접근

인지행동적 접근 및 치료는 인지적 왜곡(cognitive distortion)을 시정하기 위한 정신치료의 일종으로서 방법적으로 인지적 및 행동적 치료기법을 병행 사용하는 것을 말한다(고경봉, 1995).

인지행동치료는 환자와 치료자 간에 적극적이고 지시적이며 협동적으로 이루어지는 단기정신치료의 일종이며, 치료자와 환자가 서로 환자의 문제해결을 위한 전략을 짜고, 그것이 효과적인지 평가하며 연습하면서 환자 스스로 문제해결을 시도하게 하는 치료방법이라고 볼 수 있다. 즉 환자가 자신의 인지적 왜곡과 비적응성을 발견하여 변형시키도록 돕는데 치료자가 적극적인 역할을 담당하는 일종의 학습경험이라고 볼 수 있다.

인지행동적 접근이 스트레스 대응전략에 사용되는 근거는 다음과 같이 볼 수 있다(고경봉, 1995).

① 스트레스 경험을 형성하는 데 개인의 인지양상과 능동적 역할이 강조: 이는 스트레스를 일으키는 실제 생활사건보다는 생활사건에 대한 주관적 지각이 더욱 스트레스 정도를 좌우할 수 있음을 의미한다.

② 스트레스반응을 결정하고 스트레스에 대응하도록 하는 데 인지과정이 중요: 개인에 따라 동일한 스트레스인자에 대한 반응이 다를 뿐만 아니라 개인의 인지과정이 스트레스에 대해 효과적으로 대응케 하는가 하면 비효과적으로 대응케 할 수도 있어서 나중에 심리적 및 신체적 장애를 야기시킬수도 있다.

인지행동적 접근의 목표는 일차적으로 스트레스 반응을 야기시키는 인지적 왜곡(잘못된 생각)을 발견하여 변화시키는 데 있으나 궁극적으로는 비적응성 가정, 즉 생활의 규칙(rule)을 발견하여 변화시키는 데 있다. 이는 환자를 치료(cure)한다기보다는 오히려 환자가 자신의 생활 및 일을 처리하는 데 보다 더 나은 대응전략을 개발시키도록 돕는 데 있다.

(1) 인지행동치료의 배경

인지행동치료에서 정신치료의 인지적 모형을 형성시키는 데 중추적 역할을 한 것은 Beck과 Ellis이다. Beck(1976)은 스트레스에 있어서 인지의 역할과 인지과정에 있어서 스트레스의 역할을 다루는 스트레스의 인지적 모형을 제시하였다. 이 모형에서 첫 번째 원칙은 인지적 상황의 구성은 외적상황 및 특정 반응들에 대한 지속적인 평가를 포함하는 능동적이며 연속적인 과정이라는 것이다. 그는 행동을 야기시키는 것이 상황 자체보다는 상황에 대한 인지적 구성이라고 보고 있다. 그러므로 인지의 내용이 행동을 지시하고, 동시에 스트레스가 인지적 구성과 기능을 붕괴시킬 수도 있다고 보았다.

Back의 모형에 있어서 인지적 접근은 스트레스에 대한 대응에 있어서 문제중심의 전략과 정서중심의 전략으로 구분되어 사용될 수 있는데, 문제중심의 인지적 전략은 스트레스지각을 변경시킬 수 있는 반면, 정서중심의 인지적 전략은 스트레스에 대한 주관적 반응이나 대응행동을 변경시킬 수 있다.

(2) 인지행동치료의 원칙

치료의 주된 초점은 부정적 인지 왜곡(잘못된 생각)이 되며, 이러한 인지왜곡의 근원은 비합리적인 믿음 또는 비적응성 가정(가설), 삶의 규칙(life schema)에 있다(고경봉, 1995).

비합리적 믿음(schema)은 흔히 초기 아동기에 확립되는데, 이는 개인, 가정, 종교, 사회, 문화, 법률이란 측면으로 구분되게 된다. 예를 들면 개인적으로는 '성공하기 위해서는 항상 완벽해야 한다.' 가정에서 또는 사회적으로는 '윗사람에게 항상 절대 복종해야 한다.' 법률적으로는 '훔치지 말라'는 등으로 표현될 수 있다. 이러한 비적응성 가정에 대한 믿음의 정도가 인지왜곡의 강도를 결정해 준다. 어떠한 외적 상황이나 사건이 특정 비합리적 믿음에 의하여 인지왜곡이 일어날 수 있는데, 예를 들면, 상사에게 불려가 야단을 맞을 때마다 '나는 무능하다.'고 인지왜곡을 보이는 환자에게 비적응성 가정은 '인정받기 위해서는 항상 완벽해야 한다.'라고 볼 수 있다.

이상적인 인지행동치료는 환자가 인지왜곡 이외에 비적응성 가정에 대해서도 대응하도록 하는 데 있다. 이처럼 비적응성 가정에 대한 대응이 이루어질 때 단순히 인지왜곡에 해해서만 대응하는 경우보다 변화가 더 지속적이고 더 강력해질 수 있다.

(3) 인지치료 과정

러시(Rush, 1984)는 인지치료의 과정을 다섯 단계로 구분하였다(고경봉, 1995).

① 환자 혹은 스트레스를 받는 사람이 그가 흔히 스트레스가 된다고 밝혀진 상황

에 대해 갖는 견해를 알아야 한다. 그 다음에는 자신의 상황에 대한 주관적 해석과 반대되는 객관적인 것, 즉 측정할 수 있는 진실을 가려낼 수 있어야 한다. 일단 환자가 상황의 객관적 요소와 주관적 요소를 구분할 수 있다면, 그는 주관적 견해를 평가하고 현실 검정하고 조정할 수 있다고 볼 수 있으며, 환자가 문제가 되는 생각들을 찾아내어 수량화하기 위해서 일기 또는 빈도 계산을 하는 형태로 자료들을 수집할 필요가 있다.

② 환자가 어떤 상황들에 대해 반복되는 지각을 알게 하여 그것을 교정의 대상으로 삼게 한다.

③ 이 단계에서는 이러한 반복되는 지각으로부터 일반화하여 환자가 여러 상황들에서 작동하는 이면의 가정과 믿음을 밝혀낼 수 있는데, 이러한 이면의 가정은 의식적으로 작용하지 않고 지각을 안내하는 역할을 담당한다.

④ 환자가 예상되거나 예상치 못하는 스트레스에 대해 능동적으로 특수 인지행동적 기술들을 선택해서 연습하도록 한다.

⑤ 이 단계에서의 치료는 새로운 이면의 가정들을 일반화하고 이 새로운 가정들을 스트레스 상황에 적용하는 것으로 종결된다.

(4) 일반적인 인지행동적 기술

가) 문제해결

스트레스를 받는 사람들은 당면문제가 무엇인지 정확하게 알지 못할 수도 있고 해결방법도 한 가지밖에 모를 수도 있다. 주릴라와 골드프리드(D'zurrilla & Goldfried, 1971)는 다음과 같은 문제해결 모형을 제시하고 있다(고경봉, 1995).

① 문제해결에 대한 일반적인 원칙을 알아야 한다: 환자는 일반적인 문제들을 정상적인 삶의 부분으로서 일반적인 문제들을 받아들이고 이것들을 인식하고 이들에 대한 문제를 풀수 있는 준비를 갖춘다.

② 문제를 정의하고 공식화한다: 환자는 문제의 모든 면들에 대해 정의를 내리고

문제해결의 목표를 정한다.

③ 대안들을 마련한다: 가능한 창조성을 고무시켜 여러 가지 해결책을 강구한다.

④ 대안을 선택한다: 각 대안의 유용성을 평가하여 환자 자신의 상황에 가장 적합한 대안을 선택한다.

⑤ 선택된 대안을 실행 후 평가한다: 대안이 선택되면 실천에 옮긴 후 결과를 평가하여 대안의 변경 여부를 정한다.

일반적인 문제해결방법은 자기통제훈련으로서 처음에는 일반적인 문제해결을 배우고 그다음에는 문제해결에 사용된 기술들을 특수한 문제들에 적용시킨다.

나) 가설검정

가설검정의 과정은 환자가 믿음을 진술하게 하고 치료자가 이 가설을 검정하기 위한 방법을 처방하고, 그리고 자료를 수집하도록 한다(고경봉, 1995).

인지치료에 있어서 일반적으로 공식화된 가설들은 자동적 사고(automatic thought) 및 비논리적 가정들과 관련되어 있다. 그러므로 치료자는 환자가 다른 사람들과 만날 때 일어나는 자동적 반응이 '그 사람이 나를 좋아한다.' 또는 '그 사람이 나를 좋아하지 않는다.'는 가설을 제안할 수 있다. 평가방법은 환자가 얼마나 자주 자신에 대한 타인의 반응에 관해서 의아하게 생각하는지를 관찰해 보는 것이다. 가설이 확인될 가능성을 높이기 위해서 사전에 충분한 자료를 얻을 수 있어야 하는데, 이렇게 수집된 자료들이 그 가설을 긍정적으로 뒷받침해 주는지, 부정하는지, 아니면 가설의 일부를 변경해야 하는지를 시사해 줄 것이다.

다) 자가평가

환자 자신이 일상생활 중에 일어나는 스트레스반응을 평가하도록 가르치는데, 이는 환자가 스트레스상황 전후 사건의 양상, 인지적 왜곡 및 비적응성 가정들을 찾아내게 하는 데 있다. 지나간 일의 전반적인 보고보다는 환자의 스트레스반응을 자세히 설명하게 하여 치료과정을 능률적으로 구성하게 한다. 환자가 스트레스사건 전후 느낌, 생각 및 행동을 기록하도록 하여 인지왜곡 및 비적응성 가정을 발견하게 할 수 있다. 이때 치료시간 중 환자의 기억에 의존하지 않도록 한다. 때로는 환자가 찾아낸 스트레스상황을 상상하게 해서 의식적으로 지각, 경험한 것을 보고하게 한다. 자가평가에 익숙해지면 환자가 상황변수, 즉 생각, 감정, 행동, 증상들 간의 관계를 알아볼 수 있도록 도와준다(고경봉, 1995).

라) 인지에 대한 도전

파괴적일 가능성이 높은 인지들 특히 절대론적 인지들에 대한 믿음에 상반되는 증거들을 환자의 과거 속에서 찾아냄으로써 논리적인 도전이 가능하다. 치료자는 환자의 말로부터 도전을 제안할 수 있는데, 예를 들면, '나는 항상 실패자다.'라고 말하는데 그러나 '지난번에 직장에서 불과 석달 만에 승진되어 월급이 인상되었다고 말하지 않았습니까?'라고, 일반적으로 처음에는 치료자가, 다음에는 환자가 도전을 하도록 한다(고경봉, 1995).

마) 대안의 제시

인지가 행동을 적응하는 방향으로 통제시킨다면 그 인지는 바로 자기교육이 된다. 그러므로 환자가 문제의 행동을 어떻게 처리할 것인지를 겉으로 혹은 속으로 구두표현 하게 한다. 그리고 바람직한 행동을 계속해나가도록 강화시키고 인정해주고 조정하도록 한다. 자기교육은 특히 어렵다고 지각되는 일들에 대해서 효과적이다. 어려움이 일 자체의 속성(새롭거나 복잡한 일) 또는 그 일에 대한 반응(공포의 대상에 대해 접근하는 경우) 때문인지에 관계없이 자기교육은 일반적으로 개인을 강화시키는 역할을 한다(고경봉, 1995).

바) 귀착(attribution)과 재귀착(reattribution)

귀착은 어떤 상황에서 환자가 자신의 역할에 관해서 정확하지 않거나 도움이 안되는 방향으로 결론을 내리는 것으로 인지치료의 주제가 된다. 예를 들면 '그것은 그저 운이었다.'라고 하면서 환자가 자신의 성공을 자기의 노력으로 받아들이지 않거나 '우리 팀이 진 것은 전적으로 나 때문이다.'라고 하면서 자기 권한 밖에 있는 사건에 대한 책임을 자신 혼자서 전적으로 지려고 하는 경우를 들 수 있다(고경봉, 1995).

지금까지의 연구에 의하면, 이렇게 원인을 귀착시키는 데 있어서 재훈련시키면 인지 및 행동을 변화시킬 수 있음이 시사되었는데, 일반적으로 재귀착의 경우 문제의 행동들을 개인적으로 통제할 수 있는 원인으로 귀착시키는 것이 바람직하다(Forsterling, 1986). 예를 들어 학업성적이 나쁜 것을 노력의 부족으로 돌리는 학생들은 개인의 무능이나 교수의 탓으로 돌리는 학생들보다 성적을 올릴 가능성이 더 크다.

켈리(Kelley, 1967)는 귀착형성에 중요한 변수 세 가지를 다음과 같이 제안하였다.

① 합의점(consensus): 자기 이외에 다른 모든 사람들이 자신의 귀착에 관해 동의하냐는 것이다. 즉 다른 학생들도 그 교수가 구제불능이라고 보느냐 하는 점이다.

② 일관성(consistency): 귀착이 어떤 상황에서도 항상 가능하냐는 점이다. 즉 그 교수는 어떤 한 가지에만 그런 것인지 아니면 항상 구제불능이라고 볼 수 있느냐는 것이다.

③ 공변화(covariation): 만약 귀착에서 문제의 행동들 중 하나를 변화시킨다면 따라서 결과가 변하느냐는 것이다. 즉 열심히 공부하면 성적이 올라가느냐는 것이다.

사) 사고를 통제하거나 억압하는 기술

단순히 지속적으로 일어나는 반복적인 사고들을 통제 혹은 제거하기 위해서 여러 가지 인지행동적 기술들이 개발되었다. 이런 기술들은 사고에 도전하거나 사고를 변경시키는 것은 아니다. 특히 이런 접근은 이미 도전을 받았음에도 불구하고 지속되는 강박적 사고들에 대해서 효과적이다(고경봉, 1995).

사고를 통제하거나 억압하는 기술들은 다음과 같다(Shetton & Levy, 1981).

① 사고를 중지시킨다: 환자가 원치 않는 생각을 스스로 큰 소리로 말하게 하고, 그다음에는 치료자가 환자의 말을 중단시키기 위해서 '그만' 또는 '중지'라고 말한다. 그러면 환자는 원치 않는 생각이 일어날 때마다 '그만' 또는 '중지'라고 말하게 된다.

② 고통스러운 생각을 더 강하게 반복적으로 경험하게 한다(implosion): 환자가 고통스러운 생각을 계속 반복적으로 경험하게 해서 그것이 더 이상 정서적 흥분을 일으키지 않도록 하는 것이다. 즉 이는 고통스러운 생각을 큰 소리로 반복시키거나 그런 생각의 내용을 설명하도록 하는 것이다. 소리의 반복은 일차적으로 구어적인 생각에 대해 효과적인 반면 내용의 설명은 반복되는 시각적인 상(image)에 대해서 더 효과적이다.

③ 벌을 준다: 원치 않는 생각이 일어날 때마다 환자가 경미한 벌을 받도록 한다. 벌을 주는 방법으로서는 실험실이나 치료실에서 치료자가 경미한 전기 충격을 줄 수 있고, 자기통제과정으로 환자가 자신의 손목을 탄력 붕대로 탁 치거나 소금을 한 모금씩 먹게 할 수도 있다.

④ 생각을 다른 방향으로 돌리게 한다: 환자가 문제가 되는 생각을 특정 장소(예: 의자)나 특정시간(예: 저녁 식사 전 반 시간 동안 문제가 되는 생각을 걱정하게 한다.)으로 돌리도록 한다.

⑤ 환경을 변화시킨다: 원치 않는 생각이 떠오를 때마다 방에서 나와 보거나 자신의 활동을 변화시켜 본다.

⑥ 귀찮은 일들을 해 보도록 한다: 문제의 생각이 떠오를 때마다 자기가 평소 하기 싫어했던 일(예: 마루를 닦거나 빨래)을 하게 한다.

⑦ 생각을 늦추도록 한다: 환자가 일정한 시간 동안 문제의 생각을 하지 않도록 생각을 늦추게 한다.

Chapter 02

중독

1. 중독(Addiction)의 개념

국제사회에서 약물 또는 물질의 남용이 문제로 인식된 것은 19세기경부터이다. 과거에는 중독이란 기분의 변화를 목적으로 술이나 기타 여러 가지 약물을 반복적으로 사용하여 결국에는 조절능력을 상실하는 것을 말하며, 이와 같은 약물에 중독된 약물의존자는 약물사용을 중단할 경우 고통스러운 금단증상이 뒤따라 계속해서 약물을 사용한다는 것이 약물중독의 개념이었다. 그러나 최근의 과학과 의학의 발달로 약물이 뇌의 기능에 미치는 생화학적 및 해부학적 약리작용의 규명으로 중독현상은 이들 남용약물들이 공통적으로 뇌에 작용하여 직접 · 간접적으로 정신력과 관련이 있는 집착, 강박, 재발들을 유발하는 일종의 질병이라는 인식이 확산되었다(이민수, 2005).

약물을 의학적 목적에 따라 사용하는 양, 복용횟수, 강도와 방법이 적절하면 이는 사용(use), 약물의 사용목적은 건전하지만 사용하는 양, 복용하는 횟수, 강도와 방법이 부적절한 경우 이것은 약물의 오용(misues), 약물을 원래의 목적과 다르게 의도적으로 사용하면 이것은 약물의 남용(abues)이라고 한다.

2. 중독의 증상

중독의 주요 증상은 다음과 같다.

① 집착(Pre-occupation): 집착은 약물의 사용으로 인해 중요한 사회적 · 직업적 활동시간이 줄어들고, 취미 생활도 포기하며, 약물을 구하여 사용하는 데 많은 시간을 할애하고 약물을 구하기 위해서는 자신이 해야 할 일을 뒤로 미루고 책임을 다하지 않는 상태를 말한다.

② 강박(Compulsion): 강박은 문제가 반복적으로 발생하고 좋지 않은 후유증이 계속 나타남에도 불구하고 자주 약물에 취해 있고, 약물을 지속적으로 사용하는 것을 말한다.

③ 갈망(Craving): 갈망은 코카인이나 암페타민 중독의 경우 신경유착(Synapsis)에 사용할 수 있는 도파민의 양이 모자라든가, 신경후엽 도파민 신경세포가 과도하게 예민할 때 느끼게 된다. 보상체계 내의 도파민 신경세포가 덜 보상된 상태이기 때문에 보상 느낌을 충족시키기 위해 신호를 보내는 것이다.

④ 부정(Denial): 부정은 알코올이나 약물에 중독된 사람들은 자신이 중독되었다는 사실을 인정하지 않는 것을 말한다. 자신이 결심만 하면 자신의 의지로 단주나 단약이 언제나 가능하다고 믿는다.

⑤ 내성(Tolerance): 내성은 알코올이나 약물을 반복 사용함에 따라 신체의존이 점점 강해지고 약물효과가 점차적으로 감소하여 동일한 효과를 얻기 위해 약물의 사용량이 증가하는 것을 말한다.

⑥ 교차내성(Cross-Tolerance): 교차내성은 약물구조나 작용이 비슷한 두 가지 약물 중 한 가지의 약물에 내성이 생긴 사람에게 투여한 일이 전혀 없는 다른 한 가지를 투약했을 때 내성이 나타나는 것을 말한다.

⑦ 의존(Dependence): 의존은 약물을 얻기 위한 강한 갈망이나 강박적인 행동반응을 보이는 심리적인 의존과 약물을 중단하였을 때 해당 약물에 특징적인 금단증상이 나타나는 신체적인 의존을 말한다.

⑧ 공동의존(Codependence): 공동의존은 중독자의 가족 구성원들 특히 배우자나 그 자녀들의 공통적인 행동 및 성향을 의미하는 것으로 이 용어에 대한 명확한 정의는 이를 사용하는 사람에 따라 각기의 다른 관점에서 사용하고 있기 때문에 보다 많은 연구를 필요로 하는 복잡한 심리학적 개념이다. 가족 구성원들로 하여금 그들 자신의 역기능적 행동에 초점을 맞추고 가족들에게도 치료되어야 할 무엇인가가 있다는 것을 의미한다.

3. 약물중독이 인체에 미치는 영향

약물의 의존으로 나타나는 변화에는 지각장애, 각성장애, 주의력장애, 사고력장애, 판단력장애, 대인관계의 장애, 운동능력의 장애가 있다. 개인의 차이나 남용 약물의 종류와 기간, 용량, 약물에 대한 만성화 여부, 개인의 내성, 마지막 사용 후의 경과 기간, 기대효과의 수준, 약물사용의 경위와 환경에 따라 약물의존의 반응은 다르게 나타날 수 있다.

약물의존이 인체에 미치는 영향은 대부분의 경우 건강이 나빠진다는 것으로 영양의 불균형과 부적절한 개인위생의 관리에서 기인한다.

4. 약물중독의 원인과 정신치료

1) 약물중독의 원인

약물을 남용하는 원인은 호기심, 친구와 어울리기 위해서, 자신의 위치를 평가해 보고 싶어서, 환각의 세계가 어떤가를 경험해 보고 싶어서, 주변 압력이나 개인적인 문제로, 가치 판단력이 결핍되어 주변 상황에 저항하는 수단으로, 허무와 권태로부터 향락을 추구하고자 하는 것 등 다양하다.

최근까지 약물의존은 개인의 의지의 약함을 이유로 알려져 왔으나, 1956년 미국에서 약물의존은 당뇨와 암과 같은 하나의 질병으로 밝혀짐으로써 약물의존은 병이라는 개념이 확산되기 시작하였다. 생물학적 측면에서 보았을 때 심리 · 행동적 약물에 신체가 반복적으로 노출되면 신체는 약물 성분에 적응하게 되고 어느 한계를 지나게 되면 약물은 신체의 기능을 위해서 없어서는 안 될 물질이 되는 것이다.

부모가 약물의존자이면 그 자녀는 그렇지 않은 부모의 자녀에 비해 약물의존자가 될 확률이 매우 높다. 친부모가 약물의존자인 입양아 연구에서도 그렇지 않은 아이에 비해 약물에 의존될 확률이 네 배가 높다고 한다(김성이, 2002).

심리학적 요인을 보면, 정신분석적 측면에서 정신역동적인 면을 강조하고, 성격면에서 약물의존자들의 성격이 일반인들과는 다르다는 것을 강조하고 있다. 약물에 의존하는 경우는 일반적으로 건강하지 못하고, 긍정적으로 삶을 풀어가지 못하는 사람들과 수동적이며, 문제해결능력이 부족한 사람들일 가능성이 높다. 약물에 의존하는 사람들은 다양한 원인에서 발생하는 인성결함을 지닌 사람일 가능성이 높다. 인성결함은 매우 다양하고 복잡한 원인에 의해 형성되지만, 대표적인 원인으로 문제와 갈등이 심한 가족관계, 건전한 모델의 결핍, 자녀에 대한 부모기대의 불일치, 그리고 심각한 애정결핍 등을 들 수 있다(이민수, 2005).

인간은 주위 환경과 상호작용하는 과정에서 일련의 발달단계를 통하여 인성을 조직하고 발전시키며, 태어나면서부터 거의 무의식적이고 비합리적인 욕구충족을 향하는 무의식적 충동에 의해서 압력을 받는다. 이러한 무의식적 충동은 성장함에 따라 사회화되며, 각 단계별로 충족되거나 통제되어야 할 욕구가 있는데, 이러한 욕구를 불충분하게 충족하였거나 통제하지 못한 사람들은 약물을 남용할 가능성이 커지게 된다.

약물의존자는 수줍음이 많고, 소외되어 있으며, 참을성이 없고, 쉽게 자극에 흥분하며, 지나치게 예민하고, 좌절 · 불안 · 의기소침하며, 욕망의 즉각적인 만족을 추구하고 성적으로 억압되어 있는 특징을 가지고 있다.

약물남용의 심리학적 이론들 중에는 심리적 병리, 결함, 부적절성의 개념에 의존하는 이론도 있는데, 이는 개인의 정서적 · 심리적 삶에는 그들을 약물에 매료시키는 뭔가가 잘못된 것이 있다는 것이다.

약물의존자는 약물을 '현실로부터의 도피'로 삶의 문제를 회피하고 약물을 통한 만족감에 도취하고 현실에 대한 무관심 속으로 은둔하는 수단으로 사용한다. 약물을 사용함으로써 삶의 문제를 얼마동안 피할 수 있게 해주지만 문제는 해결되지 않고 가려질 뿐이며 약물사용 그 자체가 보다 많은 다른 심각한 문제들을 생성해 낼 수 있다.

한편 사회적 측면에서 논의가 되고 있는 주요 요인은 개인의 특성이 아니라 개인에게 놓여 있는 상황, 사회관계 또는 사회구조이다. 사회적 행동을 배우고, 수용을 얻는 방법으로 개인은 집단에 참가하고 동료들의 행동에 대처한다. 그러므로 동료집단의 압력은 개인의 자기개념과 방향 및 행동에 명백한 영향을 미친다. 약물의 사용은 집단에서 소외되지 않기 위한 필요조건이 되며 어떤 관점을 가지고 세계에 반응하는가에 대한 개념을 세우고 유지시키는 데 도움을 주기도 한다.

2) 정신치료

정신치료(Psychotherapy)는 19세기 말 오스트리아의 정신과 의사인 프로이트(Freud)에 의해 만들어진 정신분석학(Psychoanalysis)의 이론에 근거하여 발전하여 왔으며, 세 가지의 중요한 점을 밝히고 있다(이민수, 2005).

① 인간의 정신에는 우리가 항상 인지하고 있는 소위 의식이라는 것 이외에도 평소에는 잘 모르거나 잊어버리고 있지만 특별한 경우에만 그 존재를 알 수 있게 되는 무의식이 존재한다.

② 인간의 무의식을 구성하는 요소 중 가장 중요한 것이 역동이라는 두 가지로 분류된다.

③ 인간의 정신을 구성하는 중요한 세 가지 요소로서 자아(Ego), 초자아(Superego), 원초아(Id)라는 독자적인 정신구조가 존재한다.

이후 정신분석이론가들에 의해 인간의 행동을 결정 짓는 요소로서 방어기제라는 것이 매우 중요하다는 사실이 강조되었으며, 최근에는 인간 사이의 상호관계를 중시하는 대상관계이론이 정신분석학 이론에 많은 영향을 주고 있다.

정신치료란 정신과적 치료방법 중의 하나로서 심리치료, 상담치료 등으로 알려져 있으며, 정신치료는 자발적인 치료의 시작으로부터 이론적인 배경이 바닥에 깔려 있어야 한다. 아무리 좋은 치료방법만으로 모든 환자에게 효과를 기대할 수는 없으며, 중요한 점은 얼마나 환자 스스로에게 치료의 동기를 강화하여 치료받을 수 있도록 하느냐 하는 것과 가장 적합한 치료방법을 찾아 주는 것이다.

5. 재발 및 재발의 예방

1) 재발

재발이란 질병에 걸려서 치료를 받아 분명히 회복된 이후에 병의 증상이 다시 나타나는 것을 설명하는 의학적인 용어이다. 감기가 재발하듯이 알코올중독이나 약물중독도 재발할 수 있다. 중독의 한 부분으로 약물을 끊거나 조절해서 사용해보려고 하는 지속적인 열망이 있지만 성공하지 못하고 있는 상태 또는 한두 번 정도만 성공하고 있는 상태를 말한다.

재발은 주로 회복의 초기에 일어나며, 일찍 일어날수록 그 예후가 좋다고 한다. 치료과정에서 확실한 기초가 다져 완전히 회복되었던 후에 재발이 일어나는 사람은 재발이 되었더라도 결국은 성공적으로 회복하게 된다. 재발은 실패가 아니라 어떻게 성공할 것인가를 배우는 과정이라고 할 수 있다. 즉 재발은 약물남용의 생활로 되돌아가는 것이 아니라 그 생활로부터 빠져나오는 것이 얼마나 어려운 것인가를 학습하는 계기가 되는 것이다.

2) 재발의 원인

회복을 저해하는 태도나 행위를 사전에 알아두고 재발을 유발하는 상황을 파악하여 회복을 방해하는 시점을 경고하는 재발경고(Relapse Alert)를 알아차리는 것이 중요하다(이민수, 2005).

① 자기기만(Denial): 자신의 잘못된 행동이나 병에 대하여 부인하고, 책임을 회피하며, 합리화, 자신을 정직하게 평가하지 못할 때 나타난다.

② HALT: 굶주림(Hunger), 분노(Anger), 외로움(Loneliness), 피로감(Tiredness)은 재발을 일으키므로 이들에 대한 대비가 필요하다.

③ 부정적인 감정: 분노, 배은망덕, 자기연민, 비관, 조급함, 좌절 등과 같은 태도들은 회복을 저해한다.

④ 비현실적인 기대: 단주 · 단약의 가능성에 대해 너무 빨리, 너무 많은 기대를 하면 실망과 분노를 일으켜 재발을 하게 된다.

⑤ 잘못된 회상: 재발에 선행하는 필수적인 상태는 고립(Isolation)이다. 회복이 잘 되어가는 것 같으면 옛날에 같이 술 마시던 친구들을 멀리하는 것이 바보같이 느껴지고 너무 조심하는 것이 아닌가 하는 여유가 생긴다. 그 여유는 언제나 재발할 수 있다는 위험을 가지고 있다.

⑥ 자만심: 회복의 과정에 있는 사람들은 욕구가 없어졌다고 하지만 많은 회복과정의 사람들은 그리워한다고 한다. 그 충동이 심할 경우 꿈에서까지 나타나며, 자만심을 보일 수 있다.

⑦ 옛 추억: 과거의 약물 관련 낭만을 떠올리면 나쁜 기억들은 사라지고 멋진 날로 둔갑한다. 과거에 몰입하게 되면 빠져나오기가 힘들어진다.

⑧ 책임의 전가: 현재든 과거든 간에 자신의 문제에 대한 책임을 다른 사람이나 다른 어떤 것에 돌리려 하며 자신의 인생에 대한 책임을 스스로 지려 하지 않는 것이다. 자신의 인생을 스스로 포기함으로써 다시 무책임한 중독의 행동을 하게 되는 것이다.

3) 재발을 불러일으키는 상황

회복 중인 사람들에게 재발을 일으키는 상황은 그 자신이 스스로 만드는 것이 아니고 생활이 그렇게 만들어 간다. 어떤 생활은 재발까지 가지는 않지만, 그 사람의 방어능력을 약화시키므로 유일한 방어는 영원히 경계하는 것이다(이민수, 2005).

① 나쁠 때: 배우자, 자녀, 사랑하는 사람의 죽음, 실직, 자연재해(화재, 홍수 등의 삶의 터의 유실), 감기나 암과 같은 질병 등이 실수(Slip)를 유발한다. 이때는 언제든지 후원자에게 연락할 수 있어야 한다.

② 좋을 때: 일반적으로 사람들은 일이 나쁠 때만을 경계한다. 그러나 유산을 상속받거나, 결혼, 취직 또는 승진 등 일이 잘되어 갈 때는 조심성을 잃어버리는 경우가 많다.

③ 이정표(획기적인 사건): 단주 · 단약 30일, 6개월, 1년, 5년 등은 축하할 만한 일이다. 그러나 이것도 역시 신호가 될 수 있다.

④ 연휴: 휴가 기간에는 통상지지 시스템으로부터 멀리 떨어져 있기 때문에 재발할 좋은 기회가 된다. 휴가지의 선정이 중요한 문제이다. 초기에는 회복자를 대상으로 하는 수용시설이나 모임을 선택하고 후기에는 단주 · 단약을 할 수 있는 휴가지를 선정하고 후원자 집단 친구들과 함께 휴가를 보낸다.

⑤ 새로운 변화: 새로운 직장으로 옮기거나 전에 있던 직장을 떠나면서 생기는 관계들, 업무를 바꾸거나 이사를 하는 것 등이 재발의 위험을 초래한다.

⑥ 지루함: 초기의 회복과정이 지나가서 회복작업과 관계가 인정되면 중독자는 옳지 않은 흥분을 그리워하게 된다. 이러한 흥분이 주는 쾌감을 갈망한다.

⑦ 질병이나 신체적 이상: 두통, 치통, 상처, 수술, 기타 신체적 고통이 있으면 음주를 하거나 약물복용을 시작하게 된다. 이런 것들이 재발과도 관련이 있다. 걱정이나 우울증이 질병을 유발하기도 한다.

⑧ 예기치 않은 노출: 청소를 하다가 감추어두었던 술병을 발견하거나, 집으로 가는 버스에서 전에 같이 약물을 하던 친구를 만난다. 이러한 우발적인 사건들에 대한 대비책이 없다면 재발할 수 있다.

⑨ 기타 요인들: 테이블 위에 쏟아진 설탕, TV 광고에서 본 시원한 맥주, 마약주사를 놓으면서 듣던 음악들, 버번이나 맥주에서 나는 퀴퀴한 냄새, 같이 코카인을 흡연하던 여자들이 쓰던 향수의 냄새, 비알코올성 맥주나 포도주, 럼주향을 낸 아이스크림, 맥주와 함께 먹는 땅콩 맛, 설탕 알맹이나 가죽옷 또는 매끈매끈한 거울표면의 촉감, 이러한 것들이 약물에 대한 갈망을 끌어낼 수 있다.

4) 재발의 신호

재발은 우연히 일어나지 않으며, 회복의 초기에는 다음과 같은 경고신호에 신속하게 방지대책을 세워야 한다(이민수, 2005).

① 변명이 지능적으로 되어갈 때: 자신의 잘못된 행동(왜 모임에 늦었는지, 일주일 내내 왜 귀가 시간이 늦었는지, 업무보고가 왜 지연되었는지 등)에 대해 합리화하거나 장황하게 설명한다면 재발이 일어날 순간에 와 있다.

② 길거리에서 공황상태: 길거리뿐만 아니라 아무 장소에서도 불안, 공황장애가

일어나고, 자살충동, 강박적 행동, 먹는 습관 등의 생활습관이 통제 불가능해지면 즉각적인 주의가 필요하다.

③ 무책임: 책임을 회피하고, 해야 할 일을 하지 않는다든가 자신이 하는 일에 관심이 없다.

④ 규칙위반: 사후관리를 위해 세워 놓은 규칙들을 지키지 않고, 약물남용방지를 위한 처방을 망각한다. 옛날에 자주 가던 장소를 피하지 않고 실수를 해도 고치려 하지 않고 검사도 받지 않는다.

⑤ 해이해짐: 한 주일에 두 번씩 후원자를 만나다가 갑자기 2주 이상 그냥 지나간다.

⑥ 잘못된 사고: 술집에서의 행동을 그리워하고 정말 알코올이 자신의 문제의 원인이었을까를 반문한다.

⑦ 남겨둔 낙하산: 옛날의 잘못된 생활을 기념하는 표시로 술 판매상이나 약물 공급자의 전화번호를 남겨둔다.

⑧ 땅 짚고 헤엄치기: 프로그램을 충실하게 따르는데도 날이 갈수록 더 나아지는 기미가 없고, 6개월 이상 1년까지의 사이에 진전이 없다면 치료가 끝났어도 다시 전문가의 도움을 받아야 한다.

⑨ 자신을 학대하기: 목욕하기, 양치질, 이발, 빨래하기, 병원 가기 등을 잊어버리고 다음에는 단주 · 단약 하는 것을 잊어버리게 된다. 위생청결에 소홀하게 된다는 것은 재발을 의미한다.

⑩ 다른 약물로 대체하기: 알코올은 어쩔 수 없이 끊는다고 하여도 담배나 다른 것을 대신하면 어떤가? 코카인에 중독이 되었어도 알코올 문제가 없을 수 있다. 그러니 사교적으로 술을 좀 마시는 것이 무슨 문제가 되겠는가?

⑪ 부정: 위에 설명한 행동들 중에 어느 하나에 해당하면 재발은 필연적이다. 이런 것을 받아들이지 않고 알코올 · 약물중독의 문제가 없고 단주 · 단약 중이라고 하는 것이 부정의 양식이다. 부정은 알지 못하는 사이에 오랜 기간 서서

히 나타나 지속될 수 있으며, 정교하고 은밀하게 이루어질 수 있는 것이다. 회복을 위해서는 이러한 부정이 다루어져야 하며, 중독자라는 자신의 상태를 받아들여야 한다.

Chapter 03

도박중독

1. 도박의 개념 및 이해

도박이란 불확실한 결과에 기대어 금전 및 재화를 걸고 참여하는 활동으로 놀이인 동시에 재정적 위험 부담을 가지는 행위를 말한다(Caillois, 1994).

한국마사회(2004)는 도박을 불확실한 미래 사건의 결과에 기대어 가치(금전, 현물 등) 있는 어떤 것의 이전에 자발적 참여 행동으로, 놀이로 인식되는 재정적 위험 부담 행위라 일컬었다.

도박중독이란 도박으로 인해 본인, 가족, 대인관계의 갈등과 재정적, 사회적, 법적 문제가 발생하고 있음에도 불구하고 본인의 의지로 도박 행위를 조절하지 못하는 것을 말한다.

2. 도박중독자의 개념 및 이해

DSM-5에서는 비물질-관련 장애(Non-Substance-Related Disorder)로 도박장애를

포함하고 있다. 도박장애(Gambling Disorder)는 노름(Gambling)이나 도박을 하고 싶은 충동으로 반복적 도박을 하게 되는 경우로 병적인 도박증(Pathological)이라 하기도 한다. 도박장애는 12개월 동안 다음 중 4개 이상 항목에 해당하는 도박행동이 지속적·반복적으로 나타나 사회적·직업적 부적응을 초래할 때 진단된다(권순군, 2017).

① 원하는 흥분상태에 도달하기 위해 점점 더 많은 액수의 돈을 가지고 도박을 하려는 욕구를 가진다.

② 도박을 줄이거나 중단하려고 할 때 안절부절못하거나 신경이 과민해진다.

③ 도박을 통제, 줄이거나 중단하려는 노력이 실패로 돌아간다.

④ 도박에 집착한다(예: 과거 도박경험을 떠올리고, 차후 돈을 걸었을 시 승산을 예상, 계획하고, 도박을 통해 돈을 벌 수 있는 방법을 생각한다).

⑤ 정신적 고통(예: 무기력, 불안, 우울, 죄책감)을 느낄 시 도박을 하게 된다.

⑥ 도박으로 돈을 잃은 후 만회하기 위해 다시 도박판으로 되돌아간다.

⑦ 도박에 빠져 있는 정도를 숨기기 위해 거짓말을 한다.

⑧ 도박으로 인해 대인관계, 직업, 교육, 진로의 기회를 위태롭게 하거나 상실한다.

⑨ 도박으로 인한 절망적 경제 상황에서 벗어나기 위해 타인에게 돈을 빌린다.

도박장애를 지닌 사람들은 도박을 하면서 스트레스, 고혈압, 소화성 궤양, 편두통 등과 같은 질병을 나타내기도 한다. 이들 중에는 알코올 남용, 마약 남용, 기분장애, 반사회성 성격장애, 자기애성 성격장애, 경계선 성격장애를 가지고 있을 비율이 높다. 또한 도박장애로 치료를 받는 사람 중 20%가 자살을 시도한 적이 있다고 보고되었다.

3. 도박중독의 이해

1) 정신역동적 관점

정신역동적 관점에서는 도박장애를 오이디푸스 갈등과 무의식적 동기로 설명하고 있는데, 공격적 · 성적에너지를 내보내려고 하는 욕구가 무의식적으로 대치되어 도박행동으로 나타난다고 보고 있다.

정신분석학자인 Bergler는 현대 도박중독 진단기준이 마련되기 이전인 1957년, 자신의 저서 「도박의 심리학(The psychology of Gambling)」에서 도박중독자에 대해 다음의 여섯 가지 특징을 기술하였다(권순균, 2017).

① 정기적으로 도박을 한다. 양적 요소가 중요하기는 하지만 그 규모 역시 무시할 수 없다. 알코올중독과 같이 도박자가 과도하게 도박을 하는 시점을 파악하는 것이 중요하다.

② 도박이 다른 흥미 가운데 우위를 점한다.

③ 지속적인 패배 경험에도 낙관주의를 유지한다.

④ 자신이 돈을 따는 한 도박판을 떠나지 않는다.

⑤ 처음에 신중하겠노라고 약속하였음에도 불구하고 종국에는 위험을 감수한다.

⑥ 도박의 스릴에 대한 주관적 경험을 가지고 있다. 계속해서 열광적으로 추구하는 것, 그것이 바로 감각, 즉 '스릴에 대한 갈망'이다.

(1) 애착이론

애착이론은 '어린 자녀와 양육자 사이에 형성된 지속적인 애착 관계의 본질과 추이'에 대한 관심으로 시작되었는데, 어린 시절 애착형성은 심리발달에 매우 중요한 요소이며, 이 시기의 손상은 성인이 되어 증상을 촉발한다고 보고 있다. Flores는 중독이 애착장애에서 발현된 것이라 보고 있는데, 그는 '비효율적 애착 유형을 극복하지 못함으로 인해 개인들은 자신의 결함을 채우려는 보상적 행동인 중독 행동들에 취약해진다.'라고 말한다. 즉 타인과의 친밀감을 느끼기 어려워하며, 불안정한 애착관계를 형성한 사람은 애착능력의 손상으로부터 기인한다고 볼 수 있고, 이들은 개인의 취약성 때문에 강박행동과 물질에 대한 남용(알코올, 도박 등)을 애착욕구 결핍을 대체하고자 한다(권순군, 2017).

(2) 대상관계이론

중독자는 현실의 고통과 괴로움에서 벗어나기 위해 대상(도박, 게임, 쇼핑, 마약, 알코올, 흡연 등)에 집착하는 것은 대상관계이론의 중간대상(transitional object)이론으로 설명할 수 있는데, 유아의 건강한 정서적 발달을 위해서는 부모의 적절한 돌봄이 필요하다. 유아에게 적절한 정서적 돌봄을 제공하기 위해 엄마는 최선을 다하겠지만, 유아의 모든 정서적 욕구를 충족시켜주는 것은 불가능하다. 유아는 엄마에 의해 채워지지 않는 정서적 욕구를 채워야 하는 상황에 노출이 되고, 엄마를 대신 할 대상물을 찾게 된다. 이와 같이 유아가 선택할 대상물을 중간대상이라고 명명하고 유아가 엄마를 대신할 대체물을 찾는 현상을 중간현상(transitional phenomena)이라고 부른다. 유아가 선택한 중간대상물은 인형이나 담요 등이고 대상은 유아에게 매우 중요한 의미를 갖게 되며 대상 부재 시 심리적 안정을 제공하게 된다.

대상관계이론에서 유아의 건강한 정서적 발달을 위해서는 엄마의 적절한 돌봄이 필요하다. 그러나 돌봄의 부재 시 유아에게 심리적 불안을 야기해 정신병리 증상을 일으키게 된다. 즉 대상관계이론 관점에서 보면 인간은 중요한 대상으로부터 돌봄(칭찬, 위로, 사랑 등)을 통해 성숙한 인격으로 성장하고 부재 시 정서발달에 문제가 발생되어 심리적 불안을 일으키게 된다.

그렇지만 현실에서는 완벽한 돌봄을 받는 것은 어려운 일이며, 현실 속에서 중요 대상의 돌봄 결핍으로 불안을 해소하기 위해 인간은 지속적으로 돌봄의 대체물인 중간대상을 찾게 되는 것이다. 유아 시기에는 중간대상물이 인형이나 담요로 한정되지만 성장과정에서 관심 영역과 활동이 확장됨에 따라 다양한 대상물들을 찾게 되며, 돌봄 결핍으로 인해 찾게 되는 대상물은 사물뿐만 아니라 유·무형의 행위도 될 수 있다. 중독자 가운데 중간대상의 대상물로 도박 행위를 선택한 사람을 도박중독자라 할 수 있다.

2) 학습이론적 관점

학습이론적 관점에서는 도박장애를 모방학습과 조작적 조건형성으로 설명한다. 병적 도박자 대다수는 어렸을 때 부모, 형제, 친구와 놀이로 도박을 하다가 도박행동이 시작되었다고 보고 있다. 즉 도박행동은 모방학습과 도박에서 돈을 따는 과정에서 느끼는 흥분이 도박행동을 계속하게 하는 정적 강화물이 된다. 돈을 잃는 데도 도박을 지속적으로 하는 이유는 간헐적으로 돈을 따는 강화경험 때문으로 보고 있다.

특히 어떤 행동이 가장 집요하게 계속되는 경우는 일정한 방식으로 보상이 주어지기보다는 도박의 경험처럼 간헐적으로 예측할 수 없도록 보상이 주어지는 경우이다. 그러므로 즉시적인 강화물이 주어지는 슬롯머신, 카지노가 병적 도박을 유발할 가능성이 더 높다.

3) 인지치료적 관점

병적인 도박자들은 인지적 왜곡을 가지고 있어 돈을 따게 될 주관적 확률을 객관적 확률보다 더 높게 평가한다. 즉 자신의 능력과 운이 게임에 작용하여 자신이 돈을 딸 확률이 높아진다는 비현실적 낙관주의에 빠져들게 된다. 또한 비합리적 생각은 돈을 지속적으로 잃었기 때문에 불운이 끝나고 보상할 수 있는 행운이 올

것이라는 믿음이 있다. 이러한 비현실적인 생각과 인지적 왜곡으로 그들을 도박장애에서 벗어나지 못하게 하고 있다.

도박중독자들은 도박중독 수준이 심각할수록 외재적 동기, 즉 금전의 이윤을 추구하는 동기가 강하여 도박문제를 악화시킨다고 보고 있다. 도박중독자들에게는 금전동기, 회피동기, 흥분동기가 결합하여 상승반응을 일으켜 불확실한 게임에 극단적으로 선택을 하게 만든다. 치료를 위해서는 인지적 오류와 비합리적 신념을 수정하는 것이 필수적인 요소이며, 해결되지 않은 정서적 문제를 인식하고 수용해야 한다(이흥표, 2002).

4. 도박중독자의 특징

1) 도박중독과 동기

도박행동에 대한 동기는, 친구들과 어울리는 것이 좋아서, 돈이 필요해서, 자신이 배팅한 것이 옳았다는 것을 확인하고 싶어서, 이기고 싶어서, 배팅 후 느껴지는 긴장감이 좋아서, 그냥 지금 생활로부터 벗어나고 싶어서 등이었으며, 이외에도 동기는 다양하다(이홍표, 2002).

도박중독자는 원하는 흥분상태에 도달하기 위해 지속적으로 액수를 늘려 도박하려는 욕구가 강하다. 쾌락을 추구하기 위해 도박에 몰입하는 것을 흥분동기라고 하는데 도박중독자는 이러한 흥분동기를 경험하게 된다. 그들은 장기간 알코올 사용으로 형성된 내성으로 인하여 더 많은 알코올을 사용해야 효과가 나타나는 것처럼 도박도 원하는 흥분에 도달하기 위해 더 높은 금액을 베팅하게 된다.

2) 도박중독의 위험요인

(1) 연령

어린 나이에 도박을 접하는 것은 삶에서 도박중독에 빠질 위험성을 증가시키고 성인에 비해 심각한 피해를 끼친다.

우리나라의 경우 도박문제로 상담을 받고 있는 사람들 중에 가장 많은 연령대가 30대로 전체의 40.5%를 차지하고 있다. 그 다음이 40대(21.4%), 20대(21.3%), 50대(10.3%), 60대(4.0%), 10대(2.0%) 순으로 조사되었다(한국도박문제관리센터, 2014). 최근 10대, 20대의 문제성 도박자가 증가추세에 있다는 것인데, 그들은 컴퓨터나 모바일을 통해 인터넷 활용이 익숙하기 때문에 인터넷 도박에 빠져들 수 있다.

(2) 성별

남성이 여성에 비해 도박에 더 많이 노출되고 도박 관련 문제에 취약할 것이라는 것이 일반적 견해이다. 선행 연구를 보면, 도박을 경험한 빈도는 남성(81%)이 여성(70%)보다 높으며, 문제성 도박 수준이 남성에 비해 여성이 낮았고, 여성보다 남성들이 도박을 더 좋아한다는 결과가 있다(권순군, 2017). 우리나라도 한국도박문제관리센터에서 도박문제로 상담을 받은 대상자들을 분석한 결과 전체 대상자 중 남성이 94%, 여성이 6%로 남성이 압도적으로 많았다(한국도박문제관리센터, 2014).

(3) 유전적 요인

미주리대학 유전역학연구소 슬럿스케(Slutske, 2010)의 연구를 보면, 호주의 쌍둥이를 대상으로 병적 도박과 유·소아기 환경의 유사성을 인터뷰로 평가하고 병적 도박의 유전적 및 환경적 위험인자에 성별 차이가 있는지 조사하였는데, 남녀를 불문하고 병적 도박에는 유전적 영향이 관여한다고 보고하고 있다. 그의 연구를 보면, 유전적 영향으로 도박문제에 빠질 가능성을 49.2%로 추정하고 있다(권순군, 2017).

(4) 가족과 환경

도박문제를 가지고 있는 어린이 · 청소년의 공통적인 원인은 도박에 대한 부모의 태도와 도박행동을 따라하는 것이었으며, 어떠한 환경에 노출되었는지에 따라 도박문제의 심각도는 달라진다고 볼 수 있다.

(5) 충동성

충동성은 도박중독 요인 가운데 하나로서 DSM-Ⅳ에서는 병적 도박을 충동조절장애로 분류하고 있다. 도박중독자는 사고의 왜곡과 도박이 주는 흥분 · 스릴에 집착하는 경향이 있다.

도박중독자의 충동성은 어린 시절 충동적 행동과도 관련이 있다는 연구결과도 있다. 그 연구는 어린 시절 충동적 행동을 보인 그룹과 부끄럽고 우울한 행동을 한 그룹을 비교하였는데, 7세 때 충동적 행동을 보인 아이는 충동적 행동을 보이지 않는 아이에 비해 성인기에 도박문제를 일으킬 확률이 3.09배 높았다.

초기 청소년기(11~15세) 충동성 발달 유형이 19세 이후 도박문제와도 관련이 있는데, 선행연구를 보면, 높은 충동발달을 보인 사람은 문제성 도박에 빠질 확률이 두 배가 높았다. 이처럼 청소년들의 충동성 발달을 조절하는 것이 성인기 이후의 도박문제를 예방하는 데 도움이 될 수 있음을 알 수 있다(권순군, 2017).

(6) 부정적 정서

문제성 도박자들의 재발과 관련된 수많은 변수들 가운데 핵심 요인들은 인지왜곡, 부정적 정서, 역기능적인 관계, 환경적 도박 요인이었다. 문제성 도박자들이 겪게 되는 부정적인 정서들은 우울과 불안, 죄책감과 수치심 등이 있으며, 흡연이나 알코올, 그리고 기타 약물들을 남용하거나 의존하게 한다.

도박행위에 몰두하고 있는 도박자들에게는 필연적으로 발생하게 되는 것이 재정과 사회적 관계에서의 문제인데, 도박으로 쌓여가는 빚을 청산하기 위해 지속적으로 도박에 몰두하게 되는 악순환이 반복된다. 감당할 수 없게 된 빚은 가족들을 비롯한 사회적 관계망을 망가뜨리고 사회적 단절을 야기하게 되는데, 이로 인한 문제성 도박자들은 가족에 대한 죄책감, 우울, 불안, 자신에 대한 수치심 등으로 괴로움을 겪게 된다.

사회적 단절로 생기는 외로움은 도박의 유발요인 중 하나로서, 남성들은 외로움을 잊기 위해 도박에 빠져들었고, 여기에는 과도한 흡연과 알코올 소비가 동반되기도 한다. 도박중독의 증상을 겪고 있는 도박자들이 도박을 대체할 수 있는 사회적 활동이 전무하다고 볼 수 있는데, 치료프로그램을 통하여 도박행위에서 벗어나려 할 때 문제가 되는 것이 치료 이후 도박을 하지 않음으로 생기는 시간을 대신할 사회적 기술과 관계 등을 갖고 있지 못하다는 것이다.

5. 치료

도박장애는 다양한 원인만큼 치료법도 다양하게 제시되고 있다. 그러나 도박장애는 치료가 어렵고 재발률도 높다.

1) 도박중독자의 치료단계 및 변화과정

도박중독자의 치료단계 및 변화과정을 보면, 전숙고, 숙고, 준비, 실행, 유지 및 종결 단계로 이루어져 있다(권순군, 2017).

① 전숙고단계: 타인의 개입을 받아 치료를 시작하게 되거나 치료 전 개입이 이루어진다.

② 숙고단계: 문제를 인식하고 해결책을 고려하나 구체적인 실행계획은 결여된 상태이다.

③ 준비단계: 문제를 인식, 변화계획을 고안 발전시킨다.

④ 실행단계: 변화계획 중 성취한 것을 통합하고 재발을 예방하는 과정이 포함된다.

⑤ 유지 및 종결단계: 재발을 방지하기 위해 노력하고, 성과를 공고히 하는 단계이다.

많은 사람들이 위에 제시한 다섯 단계의 순서대로 진행되는 것은 아니며, 대부분의 사람들은 행동변화과정에서 단계의 퇴보(regression)를 경험하기도 한다. 퇴보란 현재의 단계에서 더 이전 단계로 재발(relapse)한 형태이며, 실행단계나 유지 및 종결단계에서 그 이전 단계로 돌아가는 것을 말한다. 재발은 행동변화 과정에서 나타나는 일반적 현상이며, 대부분 숙고단계나 준비단계로 퇴보하게 된다.

2) 도박중독자의 치료

(1) 정신역동적 치료

정신역동적 치료는 도박에 빠져들게 하는 무의식적 동기에 대한 통찰을 유도함으로써 도박행동을 감소시키고자 하는 치료이다. 주요 기법으로는 정신분석(자유연상, 전이의 해석, 아동기 탐색), 대상관계 치료, 개인 · 집단치료가 있다. 그러나 도박문제를 어떻게 다루는지에 대한 설명이나, 도박자에 맞춘 정신역동적 치료접근이 개발된 것은 없다.

(2) 행동주의적 치료

행동주의적 치료는 도박장애의 치료를 적용하는 데 학습이론을 기반으로 하고 있다. 도박에 대한 매혹을 제거하고 혐오감을 형성시켜 도박을 멀리하게 만드는 조건형성을 사용하는 것이다. 주요기법은 사회기술훈련(자기주장훈련, 금전관리), 부정적 정서 대처 기술(분노, 스트레스), 자극통제, 반응억제 노출훈련 등이 있다.

(3) 인지치료

인지치료에서는 도박과 관련된 사고 · 행동 · 정서 간의 관련성과 사고과정에 대한 인식을 증진시키는 것이다. 과도하게 도박을 하는 이유를 우수한 도박기술이나 결과에 대한 통제력을 가지고 있다고 여기는 것, 행운이나 다른 요인과 관련된 미신, 손실을 깎아내리면서 승리에 대한 기억을 더 많이 하게 하는 기억의 오류들과 같은 역기능적 인지 때문으로 보고 있다.

치료과정은 도박과 관련된 잘못된 생각들을 이끌어내고, 그 사고들이 타당한지 의문을 제기하고, 교육, 토론, 행동실험을 통해 올바른 정보를 전달하여 인지적 재구조화를 시도한다.

약물치료의 경우 크로피라민이나 세로토닌 억제제가 병적 도박에 효과적이라는 주장이 있다. 도박장애의 심각성이나 자살에 대한 위험성이 있을 경우 입원치료도 고려해야 한다.

3) 도박중독자 자조 집단 치료

단도박 모임은 병적 도박자가 도박을 극복하도록 돕는 자조집단(self-help group) 모임이다. 같은 문제로 고민하는 사람들의 모임이기 때문에 거부감이 적고 적응에 도움이 되며 모임 내에서 역할을 통해 자존감 향상에 도움이 된다. 특히 가족 모임은 스트레스 관리 및 병적 도박자의 치료 의지를 높이는 데 도움이 된다.

4) 도박중독자 가족치료

가족치료는 교육, 토론 등을 통해 도박중독자의 도박행동에 대해 이해하는 것이 중요하다. 가족들의 간섭과 집착이 가족 간의 갈등, 의사소통의 부족 등으로 치료를 방해하고 재발시킬 수 있는 요인이 될 수 있다. 가족관계 영역에서 병적 도박 집단이 일반 집단에 비해 문제가 유의미하게 많다는 것이 밝혀진 만큼, 이들의 가족문제에 대해 사회복지적 측면에서 가족교육, 여가활동, 가족상담치료 프로그램 등의 개발과 시행이 시급하다. 특히 도박중독은 다른 중독에 비해 특징이 있는 만큼, 도박중독자 및 그 가족에 대한 접근 방법에 대한 임상적 개입방법이 구체적으로 개발되어야 할 것이다(이영분 외, 2003).

5) 해외의 도박문제 프로그램

(1) 미국

1960년대 정부의 복권사업이 시작되면서 정책 입안자들에게 도박문제에 대한 교육을 위한 비영리단체인 전미도박문제위원회(NCPG)를 1972년 설립하였고, NCPG의 노력으로 매릴랜드가 도박중독자에 대한 정부의 치료 제공의무를 처음 명시한 주정부가 되었다. 1981년에는 코네티컷과 뉴욕이 도박을 합법화하면서 도박중독서비스 기금을 조성하기 시작하였다. 도박문제의 예방과 치료에 대한 연방정부의 노력은 부족하지만 각 주정부에서 다양한 행정구조의 서비스 유형과 예방 · 치유 부담금 제도를 만들었다. 공적 기금의 지원을 받는 도박문제서비스 구축을 위해 주정부에서 도박문제서비스관리협회(APGSA)를 2000년에 설립하였다.

오리건주의 도박문제 예방치유 서비스 체계에서 일차적으로 치료기관으로 연계하는 역할은 주로 헬프라인(Help-line)이 담당하며, 지역센터를 중심으로 오리건 도박중독자 자조모임, 겜아논 미팅(Gam-Anon Meetings), 문제성도박 회복 목소리 등

예방 · 치유 사업이 이루어진다. 오리건주 문제성 도박치료 프로그램은 GEAR(Oregon's Gambling Evaluation and Reduction Program)이 있다. 이 프로그램은 심각성이 낮은 문제성 도박자를 대상으로 하며, 인터넷 자조집단, 자기변화 가이드, 교육 영상, 전화상담 등 개인 · 집단이 활용할 수 있는 도구를 제공하고, 외래환자 치료 부문은 총 29개에 달하는 프로그램이 운영 중이며, 주로 재활센터를 찾아오는 문제성 도박자의 욕구에 맞춘 치료서비스를 제공하고 있다.

뉴욕주의 도박중독 치료서비스는 뉴욕주립대학(NYU), 알코올중독 및 약물 남용 서비스(OASAS), 지역사회자원(CAReS, Capital Counseling) 등을 중심으로 거주치료, 해독치료, 사례관리, 예방, 회복, 입원치료 등으로 이루어진다.

네바다주에서도 다른 주와 동일하게 다양한 프로그램을 통해 문제성 도박의 경고 신호에 대한 대중의 인식을 높이고, 개인과 가족이 도움을 받을 수 있도록 안내하고 있는데, 대표적인 도박문제 관리체계로는 24시간 무료 문제성 도박자 헬프라인(Help-line)이 있으며, 이를 통해 위기개입과 의뢰 서비스를 제공하고 있다.

(2) 캐나다

앨버타주의 통합 보건관리기관인 앨버타건강서비스기관(AHS)에서는 앨버타주를 5개 지역으로 구분하고 적합한 기관정보를 제공하고 있다. 앨버타주에서 비디오복권단말기(VLT) 시설은 현금자동지급기와 최소 15피트 이상 떨어져 있어야 하며, VLT에는 24시간을 표시하는 시계가 항상 보여야 한다. 또한 카지노와 경마장에 중독자 스스로 출입 차단을 신청할 수 있는 자발적인 도박중독 프로그램(Voluntary Self-Exclusion Program)을 운영하고 있다. AHS에서 인지행동 집단 프로그램인 문제성도박 집중치유 프로그램을 운영하고 있으며, 치유 원리로는 변화단계, 동기강화상담, 행동요법, 인지재구성을 들 수 있다. 이 밖에 도박중독자를 위한 개인상담, 단도박모임, 2주간의 단기입원 프로그램, 8주간의 집단치유 프로그램을 갖추고 있다.

캐나다 몬타리오주는 민간기관인 책임도박협의회(Responsible Gambling Council, RGC)에서 보건장기요양부의 정신보건 및 중독서비스 운영매뉴얼에 따라 도박중독 예방 홍보 서비스, 초기사정 및 치료계획 수립, 사례관리 서비스, 지역사회 치료서비스 등의 서비스를 제공하고 있다. 또한 문제성도박 예방활동, 학회 · 포럼 개최, 인식 · 예방 프로그램 개발 · 보급, 연구를 통한 프로그램 평가 · 개선 등의 업무를 담당하고 있다. 예방 홍보 서비스는 지역사회를 방문하여 홍보물 배부, 정신보건 · 중독기관, 기타 대인 서비스기관과 연계하여 잠재적 도박중독자 선별에 대해 자문을 구하는 등의 활동을 한다. 도박중독 서비스 모니터링은 관리정보시스템을 통한 정기적 보고와 현지 방문평가를 통해 이루어진다. 대상자에게는 서비스를 제공해야 하며, 주말과 휴일에도 서비스 접근을 위한 대안을 마련해야 한다. 치유상담 서비스는 재정문제와 도박중독에 대한 치료적 상담으로 구분된다.

(3) 호주

호주의 도박중독 예방 · 치유체계는 기본적으로 예방, 조기개입과 지속지원, 효과적 파트너십 형성, 국가적 조사 연구 · 평가라는 네 가지 기본 틀로 이루어져 있다.

이러한 기본 틀을 완성하기 위한 국가적 기본 전략으로는 다음과 같다.

① 도박 특성, 폐해의 잠재적 가능성, 지원서비스 이용에 대한 이해를 증진시키기 위한 교육 · 훈련을 실시한다.

② 건강 관련 전문가와 사회복지사를 대상으로 문제성도박의 조기진단 혜택에 대한 인식을 증가시킨다.

③ 이용 가능한 치료 · 지원 서비스와 영업장 훈련을 제공받을 수 있도록 지원한다.

④ 도박자에게 소비자 정보에 대한 접근 가능성을 보장한다.

⑤ 문제성 도박 이슈와 서비스에 대한 지역사회 인식을 구축한다.

뉴사우스웨일스주는 다음의 예방 · 치유 프로그램을 마련하고 있다.

① 헬프라인을 운영한다. 여기에는 G-Line과 무료전화 헬프라인, 면대면 상담서비스, 47개 지역 상담소 운영, 위기 상황 개입을 위한 상담서비스 등이 포함된다.

② 치유센터를 설립하여 상담치료와 지원서비스를 제공한다. 이를 위해 주 전체에 44개 센터를 설치하고, 도박헬프라인(Gambling Help-Line)을 마련하여 80명 이상의 정식 상담사가 근무한다.

③ 법률지원서비스와 직원 보수교육 · 훈련을 위한 서비스를 제공한다.

빅토리아주에서는 도박 특성과 폐해의 잠재적 가능성, 지원서비스 이용에 대한 이해를 증진시키기 위해 교육 · 훈련을 실시하고 있으며, 이를 위해 건강 관련 전문가와 이용 가능한 치료 · 서비스를 제공받을 수 있도록 지원하고 있다.

(4) 영국

영국의 도박문제 예방 · 치유 서비스 체계는 매년 책임도박기금을 모금하고, 이를 예방 · 치유 서비스 사업자에게 전달하는 책임도박전략위원회(RGSB)를 중심으로 겜블링위원회(GA)와 서비스 사업자를 기본 축으로 하고 있다.

겜블링위원회(Gamblers Anonymous, GA)는 전국적 상담전화와 웹사이트를 운영하는데, 영국 내에 250개 지역에 모임이 있으며, 자체적으로 예산을 확보하고 있다. 도박중독 예방 · 치유 서비스는 12단계의 회복프로그램을 지원하며, 일반GA모임, 열린모임, 겜아논의 세 가지 유형으로 구분된다.

겜케어(Gam Care)는 교육 · 훈련, 상담(면대면, 온라인, 단기 주거치료), 헬프라인 서비스의 세 영역으로 조직화되어 있다. 교육 · 훈련은 웹사이트 운영과 청소년 대상의 교육 콘텐츠를 개발하고, 아울러 지역사회와 연계한 컨퍼런스 등을 개최한다. 상담은 전문교육과 훈련을 받은 숙련된 상담자를 육성하며, 컨퍼런스 등을 개최한다. 상담은 전문교육과 훈련을 받은 숙련 상담자를 육성하며 면대면 상담을 원칙으로 하고, 면대면이 어려운 경우 온라인 상담도 병행한다. 단기 주거치료는 단순 상담에서 끝나는 것이 아니라 숙련된 전문가가 상주하며 치료서비스를 제공한다. 헬프라인 서비스는 도박중독자에게 양질의 정보나 정서적 지원을 제공하는 등 도박중독자나 내담자에게 일차적 지원을 하며, 필요한 경우 면대면 상담을 주선하기도 한다.

Chapter 04

알코올중독

1. 알코올중독의 정의

세계보건기구(WHO, 1984)에서는 '알코올중독이란 전통적인 술 마시는 습관의 범위를 넘거나 혹은 지역사회 전체의 사회적 음주습관 패턴을 넘어 음주하는 행동을 말한다. 그리고 그 부수된 병적 인자가 얼마만큼 유전, 체질 또는 병리적, 대사적 영향을 받고 있는가에 상관없이 그것을 알코올중독이라고 한다.'라고 정의하고 있다(천덕희, 2010).

AA (Alcoholics Anonymous)는 술을 조절하는 능력을 상실한 상태 즉 가족, 대인관계 및 직장에서 부정적인 결과를 초래하는 것을 인지하면서도 술을 끊지 못하는 상태를 말한다.

미국정신의학회의 정신질환의 진단 및 통계편람 DSM-4에서 알코올남용은 물질의 비적응적 사용으로 반복적인 물질 사용과 관계되어 반복해서 뚜렷하게 나쁜 결과가 나타나는 것을 말한다. 또한 개인이 물질과 관련된 심각한 문제에도 불구하고 물질을 계속 사용함을 보여주는 인지 행동 생리적 증상들로 정의하고 있다(정현주, 2018).

DSM-5에서는 물질 관련 및 중독 장애에서 술, 담배, 마약과 같은 중독성 물질을 사용하거나 중독성 행위에 몰두함으로써 생겨나는 다양한 부적응적 증상을 포함한다고 한다. 또한 정신장애의 범주에 알코올사용장애와 알코올장애를 포함시켜 설명하고 있으며, 알코올사용장애의 진단기준을 보면 다음과 같다.

〈표 4-1〉 알코올남용의 DSM-4 진단기준

A. 임상적으로 상당한 장애 또는 곤란을 가져오며, 다음의 하나(또는 그 이상)로 발현되고, 12개월 이내에 발생하는 알코올사용의 부적응 양상
  1. 거듭되는 알코올사용으로 인하여 직장, 학교 혹은 집에서의 주요 역할임무를 수행할 수 없게 되는 경우(예: 알코올사용으로 인한 되풀이 되는 결석, 정직, 정학 혹은 학교로부터의 제명, 아이 혹은 가족들에 대한 태만)
  2. 신체적으로 해가 되는 상황에서도 거듭된 알코올사용(예: 알코올사용으로 인해 장애를 받고 있는 상황에서 운전을 하거나 기계를 조작함)
  3. 알코올과 관련된 거듭된 법적 문제(예: 알코올과 관련된 난폭한 행동으로 인한 체포)
  4. 알코올의 영향이 원인이 되거나 이로 인해 악화되어 반복적으로 사회적인 혹은 대인관계의 문제가 발생됨에도 불구하고 계속적으로 알코올사용(예: 중독이나 육체적 싸움 등의 결과에 대하여 배우자와 논쟁)

B. 위의 증상들이 알코올의존의 진단기준에 결코 만족되지 않을 때

출처: 정원이(2019)

〈표 4-2〉 알코올의존의 DSM-4 진단기준

임상적으로 상당한 장애 또는 곤란을 가져오면서, 다음 중 세 가지(또는 그 이상)에 의해 발현되며, 12개월 기간 동안 어느 때라도 알코올사용의 부적응 유형
  1. 다음 중 어느 하나에 의해서 정의되는 내성
     (a) 흥분을 원하는 효과를 얻기 위해 알코올의 현저한 양적 증가를 요구할 때
     (b) 알코올을 동일한 양으로 계속 사용할 때 효과가 현저하게 감소된 경우
  2. 다음 중 어느 하나에 의해서 발현되는 금단
     (a) 알코올에 대한 특징적인 금단증후군
     (b) 금단증상들을 완화시켜 주거나 회피하도록 동일(또는 밀접하게 연관된) 알코올이 사용될 때
  3. 알코올이 종종 의도되었던 것보다 더 많은 양이 사용되거나 보다 장기간 사용될 때
  4. 알코올사용을 중단하거나 조절하기 위해 지속적인 욕구가 있거나 노력해도 성공하지 못하는 경우
  5. 알코올을 얻기 위해 필요한 활동들(예: 수많은 의사들을 방문하거나 장거리를 운전함), 알코올을 사용하는데 필요한 활동, 또는 그 효과로부터 회복하는 데 필요한 활동에 많은 시간이 소모될 때
  6. 중요한 사회적, 직업적 또는 휴식 활동들이 알코올사용 때문에 단념되거나 감소될 때

7. 알코올을 사용함으로써 유발되거나 악화될 가능성이 있는 지속적이거나 재발되는 신체적 또는 심리적인 문제를 가진다는 인식에도 불구하고, 알코올 사용이 지속될 때(예: 알코올 섭취에 의해 궤양이 악화된다는 인식에도 불구하고 지속적으로 음주하는 것)

출처: 정원이(2019)

〈표 4-3〉 알코올사용장애에 대한 DSM-5의 진단기준

A. 임상적으로 현저한 손상이나 고통을 일으키는 문제적 알코올사용 양상이 12개월 사이에 다음의 항목 중 최소한 두 개 이상으로 나타난다.
  1. 알코올을 종종 의도했던 것보다 더 많은 양, 혹은 오랜 기간 동안 사용함
  2. 알코올 사용을 줄이거나 조절하려는 지속적인 용구가 있음. 혹은 사용을 줄이거나 조절하려고 노력하였지만 실패한 경험들이 있음
  3. 알코올을 구하거나, 사용하거나 그 효과에서 벗어나기 위한 활동에 많은 시간을 보냄
  4. 알코올에 대한 갈망감, 혹은 강한 바람, 혹은 욕구
  5. 반복적인 알코올 사용으로 인해 직장, 학교 혹은 가정에서의 주된 역할 책임 수행에 실패함
  6. 알코올의 영향으로 지속적으로, 혹은 반복적으로 사회적 혹은 대인관계 문제가 발생하거나 악화됨에도 불구하고 알코올 사용을 지속함
  7. 알코올사용으로 인해 중요한 사회적, 직업적 혹은 여가활동을 포기하거나 줄임
  8. 신체적으로 해가 되는 상황에서도 반복적으로 알코올을 사용함
  9. 알코올사용으로 인해 지속적으로, 혹은 반복적으로 신체적·심리적 문제가 유발되거나 악화될 가능성이 높다는 것을 알면서도 계속 알코올사용함
  10. 내성, 다음 중 하나로 정의됨
    a. 중독이나 원하는 효과를 얻기 위해 알코올 사용량의 뚜렷한 증가
    b. 동일한 용량의 알코올을 계속 사용할 경우 효과가 현저히 감소
  11. 금단, 다음 중 하나로 나타남
    a. 알코올의 특징적인 금단 증후군
    b. 금단증상을 완화하거나 피하기 위해 알코올(혹은 벤조디아제핀 같은 비슷한 관련 물질)을 사용

출처: 정원이(2019)

〈표 4-4〉 알코올중독의 DSM-5의 진단기준

A. 최근 알코올 섭취가 있다.
B. 알코올을 섭취하는 동안, 또는 그 직후에 임상적으로 심각한 문제적 행동변화 및 심리적 변화가 발생한다. (예: 부적절한 성적 또는 공격적 행동, 기분가변성, 판단력 손상)
C. 알코올을 사용하는 동안 또는 그 직후에 다음 징후 혹은 증상 중 한 가지(혹은 그 이상)가 나타난다.

1. 불분명한 언어
2. 운동실조
3. 불안정한 보행
4. 안구진탕
5. 집중력 또는 기억력 손상
6. 혼미 또는 혼수

D. 징후 및 증상은 다른 의학적 상태로 인한 것이 아니며, 다른 물질중독을 포함한 다른 정신질환으로 더 잘 설명되지 않는다.

출처: 정원이(2019)

2. 알코올중독의 원인

알코올중독은 신체적 · 심리적 · 사회적 장애를 초래하는 질병으로 진행이 느리지만 심각하게 발전하며, 음주로 인한 손상이 시작되면 소화기 계통뿐만 아니라 뇌조직의 손상으로 인해 정신과적 장애까지 동반하게 되는 심각한 질병이다(대한신경의학회, 2005).

생물학적 원인으로는 부모가 알코올중독자일 경우, 일반 가정의 자녀들보다 알코올중독에 걸릴 위험성이 4배가 높다는 연구결과가 있으며, 이러한 결과로 알코올중독은 유전적 요인이 중요하다고 볼 수 있다(정원이, 2019).

생물학적 측면에서 보면, 신경전달물질의 원인으로 도파민과 세로토닌은 신경전달에 영향을 주는 몇몇 유전자들이 약물남용의 시작과 관련이 있으며, 물질의존과 연관된 도파민과 세로토닌이 신경전달을 조정하여 ADH3(알코올탈수효소) 유전자 염색체 4번 부위에 영향을 주어 알코올중독과 연관이 있다고 한다(이윤정, 2016).

알코올중독의 원인을 정신분석적 이론으로 설명해 보면, 구강기의 자극에 대한 결핍이나 과잉으로 인해 구강기에 고착된 구강기 성격을 가지고 있으며, 이들은 피학적이고 의존적이며 위장된 우울증을 지니고 있다고 본다. 유아는 생존과 즐거움을 위해 신체기관 중 구강을 중심으로 생활하는데, 음식물 섭취와 관련된 즐거움과 갈등의 기억은 마음에 저장되고, 이러한 최초의 기억은 성인이 되어서도 일상생활에 영향을 주게 된다. 술은 즐거움과 생존을 추구한다는 암시적인 의미를 가지기에 이러한 갈등이 생기면 술에 쉽게 노출된다.

알코올중독의 원인은 생리적 · 심리적 요인들과 같이 복합적인 요인들로 설명되기도 하는데, 현재까지 알려진 알코올중독을 설명하는 모델들은 도덕적 모델과 유전 및 심리학적 모형으로 설명되는 성격모델, 사회학습모델, 생물학적으로 설명하는 질병모델, 그리고 각각의 관점들을 통합하는 생리 · 심리학적 모델, 공중보건 모델로 정리할 수 있다(전수미, 2014).

도덕모델을 치료모델로 제시할 때 알코올중독은 완전한 금주만이 해결책이며, 이를 위해 종교적 힘에 의지한다. 도덕모델은 중독치료의 가장 오래된 모델로서 알코올중독치료의 제도적 접근을 방해하며, 발생 원인을 개인의 의지력이 부족하거나 충동조절 결여로 보고 있다. 이 모델은 과도하게 알코올을 섭취하고 문제를 일으키게 된다고 보고 있는데, 개인적 선택의 결과로 간주하며 음주로 인해 파생된 문제를 개인의 도덕적, 죄악적인 문제로 보고 있다.

두 번째 모델은 정신분석학의 등장과 함께 알코올의존의 문제를 성격적 문제로 설명한 모델이다. 즉, 알코올중독을 성격장애나 정상적 발달이 지체된 결과로 본다. 정신분석모델에서는 알코올중독을 어린 시절에 경험한 부모의 거절, 과잉보호, 독립에 대한 강요 등으로 생겨난 중독욕구와의 갈등으로 보고 있다.

Chapter 05

인터넷 게임중독

1. 인터넷 게임중독의 개념

중독이라 하면 '어떤 활동에 관여하거나 어떤 물질을 이용하려는 습관적인 강박 충동'을 의미한다(Young, 1998). 즉, 중독이란 보통 알코올, 약물의 섭취나 습관 혹은 행위에 집착하며 남용, 금단, 내성 등의 증상이 발생하는 경우에 사용하는 용어로 이해할 수 있다(장하림, 2015).

중독의 보편적인 특성은 첫째, 중독 대상에 상관없이 특정 물질이나 활동에 몰입하고, 둘째, 물질이나 활동에 대한 통제력을 상실하며, 셋째, 중독으로 인해 자신은 물론 주위 사람에게 피해를 입히고, 넷째, 부정적인 결과에도 불구하고 이용을 지속하는 것이다(남진열, 2011).

인간에게 일반적으로 즐거움과 만족을 가져다주기도 하지만 과도해졌을 때 본인이나 주위 사람들의 삶의 질을 손상시키는 다양한 종류의 활동이 있고, 그 활동에 대해 본인이 조절하기 위해 노력함에도 불구하고 반복적으로 실패하는 경우를 '중독'이라고 한다(김교헌, 2007).

이와 같이 중독은 이미 많은 학자들에 의해 알코올이나 약물 중독 외에도 사람들은 도박, 비디오 게임, 섭식장애, 운동 및 미디어 사용과 같은 특정 행동의 과도한 몰입과 의존도 중독유형에 포함되는 개념으로 발전하였다. 이는 중독을 특정 물질에 의존하는 '물질중독'과 특정한 행동이나 생활에 의존하는 '행위중독'으로 구분하는 것으로 이해할 수 있다. 이러한 행동적 측면의 중독은 어떤 즐거운 활동에 지나치게 몰두하는 경향을 의미하고 일상생활이 제공하지 못하는 과도한 쾌락의 추구로서 중독대상이 없이는 기능할 수 없는 어떤 특별한 경험에의 의존을 의미한다(장하림, 2015).

최근에는 이러한 병적 도박, 인터넷 사용, 강박적 섭식 및 구매 행동과 같은 행위중독 개념이 주목받고 있는데, 행위중독이 중요한 문제로 등장한 것은 현대 과학기술과 자본주의 및 개인주의적 문화의 확산이 만들어내는 인공적 생태계의 특성이 배경으로 작용한고 볼 수 있다(김교헌, 2007).

인터넷 중독에 관하여는 인터넷 문제적 사용(problematic internet use), 인터넷 남용(internet abuse), 인터넷 의존성(internet dependency), 강박적 인터넷 사용(compulsive internet use) 등 여러 가지 관련 용어가 존재하지만, 모두 인터넷 기반 기술에 대한 과도한 집착을 의미하는 건강하지 못한 행동을 포함하고 있다. 학자마다 인터넷 중독에 관한 견해의 차이는 있지만, 인터넷의 지나친 사용으로 인하여 일상생활장애, 내성, 금단, 일탈행동, 인터넷에 대한 자동화된 중독적 사고, 가상적 대인관계 지향성, 현실구분장애가 나타나는 상태라고 보고 있으며, 인터넷 사용이 급증하면서 나타난 인터넷의 역기능이라고 볼 수 있다.

인터넷 게임중독은 인터넷중독의 하위유형의 하나로 정의되고 가장 큰 비중을 차지하고 있으며, 가장 심각한 문제가 되고 있는 부분이다(이희경, 2003).

인터넷 게임중독은 인터넷 게임에 대한 의존성이 높은 것 그 자체를 의미하고, 과도한 게임의 이용으로 인해 학업과 직장, 대인관계에 지나친 영향을 주고 현실과 가상을 구분하지 못하는 등의 심각한 문제를 야기하는 현상을 말한다. 또한 게임때문에 조절능력을 상실했거나 내성에 의한 게임의 지속적 사용, 금단증상, 게임에 집착 또는 의존하는 징후가 나타나 신체적, 사회적, 심리적 문제를 일으키는 상태를 의미한다. 인터넷 게임은 일반적인 게임과 달리 온라인상의 다른 사용자와 대결을 벌일 수 있고 또는 함께 어울릴 수 있다는 측면에서 경쟁심이 증가되고 자신감도 가질 수 있으며, 가상의 상대방과 게임에서 승리하였을 때의 쾌감으로 인해 청소년들이 더욱 몰입하게 된다. 인터넷 게임은 게임공간에 대한 환상과 독특하고 혁명적이기까지 한 콘텐츠의 특성으로 청소년들은 인터넷게임에 대해 더욱 의존적이고 중독적으로 변화되고 있다(장하림, 2015).

인터넷 게임중독은 게임이용자가 만족을 위해 하루 중 대부분의 시간을 인터넷 게임을 하며 보내고, 강박적인 사용형태를 보이며 게임에 과도한 집착을 하는 상태라고 볼 수 있다. 또한 현실과 가상세계의 구분을 힘들어하며, 게임을 하지 않을 때 불안, 초조, 환상 등의 금단증상을 경험하며, 학업성적 저하, 주의집중 곤란 등의 일상적인 어려움을 심각하게 경험하는 상태로 정의할 수 있다. 인터넷 게임행동의 동기로는 익명성((anonymity), 편리성(convenience), 현실탈출(escape)을 들 수 있으며, 이는 접근 가능성, 통제감, 흥미감으로 정리되어진다. 사이버공간의 익명성은 자신의 신분을 드러내지 않고 자신의 생각과 의견을 표현하는 것이고, 편리성 또는 접근 가능성은 언제든지 다양한 접촉과 게임을 즐길 수 있으며, 현실탈출은 현실에서 스트레스를 겪는 청소년들이 스트레스 해소의 도구로 인터넷 게임을 하고 있는 것이다(Smahel et al., 2008).

인터넷 게임중독으로 인해 청소년들은 학교를 그만두는 경우도 있고, 부모와 대립하기도 하며, 현실세계에서의 자아를 부정하는 현상이 발생하기도 한다. 청소년들은 밤을 새워 인터넷 게임을 하고 낮에는 학교 공부에 집중하지 못하며, 대인기피증, 강박감, 편집증, 체력저하 등의 문제를 수반하게 되고 아울러 올바른 사회생활을 영위하기 힘들고, 현실과 가상 속에서 혼란을 겪기도 한다. 이에 따라 인터넷 게임중독의 개념에 대해서는 인터넷 게임을 과도하게 이용함으로써 학업이나 사회활동 등에 있어 장애가 유발되고 이상생활을 유지하기 힘든 상태로 정의할 수 있다(장하림, 2015).

인터넷 게임중독을 행동주의이론으로 분석하기도 하는데, 청소년들은 인터넷 게임을 통해 무언가를 보상받고자 하는 심리로 인해 반복적으로 게임을 한다고 본다. 인터넷 게임은 청소년들에게 재미있는 요소와 자극을 제공하면서 그들이 인터넷 게임에 몰입하게 되고, 이러한 몰입을 통해 현실의 문제, 즉 학업, 가족관계, 친구관계 등에서 오는 스트레스 등으로부터 회피할 수 있게 하는 것이다. 이 밖에도 현실세계에서의 자신의 약점이 인터넷에서는 사라지게 되며 이로써 현실세계에서 부족한 부분들이 가상세계에서는 채워지며, 만족감을 느끼기도 한다(이효정, 2011).

성격이론은 청소년이 인터넷 게임에 중독되는 원인이 개인의 성격 때문으로 본다. 성격이론은 인터넷 게임을 자주 하는 사람이 중독되는 것이 아니라 보는데, 자아존중감이 낮고 자아불안감이 높으며 충동성과 우울성향이 강한 사람일수록 인터넷 게임중독의 위험에 더 노출된다고 본다. 즉 인터넷 게임중독 수준이 높은 집단은 낮은 집단에 비해 부정적인 대인관계성향을 지니며, 이러한 성향은 심리적 우울이나 불안, 초조, 외로움을 만들 수 있고, 그 해결방안으로 인터넷 게임을 한다는 것이다(Chen, 2008).

인터넷 게임중독을 사회학습이론에서 보면, 또래집단에게 인정받기 원하거나 또래의 압력으로부터 자유롭기 위해서 청소년들이 인터넷게임에 몰입하게 된다고 본다. 이 이론의 입장에서 보면, 사람은 먼저 모방을 위하여 관찰할 모델을 찾게 되는데, 이러한 관찰모델은 주로 사회에서 가치 있게 평가되는 것을 찾게 되므로, 게임에 대해 잘 모르면 대화가 통하지 않는 또래의 분위기나 프로게이머가 청소년의 우상이 되는 현상이 이론을 반증하고 있다.

2. 인터넷 게임중독 청소년의 특성

인터넷 게임중독 청소년의 특성에 관한 연구를 보면, 크게 개인 심리적 특성과 사회환경적 특성으로 구분된다. 개인 심리적 특성은, 공격성, 충동성, 우울감의 문제를 가지고 있으며, 외로움과 자아정체성의 혼란, 사회적 고립감과 자기통제력 부족 등이 인터넷 게임중독에 영향을 미치는 것으로 나타났다(신준섭 외, 2010).

청소년의 인터넷 게임중독은 중독 당사자가 미성년자라는 점에서 심각하다. 인터넷 게임중독을 경험한 청소년들은 정서적 · 인지적 측면과 행동 부분에서 동시에 부정적인 변화를 겪게 되며, 이러한 변화는 대부분 복합적으로 발생하는 경우가 많다.

청소년의 개인적 측면에서 인터넷 게임중독은 규칙적인 생활이 필요한 청소년들의 건강 생활을 깨뜨리는 주요한 원인으로 작용한다. 청소년들은 밤늦게 혹은 밤을 새워 인터넷 게임을 함으로써 다음 날 겪게 될 고통을 알면서도 게임이 주는 재미와 흥미를 적절히 조절하지 못하고 계속해서 게임을 하게 되기 때문이다. 인터넷 게임을 통해서 청소년들은 자신의 다양한 역할과 모습을 실험할 수 있는 새로운 공간을 경험하면서 자신들의 다양한 욕망을 자유롭게 표현하게 되는 것이다.

그렇지만 인터넷 게임이 청소년들의 자아정체감 발달에는 별로 도움이 되지 못하며, 게임에 몰입할 경우 현실상 부적절감이 더욱 강해져서 부정적인 자아개념을 갖게 되고, 자아정체감 형성에 오히려 방해가 될 수 있다. 특히 인터넷 게임중독은 청소년에게 현실 도피적 성향을 부추기고, 또래 집단이나 사회적 관계로부터 자신을 분리시킴으로써 사회부적응을 초래하기도 한다(이종영, 2005).

3. 인터넷 게임중독의 증상

인터넷 게임중독의 가장 기본적인 증상은 게임에 대하여 심하게 집착하고, 강박적으로 사용하게 된다. 즉 인터넷 게임을 하지 않게 되면, 다른 일을 하면서도 게임에 대해서 생각하고 한시라도 게임을 하지 않으면 무언가 일어날 것 같은 불안을 느끼며, 그렇지 않은 경우에는 보통 게임을 하며 하루의 대부분을 보낸다. 또한 인터넷 게임을 한동안 사용하지 않으면 우울하거나 초조함, 답답함을 느끼고 다른 이유로 이러한 불쾌한 기분을 갖게 되었을 때에도 게임을 해야만 기분이 풀리는 등 인터넷 게임에 중독된 청소년들은 게임에 대한 강박적 집착을 보인다(이봉건, 1999).

인터넷 게임에 중독된 후 청소년들이 경험하게 되는 대표적인 정서는 분노, 외로움, 우울감, 무력감 등이 있는데, 이러한 정서적 문제가 심각할 경우, 대인관계의 어려움이나 음주, 가출 및 자살 등의 다른 문제행동으로 확대되기도 한다. 또한 게임중독의 수준이 높을수록 계획적인 일 수행과 일을 성공적으로 마무리하는 능력, 자신이 가지고 있는 능력에 대한 판단 등에 대하여 부정적인 경향을 나타낸다. 실제로 인터넷 게임을 하기 위해 다른 일을 미루거나 포기하고, 인터넷 게임으로 인해 수면시간이 현저하게 저하되며, 인터넷 게임을 하기 위해 거짓말을 자주 하며, 게임에 방해를 받으면 매우 화를 내고, 때로 부모에게 반항하며, 인터넷 게임에 몰두하느라 공부도 소홀히 하고, 심하게는 학교를 그만두기도 하며, 친구와 단절되거나 가족과 소원해지고 가출하는 경우도 발생한다(김교헌, 2011).

4. 인터넷 게임중독의 사회 · 환경적 특성

선행 연구를 보면, 인터넷 게임중독은 부모자녀 관계로부터 큰 영향을 받고 있음을 알 수 있다. 예를 들면, 부모와의 비효율적인 의사소통, 부모의 적대적이고 무관심한 양육태도가 인터넷 게임중독의 가능성을 높이고, 부모자녀의 애착관계가 낮을수록 자녀의 인터넷 게임중독의 가능성을 높이고, 부모자녀의 애착관계가 낮을수록 자녀의 인터넷 게임중독 정도가 높다는 것이다(김영혜 외, 2007).

사회 · 환경적 특성의 관점에서 청소년의 사회화에 영향을 미치는 변인으로는 가족, 학교, 또래 집단 등이 있다. 그중 가족은 사회 구성원으로서 바람직한 태도와 가치관, 생활습관을 습득하는 데 가장 큰 작용을 할 수 있다.

5. 인터넷 게임중독이 가족관계에 미치는 영향

인터넷 게임중독이 가족관계에 미치는 영향에 대한 연구를 보면, 과도한 인터넷 게임은 가족들과의 교류를 무시하는 태도를 낳게 하고, 정상적인 가족생활을 불가능하게 하며, 또한 인터넷 게임중독으로 인한 생활 태도의 변화는 중독자로 하여금 가족 관계에 있어서 매우 폐쇄적인 성향을 갖게 한다.

인터넷 게임중독으로 부모와의 의사소통이 원활하지 못하고, 가족 내 불화가 잦을수록 인터넷 게임중독의 정도가 심해진다는 보고가 있다(정경란, 2001).

6. 인터넷 게임중독과 학교생활

많은 청소년들이 인터넷 게임을 하면서 학교생활에 적응을 하지 못하거나 등교를 거부하는 사례가 늘고 있다. 이러한 현상은 특히 학기 초에 두드러지게 나타나는데, 그 이유는 방학을 맞아 밖에 나가기보다는 집에서 인터넷 게임에만 몰두하던 청소년들이 개학을 하면서 학교 적응에 어려움을 겪기 때문으로 보고 있다. 자기통제력이 약한 청소년기에 인터넷 게임에 몰입하는 것은 학습에 부정적인 영향을 미칠 뿐만 아니라 정상적인 학교생활을 방해하기도 한다(이종영, 2005).

Chapter 06

집단따돌림

1. 집단따돌림의 개념

집단따돌림은 집단괴롭힘, 왕따 등 다양한 용어로 부르고 있을 뿐만 아니라 그 개념정의도 다양하게 규정되고 있다.

1970년대부터 따돌림에 대한 체계적인 연구가 이루어지면서 'mobbing', 'bullying', 'social exclusion & harrassment', '이지메'라는 용어가 등장하게 되었다. 우리나라에서는 집단따돌림을 '한 집단의 소속원 중 자기보다 약한 상대를 대상으로 또는 집단의 암묵적인 규칙을 어긴 자를 대상으로 여럿이 함께 또는 개인이 돌아가면서 신체적 · 심리적 공격을 지속적으로 가하여 반복적으로 고통을 주는 행동'이라고 정의하기도 한다(박경숙 외, 1998).

또한 집단따돌림이란 '두 명 이상이 집단을 이루어 특정인(혹은 집단)을 그가 속해 있는 집단 속에서 소외시켜 구성원으로서의 역할수행에 제약을 가하거나 인격적으로 무시 혹은 음해하는 언어적 · 신체적 일체의 행위'라는 정의도 있다. 즉 다수로 구성된 집단이 소수의 집단원 또는 개인에게 집단적으로 소외시키는 현상을 집단따돌림으로 보고 있다(구본용, 1997).

2. 집단따돌림의 유형

청소년기에 나타나는 집단따돌림 현상은 청소년들의 심리사회적 정체감 확립 과정에서 오는 좌절감, 왜곡된 방식의 우월성 추구, 극복하기 어려운 자아중심성, 도덕성 발달장애 등이 자신의 불만요소를 공격적으로 표출하게 하는 현상이라고 본다(구본용, 1997).

집단따돌림의 유형을 크게 직접적인 따돌림(direct bullying)과 간접적 따돌림(indirect bullying)으로 구분한다. 직접적인 따돌림은 피해대상에 대해 외부적으로 공격행동을 가하는 것이고, 간접적인 따돌림은 집단으로부터 사회적 소외(social isolation), 내적인 배제(internal exclusion)를 가하는 것이다. 이는 외형적으로 구타나 폭행을 하는 공격행동으로부터 외부로 드러나지는 않으나 어느 한 집단에서 소외를 시키거나 심리적 갈등이나 부적응을 갖도록 하여 괴롭히는 것까지를 포함하고 있다(Olweus, 1993).

또한 개인과 집단의 구분 없이 세 가지 유형으로 구분하기도 한다. 첫째는, '별명을 부르거나 욕을 하면서 조롱한다.'와 같은 개인적 차원에서 보다 적극적인 방식을 취하여 친구를 따돌리는 방식이다. 둘째는, '전혀 말을 걸지 않거나 상대를 하지 않는다.'와 같이 따돌림의 주체가 개인이기보다 집단적으로 그 아이를 소외시키거나 고립시키는 등 은밀한 방식이다. 셋째는, '따로 불러서 집단으로 구타한다.'와 같이 집단적인 방식으로 상대방을 공격한다(김용태 외, 1997).

또 다른 집단따돌림의 유형을 살펴보면 다음과 같다.

① '전혀 말을 걸지 않거나 상대를 하지 않는다.'와 같은 소외형으로, 분명하게 드러나지 않은 무시와 소외가 피해학생에게 더 고통스러운 방법일 수 있다.

② '재수가 없다고 하거나 심한 욕을 들은 적이 있다.'와 같은 욕 · 협박형으로, 말로 협박하거나 빈정거리는 형태로 집단따돌림의 피해유형 중에서 가장 빈번하게 나타나는 유형이다.

③ '신체적 특징이나 외모에 대하여 놀린다.'와 같은 조롱형으로, 이런 경향은 우리 사회에 잔존하고 있는 장애인에 대한 경시 풍조를 반영하고 있다.

④ '꼬집거나 심한 장난을 당했다.'와 같은 장난형으로, 다른 사람의 입장은 고려하지 않은 채 자신이 하고 싶은 일을 하는 유형이다.

⑤ '숙제를 강제로 하거나 물건을 빼앗긴 적이 있다.'와 같은 강제형으로 주로 남학생들에게 많이 나타나고 있는 유형이다.

3. 집단따돌림의 가해자와 피해자 특성

집단따돌림은 가해자, 피해자, 가해 및 피해자, 그리고 관찰자로 구성되어 있으며 이들은 각기 그 특성을 나타내고 있다. 따돌림 가해자는 일반적으로 보통 학생들보다 폭력에 대해 긍정적인 태도를 가지고 있을 뿐만 아니라 더 나아가 충동적이고 타인을 지배하려는 강한 욕구를 지니고 있다. 즉 가해 학생들은 성격상 지나치게 외향적이고, 성취욕이 높으며, 자기중심적인 사고를 지니고 있기 때문에 자신의 힘을 과시하고 싶은 경향이 강하다(김종기, 1998).

따돌림 피해자집단을 수동적이고 복종적인 피해자집단과 가해하면서 피해를 당하는 도발적인 피해자집단으로 구분하기도 한다.

먼저 수동적이고 복종적인 피해자의 행동과 태도는 자신들이 공격받고 모욕을 당할 때 보복하지 않고 불안정하고 무가치한 사람이라는 신호를 다른 사람들에게 보내는 것처럼 보인다. 반면에 도발적 피해자들은 불안한 반응과 공격적인 반응을 함께 보이는데, 집중력이 떨어질 뿐만 아니라 그들 주변을 짜증나게 하는 방법으로 행동한다. 특히 따돌림을 당하는 아이들의 심리적 특성으로는 자폐적 사고, 자기패배적 사고, 피해망상적 사고 등이 많이 나타날 뿐만 아니라 상황에 적절하게 대응하지 못하거나 상대방의 호감을 얻기 힘든 행동들을 보이는 경우가 많이 있다. 전체적으로 볼 때, 집단따돌림 피해자의 특성은 자기중심적이거나 소심하고 부정적이며 열등의식을 지니고 있고 지나치게 감정적인 면을 가지고 있다. 이들은 자존감이 약하고, 자신과 상황을 부정적으로 보는 경향이 있으며, 폭력이나 폭력적인 수단을 사용하는 것에 대해 부정적인 태도를 지니는 경향이 강하다(Olweus, 1978).

집단따돌림의 가해 및 피해학생은 자아탄력성이 낮고, 신체화와 과잉행동척도가 높아 피해집단과 다소 다른 특성을 보이고 있다. 신체화 척도가 높을 경우 건강과 관련된 호소를 통해 주의나 전문적인 관심을 얻으려는 시도를 반영하는데 이러한 신체 증상들은 책임감을 피하기 위해 사용하거나 불편한 상황으로부터 도피하기 위해 사용될 수 있으며, 정서 관련 척도인 불안 및 우울과 상관관계를 가지고 있다. 그러므로 피해 및 가해집단 학생은 상황에 따른 적응력이 떨어져 적절히 대응하지 못하며, 행동이 부산하거나 충동적인 면을 보이며, 심리적인 어려움을 신체증상으로 호소하는 특성을 보인다. 또한 피해를 당한 후 심리적으로 억울함과 분노감을 느끼고 이를 다시 다른 친구를 가해함으로써 해소한다(최윤정 외, 2001).

집단따돌림의 관찰자적 입장에 있는 학생은 따돌리는 친구에 대해 부정적인 감정을 가지고 있으며, 따돌림의 피해학생에 대해 동정심과 함께 도와주고 싶은 감정을 동시에 소유하고 있다. 그러나 관찰자적 입장에 있는 학생의 경우, 본인의 생각과는 달리 피해학생을 도와주고 위로하려는 노력보다는 자신의 보복이 두려워 방관하거나 따돌림의 사건 자체를 무시하는 경향을 보이는 것으로 나타났다(이경남, 2007). 이러한 측면에서 보면, 집단따돌림의 경우 가해자, 피해자, 그리고 관찰자 모두 집단따돌림 현상의 피해자라고 볼 수 있다.

4. 집단따돌림의 요인

집단따돌림이 한 가지의 요인만이 작용한다고 볼 수는 없으며, 개인적인 특성과 가정, 학교, 사회에서 비롯되는 여러 요인들이 복합되어 작용한다고 볼 수 있다.

1) 개인 요인

따돌림을 당하는 아이들은 다음과 같은 요인을 찾아볼 수 있다(Olweus, 1993).

① 심리적으로 내성적이고 자기개념이 부정적이며 자아존중감이 낮다. 또한 열등감이나 대인관계에서 어려움을 갈게 된다.

② 정시적으로는 불안, 무력감, 분노, 외로움, 우울 등 부정적인 정서를 가지고 있기 때문에 자기표현 능력이 부족하고 회피적이거나 상황에 맞지 않는 행동들이 나타난다.

③ 대인관계에 있어서는 다른 사람에 대한 경계와 의심, 잘못된 지각 때문에 적절하지 못한 행동을 하고, 적절하지 못한 사회기술 때문에 또래들과 원활한 의사소통을 하지 못해서 소외되며 적절하게 자기표현을 하지 못하여 엉뚱한 행동을 한다.

④ 신체적 결함으로는 지능이 낮거나 정신적인 장애 등의 결점을 가지고 있다. 신체적으로 약한 경우에는 대항하지 못하기 때문에 따돌림을 더 당한다. 반면 남을 따돌리는 아이들은 충동적이고 공격적인 행동에 대하여 일반 아이들보다 더 적극적인 태도를 취한다. 힘과 지배에 대한 강한 욕구가 있어 '통제하는 것'을 즐기며, 남을 정복하는 것을 좋아하여 남에게 상처를 입히고 괴롭히는 것으로부터 만족을 얻는다.

2) 가정 요인

다른 아이들을 따돌리는 아이의 공격적 반응과 양육방식 간에 관련된 요인들을 다음과 같이 볼 수 있다(이경남, 2007).

① 아동들을 돌보는 부모가 아동에게 가지는 기본적인 정서 태도가 매우 중요하다. 즉, 부모의 태도가 비일관적이고 부정적이라면 아동의 공격수준은 올라가게 된다.

② 주로 아동을 돌보는 부모가 아동의 요구를 어느 정도 받아 주었는지, 공격적 행동 양식을 어느 정도 허용하였는지의 문제이다.

③ 육체적 처벌과 격렬한 감정폭발 등 부모가 힘을 강조하는 육아법을 사용하는가도 중요하다.

이러한 육아법을 사용한 부모의 아이는 부모의 행동을 모델링하여 자신의 뜻대로 무언가를 하고자 할 때 힘을 사용하는 것이 현실적이고 효과적인 방법이라고 생각하게 된다.

3) 학교 요인

따돌림이 존재하는 학교상황에서 가장 큰 문제는 성적위주, 입시위주의 경쟁적인 분위기이다. 지나치게 학업위주의 분위기를 강조하다 보면 여기에서 소외된 학생들은 스스로를 문제아 또는 인생의 낙오자로 여기고, 이때 느끼는 좌절감과 열등감을 공격성으로 표출하게 되고 이러한 일련의 과정이 집단따돌림에 직접적인 영향을 미치게 된다. 또한 학교에서는 교사의 지나친 체벌이나 통제성으로 인하여 학생과 교사 간의 갈등관계가 존재하게 되는데, 갈등적 관계가 높게 나타나면 과잉행동과 반사회적 문제가 증가하게 된다(이경남, 2007).

Chapter 07

자살

자살은 인류의 역사와 분리할 수 없는 부분으로서 시대적, 사회적 상황에 따라 자살의 역할과 의미가 다양해져 왔다. 고대 그리스 로마 시대에는 자살이 종교와 밀접하게 관련이 있었는데 그리스교, 코란이나 탈무드에서는 자살을 큰 죄악으로 보았으며, 힌두교에서는 자기해방으로 자살자와 남편의 뒤를 따라 분신해 죽은 미망인을 칭찬하고 칭송하였다.

자살(自殺)은 스스로 자(自)와 죽일 살(殺)로 스스로 자기의 목숨을 끊는 것으로 풀이할 수 있으며, sui(자신) + cide 또는 cidium(죽인다)의 라틴어 어원으로 자살(suicide)을 개인의 자유의사에 따라 고의로 스스로 생명을 끊는 모든 행위라고 할 수 있다. 즉 자살은 원인이 무엇이든 스스로 죽으려는 목적을 가지고 실행하여 죽음의 목적을 이룬 행위라는 것이다.

1. 자살의 주요 이론

1) 벡의 절망감인지이론 및 자살인지이론

자살인지이론은 벡(Beck)의 절망감인지이론을 바탕으로 하지만 선행연구들의 결과들을 종합하여 더 포괄적으로 자살행동과 인지적 과정을 연결하면서 설명하고 있다. 그러므로 자살인지이론은 통합적 입장에서의 이론이라고 볼 수 있으며, 인지적 과정을 통해 자살에 이르는 부분을 설명해주기 때문에 과정중심적 인지이론이라고 말할 수 있다. 자살인지이론은 개인의 취약성과 스트레스에 의해 절망감에 빠지게 되면, 이로 인해 자살 관련 인지 과정이 발생하게 되는데, 이로 인해 절망감과 견딜 수 없다는 생각에 자살사고에 빠지게 되면서 자살행동이 일어나게 된다고 말한다.

2) 바우마이스터의 도피이론(Escape Theory)

바우마이스터(Baumeister, 1990)의 도피이론은 외적 생활환경과 심리적 · 정신적 · 인지적 특성까지 포함하는 복잡한 요인들의 작용에 의한 경로적 결과임을 설명하고 있다.

도피이론에서의 자살은 혐오적인 자기인식에서 벗어나기 위한 관점으로 분석되는데, 기준과 기대에 크게 못 미치는 사건에서 시작되어 실패로 인해 내적으로 기인하고 스스로 고통스럽게 만든다는 것이다. 이는 자기자신에 대해 부정적인 영향을 끼치게 되고 이러한 인지적 · 정서적 상태에서 벗어나기 위해 비합리적이고 극단적인 조치를 받아들이게 된다. 즉 자살을 자기와 세계에서 탈출하기 위한 노력의 궁극적인 단계로 보는 것이다(박여은, 2020).

도피이론은 6단계의 과정으로 다음과 같이 구분할 수 있다.

① 1단계: 외적환경과 현실상황이 기재나 표준에서 벗어남
② 2단계: 기대와 현실의 불일치로 부정적인 상황을 자기 탓으로 돌려 자기 존중감이 저하됨
③ 3단계: 이로 인해 지나치게 자신을 인식함
④ 4단계: 부정적인 정서 상태
⑤ 5단계: 인지적 몰락
⑥ 6단계: 자살(생각, 행동, 완료)단계를 거치면서 자살 위험을 증가시키고 결국 자살을 결정

도피이론은 스스로의 기대와 기준에 미치지 못할 때 부정적인 자아상과 감정을 갖게 되고 이에 대해 도피하고자 하면서, 그 결과 도피 갈망을 채워줄 인지적 몰락 상태가 일어나게 되는데, 여기서 인지적 몰락은 개인을 비합리적인 인지 상태로 몰아가고, 개인의 규칙이나 규범을 풀리도록 만듦으로써 극단적인 방법을 받아들일 수 있게 만든다는 것이다.

3) 조이너의 대인관계자살이론(Interpersonal Theory Suicide)

대인관계자살이론은 자살생각자와 자살시도자를 구분해주는 심리적 기제를 제안한 이론이다. Joiner(2005)는 좌절된 소속감과 더불어 짐이 되는 느낌을 동시에 경험할 때 자살생각이 나타난다고 한다.

조이너(Joiner)는 자살 행동을 실시하기 위해서는 다음과 같은 세 가지 조건이 요구된다고 한다.

① 낮은 소속감으로, 낮은 소속감은 개인이 타인들과의 의미 있는 친밀한 관계를 맺지 못하고 있다는 지각과 관련 있다고 할 수 있다.
② 높은 부담감으로 '짐이 된다는 느낌'이라고 할 수 있다. 이는 개인이 스스로에 대한 유능감을 갖지 못하고 타인에게 부정적으로 영향을 미치게 된다고 염려

하는 것이라고 할 수 있다.

③ 자살의 필수조건으로 두려움이 없는 것을 뜻하는데, 이는 후천적으로 습득된 능력, 혹은 습득된 자살 잠재력이라고 표현할 수 있다. 이 습득된 능력은 고통과 자극적인 사건 경험을 통해 고통과 두려움이 덜 혐오스럽고 인내하기 쉽게 된다는 것으로, 예를 들어 한 개인이 자해를 경험하거나 폭력 행동을 목격하는 경험 등으로 통해 이루어질 수 있다고 한다.

4) 에밀 뒤르켐(Emile Durkeim)의 자살이론

뒤르켐(Durkeim, 1897)은 자살을 생물학적 또는 심리학적 현상으로 보기보다는 사회현상으로 규정하여 사회적 요인에 따라 분석하였다. 뒤르켐의 자살이론은 사회적 통합과 사회적 조정 차원에 근거를 두었다. 사회적 통합은 어떤 사회의 구성원이 사회적 네트워크 안에 얼마나 결속되어 있는가 하는 의미로 정의하며, 사회적 조정은 사회 구성원의 요구와 행동이 사회적 가치와 규범에 어느 정도 통제를 받는가를 의미한다. 뒤르켐은 개인이 사회와 충분한 통합이 이루어지지 않았을 때 이기적 자살이, 사회와 지나치게 통합되었을 경우에는 이타적 자살이 유발된다고 보았다. 갑작스러운 사회변동으로 개인의 가치관이 혼란을 경험하면 아노미(Anomic) 자살이, 개인이 선택 · 통제할 수 없는 사회적 틀 안에서 삶이 지배당할 때 나타나는 숙명론(Fatalistic) 자살이 유발된다고 한다.

5) 슈나이드먼의 자살이론

미국의 심리학자이자 사망학자인 슈나이드먼(Shneidman)은 자살은 개인의 문제해결책으로 스스로 자신의 생명을 끊는 것이라고 말하였다. 슈나이드먼은 심리통(극심한 심리적 고통)을 제시하였는데, 사랑, 긍정적인 자아상, 의미 있는 관계 등

심리적 욕구들이 좌절되면 심리적 고통이 야기되고, 고통과 괴로움에 시달리는 개인이 이를 해결하는 방법으로, 죽음을 통해 그 고통을 경감시키고자 한다고 본다. 슈나이드먼은 다음과 같이 자살의 특징 10가지를 제시하였다.

① 자살의 일반적 목적은 해결책이다.
② 자살은 자신의 의식을 끊어버리는 것을 목표로 한다.
③ 자극은 참을 수 없는 심리적 고통이다.
④ 스트레스는 심리적 좌절이다.
⑤ 자살의 일반적 감정은 희망이 없다는 절망과 무력감을 느끼는 것이다.
⑥ 양면적인 태도를 보인다. 즉 죽고 싶은 소망과 살고 싶은 소망이 공존한다.
⑦ 자살의 공통된 인지구조는 협착화, 즉 사고가 좁고 점점 흑백 논리적으로 사고를 한다.
⑧ 자살은 탈출구이다.
⑨ 자살자는 자살에 대해 다른 사람에게 알리는 경향이 있다.
⑩ 자살은 인생 전반에 걸친 삶에 대처하는 양식을 나타난다.

6) 칼 메닝거(Karl Menninger)의 자살이론

메닝거(Menninger)의 자살이론은 프로이트(Freud)가 말한 '죽음의 본능'이라는 관점에서 자살을 이해하고 발전시켜 나아갔는데, 그는 자기파괴는 인간 본래의 본성이며 자살행위를 구성하는 세 가지 심리적 동기가 있다고 본다(박여은, 2020). 이 심리적 동기는 정신역동적 동기로 죽이고자 하는 소망, 죽임을 당하고자 하는 소망, 죽고 싶은 소망으로 구분하였다.

2. 자살생각과 자살시도의 개념

자살은 단순히 하나로 치중될 개념이 아니라 구체적이고 단계적으로 이루어지는 더 연속적인 상위의 개념으로 볼 수 있다. 세부적으로 분류하면, 자살생각(suicidal ideation), 자살계획(suicidal plan), 자살시도(suicidal attempt), 자살행동(suicidal behavior)의 하위개념으로 구분할 수 있다(우재희, 2016).

자살생각은 추상적으로 스스로 죽으려고 생각하는 것을 의미하며, 자살계획은 자살을 행동으로 실행하지는 않으나 자살을 시도하기 위한 구체적인 탐색이나 시도라고 할 수 있다. 자살시도는 스스로 죽고자 하는 의도를 가지고 실행하는 것을 말하며, 자살행동은 자살로 인한 사망으로 보고 있다.

3. 자살예방 모델

1) 정신의학 모델

WHO에 의하면 우울증과 알코올사용장애는 자살에 대한 주요한 위험 요인이 되므로, 치료와 관리를 통하여 자살률을 낮출 필요가 있다고 강조하고 있다. 자살기도자의 주요 우울증을 조기에 발견하고 치료하는 것이 자살예방에 중요한 점이라고 보고한 연구도 있다(허대석 외, 2010).

우리나라의 자살급증 원인과 자살예방을 위한 정책과제에서도 자살의 주요 원인으로 우울증과 정신의학적인 부분을 강조하면서 개인의 문제보다는 보건의료 측면에서 사회적 문제라고 설명하고 있다(노용환 외, 2013).

또한 자살을 병리적인 부분으로 보는 견해도 있으며, 자살(관련 행동)을 치료하는 것, 즉 의학적인 치료를 받거나 자살의 원인이 되는 부정적인 심리적 특성을 개선하는 것이 자살을 예방하는 방법이라는 보고도 있다(류한소, 2012).

노인자살에 있어서 우울증이 단일요인으로 가장 결정적인 위험요인이라는 보고도 있으며, 우울감이 높을수록 자살생각이 높은 것으로 나타났다(서지영, 2007).

우리나라는 제1차 자살예방장기기본계획(2004~2008) 및 제2차 자살예방종합대책(2009~2013)을 수립하였으나 자살률이 감소하지는 못하고 종료되었다. 즉 자살에 관련해서는 지금까지 많은 연구들이 있지만, 실제로 노인의 자살은 단일요인에 의한 것이라기보다 빈곤, 질병, 소외, 고독, 상실 등 복합적인 요인에 의해 발생된다고 보고 있다(문동규, 2012).

2) 공중위생학 모델

공중위생학 모델은 어떤 질병에 대해 사회의 주된 의료노력과 함께 예방차원에서 질병의 확산을 막기 위한 것으로 알려져 있다. 자살도 동일하게 자살숙고 전부터 자살을 하게 되는 단계까지 인과관계로 보았다. 이러한 전통적인 의료적 개입모델을 따라 일차적으로는 자살을 방지하고, 이차적으로는 자살생각을 갖고 자살의 징후가 보이는 사람을 대상으로 개입하며, 삼차적으로는 자살행위를 자살행위를 시도하여 상해가 있는 사람을 대상으로 하는 3단계로 구분하고 있다(최형임, 2008).

3) 사회적 배제 모델

자살의 선행연구를 보면 우울과 연관된 미시적인 요인들에 초점을 맞추고 있어 사회적 배제를 토대로 한 자살에 대한 연구는 부족한 실정이다.

일본의 경우에도 가족, 시장의 배제에 의한 생활의 곤란, 사회보장제도에서의 빈곤, 사회적 지원의 배제로 인해 자살문제가 생긴다고 보고 있으며, 자살문제는 정신건강의 문제지만 사회적 배제라는 근원적인 것에 주목해야 자살대책이 가능하다고 본다.

그러므로 자살예방 차원에서 사회적 배제 모델을 우선적으로 자살의 원인을 파악하여 자살에 대한 의료적 노력과 함께 예방 차원에서의 공중위생학 모델을 선택해야 할 것이며, 미시적 접근으로 치료와 관리가 필요한 노인들에게는 정신의학 모델을 선택하는 것이 바람직할 것으로 생각한다.

PART

4

정신장애

Chapter 01

의사소통장애

1. 의사소통장애의 개념

의사소통장애에 대한 정의는 시대의 흐름에 따라 다양하게 변화되어 왔다. 신경학적 측면이 강조된 19세기 초에는 의학적 접근이 주류를 이루어 병인을 찾는 데 초점이 맞추어져 왔다. 이 시기에는 의사소통장애 아동의 언어적인 특징이 성인 실어증 환자와 유사하다고 하여 '선천성 실어증(congenital aphasia)' 또는 '아동실어증(infantile aphasia)'이라는 용어를 사용하였으며, 1950년대에 들어와서 발달의 중요성이 강조되면서 '발달성 실어증(developmental aphasia)'이라는 용어가 선호되었다. 그러나 의사소통장애 아동들에게서 성인 실어증 환자와 같은 신경학적 이상은 관찰할 수 없어 실어증이라는 용어는 더 이상 사용되지 않았다. 1960년대에 들어서 언어병리학 분야가 확장되면서 '아동말장애(developmental language disorder)'와 '언어장애(language disorder)', '언어발달장애(developmental language disorder)'라는 용어들이 혼용되게 되었다.

용어가 다르게 사용되고 있는 것은 진단 시 문제점을 반영하는 데 아동에 따라 다른 증상 중 공통적인 특성을 찾아내는 것에 어려움이 있기 때문이다. 즉 언어에는 다양한 측면이 있으며, 아동마다 특성이 다르기 때문에 하나의 장애군으로 분류하는 것은 신중해야 한다. 뿐만 아니라 신체적 · 인지적 · 지각적 기능에서 의사소통만을 분리시키는 데 어려움이 있다.

의사소통장애(Communication Disorders)는 미국정신의학회(American Psychiatric Association, APA)의 정신장애의 진단 및 통계편람 진단기준(Diagnostic Statistical Mannual, 4th ed, DSM-Ⅳ)에 따르면 다음의 의사소통장애 중 한 가지 이상에 해당하는 것으로 정의하고 있다.

① 표현형 언어장애(Expressive Language Disorder)로 언어를 이해하는 데는 어려움이 없으나 언어를 산출하는 능력이 또래에 비해 지체되거나 다른 특성을 보인다.

② 수용-표현 혼합형 언어장애(Mixed Receptive-Expressive Language Disorder)로 언어를 이해하는 능력 및 산출하는 능력 모두에서 문제를 보인다.

③ 음운 장애(Phonological Disorder)로 발음이나 음운 규칙을 이해하고 산출하는 데 문제가 있다.

④ 말더듬(Stuttering)으로 말의 전진적인 흐름에 방해를 받아 반복, 연장, 막힘 등 주요 증상이나 이차 행동까지 보이는 경우를 말한다.

⑤ 기타 분류되지 않는 의사소통장애(Communication Disorder NOS)로 의사소통 문제를 보이면서 위의 네 가지 증상으로 딱히 분류되지 않는 경우이다.

2. 의사소통장애의 원인 및 영역

의사소통장애는 다양한 원인에 의해 여러 가지 유형으로 나타날 수 있는데, 가장 전통적인 분류방법으로 드러나는 증상을 중심으로 구어장애와 언어장애로 구분하는 것이다. 이 경우 구어장애는 조음음운장애, 유창성장애, 음성장애, 운동구어장애, 실어증 등이 포함된다.

〈표 1-1〉 의사소통장애의 유형

영역	정의	하위유형
언어발달장애	• 언어의 내용, 형식, 사용 및 이들의 조합을 이해하고 표현하는 언어능력에서 결함이 있거나 미성숙함	• 지적장애 • 자폐범주성장애 • 뇌병변장애
조음음운장애	• 음소를 계획하거나 발음하는 과정에서 기질적 또는 기능적으로 결함을 일으켜 정확하게 조음하지 못함	• 발달지체 • 구순구개열 • 뇌병변장애
유창성장애	• 구어의 정상정식 흐름이 방해를 입어 구어의 시간 맞추기(timing)와 리듬이 부적당한 패턴으로 되는 현상	• 틱장애
음성장애	• 음도, 강도, 음질, 유동성 등이 개인의 성, 연령, 체구, 사회적 환경 등에 적합하지 않음	• 운동구어장애 • 뇌졸중 • 뇌종양 • 뇌외상
실어증	• 신경계의 손상으로 인해 말하기, 듣기, 쓰기, 읽기의 모든 언어능력에 손상을 입은 후천적 장애	• 운동구어장애 • 뇌졸중 • 뇌종양 • 뇌외상
단순언어장애	• 지능이나 청력, 신경학적 손상과 같은 영역에는 전혀 문제가 없이 언어 발달에만 문제를 보임	• 학습장애 • 읽기장애

3. 의사소통장애의 영역별 언어특성

말 · 언어연쇄의 특정 지점에 잘못이 생겨 말 · 언어장애가 생길 수 있는 가능성이 높다. 이는 사람의 뇌에서 시작되는 신경계, 근육 · 연골들로 이어지는 신체 부위 등 어디에선가 병변이 생길 수 있고, 이러한 병변들이 여러 곳에서 동시다발적으로 발생할 수도 있다. 이로 인해 지능의 발달에도 문제가 발생될 수도 있는데, 신경 · 신체적 발달뿐만 아니라 지능발달이 지연되거나 말 · 언어장애의 발생 가능성이 높아진다. 중추신경인 뇌손상이나 불완전한 발달에서 비롯된 장애를 '언어장애

(language disorders)'라 하며, 입술, 혀, 입천장, 비강, 후두, 호흡기관 등 주변기관의 손상이나 잘못으로 인한 장애를 '구어장애(speech disorders)'라고 한다. 최근에는 말과 언어의 궁극적인 기능이 타인과의 의사소통에 있다고 봄으로써 구어장애 혹은 언어장애라는 이분법적 정의에서 '의사소통장애(communication disorders)'로 통칭하기도 한다(이미숙, 2014).

1) 언어발달장애의 언어특성

언어발달장애 아동의 언어 특성은 말을 시작하는 시기가 정상아동에 비해 늦으며, 타인의 말을 이해하지 못하고 사용할 수 있는 어휘가 적다. 간단한 문장으로 자신의 의사 내용을 전달할 수는 있지만, 대체로 문법 형태소나 복잡한 구문구조와 같은 인지 부담량이 높은 언어과제에서는 발달이 매우 늦다.

학령기에 나타나는 언어발달장애의 의미론적 측면으로는 일반적인 증상으로 단어 찾기 · 회상의 어려움, 에두르기, 단어 정의하기의 어려움, 복합어의 이해부족 등이 있다.

구문론 · 형태론적 측면으로는 문법적으로 잘못된 문장 구조의 사용, 복잡하지 않은 단순한 문장의 사용, 정형화된 구의 사용, 시작어의 사용 등이 있다.

화용론적 측면으로는 청자(듣는 사람)가 이미 들어서 알고 있는 표현 및 정보의 과다한 사용, 청자에게 분명하게 설명하는 기술의 부족, 적절한 순서로 설명하는 기술의 부족, 주체의 시작, 유지, 변경의 부족, 이야기 주제 파악의 어려움 등이 있다(김민정 외, 2011).

2) 조음 · 음운장애의 언어특성

'조음장애(articulation disorders)'란 조음기관(혀, 이, 입술, 구개, 턱)이 그 위치 혹은 조음점이 바뀜으로써 후두에서 공기의 흐름이 변화되어 발음이 틀리게 되는 것으로 생략, 대치, 첨가, 왜곡 등의 실수를 말한다(권미선 외, 2010).

'음운장애(phonological disorders)'는 연령에 적합한 음운 지식이나 능력이 부족하여 정상적인 음운규칙을 단순화하거나 나름의 대치규칙, 즉 오류 음운패턴을 사용하는 것을 말한다(권미선 외, 2010).

조음·음운장애는 언어문제가 함께 있는 경우도 있으나, 그 원인이 언어능력에 있는 것으로 보기보다는 말산출 능력, 즉 생리학적 차원에 있는 것으로 보는 것이 일반적이다. 조음·음운장애로 인한 아동들은 정상적인 말소리 산출의 어려움으로 타인과의 의사소통에서 실패를 겪게 될 수도 있다.

3) 유창성장애(말더듬)의 언어특성

'말더듬(stuttering)'이란 말의 흐름이 비정상적으로 자주 끊기거나, 말 속도가 불규칙하거나, 말을 할 때 노력이 들어가는 것을 말한다. 말더듬은 소리나 음절의 반복(repetition), 소리의 연장(prolongation), 소리의 막힘(block) 등으로 인하여 말의 흐름이 순조롭지 않은 현상이 나타난다. 말더듬의 기본이 되는 언어적 특성을 일차행동(primary behavior) 또는 핵심행동(core behavior)이라고 한다. 핵심행동에는 반복(repetition), 연장(prolongation), 그리고 막힘(block)이 있다(이승환, 2006).

4) 음성장애의 언어특성

후두(larynx) 안의 성대(vocal cords)에 이상이 생겨서 원천적으로 말소리의 산출이 어렵거나, 성대를 과용 또는 남용함으로써 말소리가 비정상적으로 나오는 경우를 음성장애(voice disorders)라고 한다. 정상적인 음성산출을 위해서는 성대의 무게(mass)와 크기(size)의 조절이 적당히 이루어져야 한다. 음성장애를 가진 사람들이 가장 많이 호소하는 증상을 유형별로 분류하면 여덟 가지 증상으로 다음과 같다(권미선 외, 2010).

① 목 쉰 소리(hoarseness)
② 성대피로(vocal fatigue)
③ 기식화된 소리(breathiness)
④ 발성 폭의 축소(reduced phonational range)
⑤ 무성증(aphonia)
⑥ 높낮이 일탈 또는 부적절하게 높은 소리(pitch breaks or inappropriately high pitch)
⑦ 쥐어짜는 소리(stained voice)
⑧ 떨림(tremor)

5) 신경언어장애의 언어특성

뇌손상 또는 뇌기능 저하로 인하여 생기는 장애를 신경언어장애(nourogenic language disorders)라고 한다. 신경언어장애의 대표적인 것이 실어증(aphasia)이다.

미국 보스턴 실어증학파의 분류에 따르면 브로카실어증(Broca's aphasia), 베르니케실어증(Wernicke's aphasia), 전도실어증(Conduction aphasia), 명칭실어증(Anomia), 연결피질감각실어증(Transcortical sensory aphasia), 혼합연질피질실어증(Mixed transcortical type of aphasia), 전반실어증(Global aphasia)으로 나누고 있다.

4. 의사소통장애 아동의 언어능력 및 기능

의사소통장애 아동은 언어 습득능력과 발달에 있어서 일반아동과 구별되는 독특한 특징을 가진다. 의사소통장애 아동은 언어가 출현하는 시기가 지체되는 경향을 가지고 있으며, 출현 이후 완전히 언어를 습득하는 데도 일반아동의 평균 언어발달보다도 느리게 진행된다. 이들은 일반아동이 보이는 오류보다 더 많은 오류를 나타내거나, 일반아동의 오류형태와 질적 차이를 보이기도 한다(Evans, 1996).

1) 수용언어능력

아동의 수용언어 능력은 신호와 사물 · 사건 · 내적 상태 간 연결에 대한 지식을 가리키는데, 일반적으로 생후 8~10개월에 나타나며 아동이 언어적 지시에 적절한 행동으로 반응하는 것으로 알 수 있다. 연령이 좀 더 높은 아동의 수용언어 능력은 적절한 언어적 반응을 포함한다(심효진, 2009).

2~7세 아동의 언어이해 발달을 보면, 2세에는 주로 단어와 의미와 관계에 바탕을 두어 이해하기 시작한다. 3세 정도가 되면, 기본적인 문법구조를 이해하고, 4~5세가 지나면서 구나 절이 포함된 비교적 복잡한 문장을 이해할 수 있게 된다. 문법형태소 기능을 잘못 이해하는 오류도 점차 감소하게 된다. 또한 단순한 구조의 이야기를 이해할 수 있으며, 대화에서 상대자의 입장을 고려하는 것이 가능해진다. 6~7세가 되면서 구문의 범위를 넘어 이야기 이해 능력이 발달하여 긴 글이나 이야기를 듣고 파악할 수 있게 된다(김영태, 2006).

수용언어 지체를 보이는 대표적인 의사소통장애 유형으로 수용-표현 장애는 다른 사람의 말과 몸짓을 이해하는 수용언어가 또래에 비해 떨어진다. 이러한 문제로 언어적 상호작용에 어려움을 겪고 사회적 단서나 상황인식의 저하로 유치원과 같은 집단 활동에 참여하는 데 제한을 받는다. 특히 단순언어장애 아동은 은유, 비유 등 추상적인 문장을 이해하는 데 어려움이 크다.

말더듬 아동의 경우에도 언어적 능력에는 문제가 전혀 없는 경우도 있으나, 말의 산출 특징이 일반아동과 다름을 스스로 지각하여 언어 사용에서 어려움을 보일 수 있다. 수용언어에서의 어려움은 말더듬을 가중시키므로 말더듬 중재 시 언어와 관련된 변인들을 충분히 파악해야 한다.

2) 표현언어능력

아동의 표현 능력은 앞에 있거나 없는 사물·사건을 언급하거나 진행 중인 상호작용에 영향을 주는 발화를 사용하는 것을 가리키며, 아동이 특정한 놀이 상황에서 단어를 말하거나, 촉진에 대한 반응으로 말하거나, 자발적으로 발화하는 것을 직접 관찰함으로써 확인할 수 있다(심효진, 2009).

2~7세 아동의 표현언어 발달을 보면, 2세경이 되면 낱말의 조합이 가능해지고, 간단한 문장으로 표현할 수 있다. 3세경이 되면 세 낱말의 조합을 활발히 구성하기 시작하고 우리말의 기본 구문구조를 산출하기 시작한다. 4세가 되면 복문을 산출하고 모국어 문법을 습득한다. 구나 절이 포함된 복문의 표현은 4~5세경에 가능해진다(배소영, 1996).

의사소통장애 아동의 표현언어 특성에 대한 연구들은 대화 주고받기 능력, 상대방에 따라 말을 조정하는 능력 및 의사소통행동의 출현빈도, 담화능력, 화용 이해능력 등의 변인들을 주로 다루었으며, 의사소통장애 아동이 또래에 비해 열등하다는 결과를 보이고 있다(임은주, 2009).

의사소통장애 아동의 표현언어 특징에 관한 연구를 보면, 일반적으로 나이보다 더 어리게 행동하며 비언어적 수단을 많이 사용하고 메시지를 전달할 때 유연하지 못하다는 보고가 있다. 또한 의사소통 기능을 적절하게 사용하지 못하고 이야기 표현에 완성도가 떨어지며 혼란스러운 경향을 보인다고 말한다(Owens, 2004).

표현언어 특징에 대해 의사소통 유형별로 보면, 먼저 표현형 장애는 언어의 산출 능력만 지체되는 경우로 만 3세가 될 때까지 50단어를 습득하지 못하거나, 5세가 되어서야 첫 낱말이 출현한 경우가 있다. 표현형 장애에서 평균적으로 첫 낱말이 습득되는 연령은 23개월로 일반아동이 평균 11개월 정도에 첫 낱말을 산출하는 데 비해 매우 지체되어 있다(임은주, 2009).

3) 언어적 기능

의사소통장애 아동의 제한된 언어적 기능은 아동의 사회성 기술, 문제 행동과 관련되는데, 언어적 기능이 문제행동에 미치는 영향에 관해서는 다수의 문헌에서 제시되어 왔나. 언어적 기능 저하로 아동은 구어적 해결시도를 덜 하며 단순하고 충동적 해결책을 찾게 된다. 또한 상호작용에서 도움을 받지 못하며, 문제 상황에서 효율적 의사소통을 하지 못한다. 즉 언어적 문제가 사회적 문제해결에 방해를 하게 되고, 사회적 어려움이 문제 행동에까지 영향을 미친다는 것이다. 일반아동의 2~9%가 언어장애를 보이는데, 이에 반해 의사소통장애 아동 중의 52~86%가 문제행동을 보인다. 그러므로 언어적 기능의 문제는 아동이 문제행동을 발달시킬 수 있는 위험요소가 된다(임은주, 2009).

Chapter 02

품행장애

1. 품행장애의 정의

APA (American Psychiatry Association, 1994)에서는 품행장애를 정신의학 · 심리학 측면에서의 비행(반사회적인 행동)을 의미하는 것으로, 타인의 권리를 침해하거나 사회적 규범을 위반하는 행위로서의 좁은 의미의 품행장애와 소란, 무례, 불안한 행동, 공격적 · 반항적 · 폭력적 행동, 거짓말, 도벽행동, 적대적 처신, 비협조적 언행 등을 포함하는 넓은 의미의 품행장애를 총칭한다. 즉 품행장애란 다른 사람의 기본적 권리를 침해하거나 나이에 적합한 사회적 규칙을 위반하는 행동, 즉 육체적 싸움, 위협, 노상강도, 잔인한 행동, 강간, 거짓말, 무단결석, 외박 등을 반복적 · 지속적으로 6개월 이상 계속되는 경우를 말한다(남정우, 2008).

또한 타인에게 받아들여지기 어렵고 피해를 줄 수 있는 통제결여행동은 어떤 것이든지 품행장애로 간주된다고 보며, 공격적인 반항적 행동, 적대적인 발언, 거짓말하기, 폭력 및 파괴적 행동, 도둑질, 소란 피우기, 약물 및 알코올의 상습복용 등의 태도를 품행장애에 포함시키고, 통제력 부족으로 인해 발생되는 공격적 · 반항적 · 파괴적 · 반사회적인 행동 등을 품행장애로 보고 있다(표하나, 2004).

2. 품행장애의 특징

품행장애 아동이나 청소년은 다른 사람의 권리나 감정을 별로 고려하지 않으며, 잘못에 대한 죄의식 없이 남에게 비난을 잘한다. 인내력이 약하여 자신의 욕구가 관철되지 않으면 분노의 폭발이나 공격적 행동으로 대처하며, 이러한 문제로 학교에서 정학이나 퇴학 등의 문제를 갖기도 한다(곽승철, 1999). 또한 성문제, 음주, 흡연, 약물남용, 임신, 사고 등이 많고 낮은 사회경제적 수준과 평균보다 낮은 수준의 지적능력과 관계가 많고 학업성취 정도도 낮다. 품행장애 아동들의 지능에 관한 연구를 보면, 비행과 낮은 지능은 상관이 높다고 하며, 특히 비행청소년의 경우 언어성 지능이 낮은 것으로 나타났다(권현임, 2002).

한편 이들은 주의력결핍 과잉행동 장애 및 적대적 반항장애와의 관계가 밀접하여 초기의 주의력결핍의 증상이 적대적 반항을 거쳐 품행장애로 발달하는 경우가 많다. 사춘기 이전에 품행장애 발병 아동은 적대적 반항장애의 초기증상을 보유하고 있다는 보고가 있으며, 품행장애는 학습이나 주의력결핍 과잉행동장애, 우울증, 불안장애, 약물남용과 함께 나타날 수 있다고 한다(김영숙 외, 2001).

품행장애 아동은 충동적 행동양상을 보이는데, 그들은 자신의 즉각적인 반응들을 억제할 수 없거나 그들이 행동하기 전에 생각할 수 없는 것처럼 보이며, 충동적인 아동들은 통상 너무 빨리 반응하거나 너무 자주 반응하면서 기다리거나 차례를 지키기 어려워하며 자주 대화를 방해하고 다른 사람의 행동을 방해하며 당황하게 하면 좌절하여 심하게 욕설을 하는 경향이 있다.

3. 품행장애의 원인과 유형

1) 품행장애의 원인

(1) 생물학적 원인

반사회적 인격 장애를 가지거나 알코올과 같은 물질을 남용하는 부모의 자녀에게서 품행장애가 발생할 위험성이 높다. 품행장애 아동의 가족에서 반사회적 성격, 물질남용, 기분장애, 정신분열증, 학습장애와 기타 행동문제가 많다고 보고되고 있다. 특히 품행장애를 가진 청소년의 아버지나 남자 친척에서 반사회적 행동의 빈도가 높다고 한다. 이러한 연구결과들은 품행장애가 가족적인 혹은 유전적인 경향이 있음을 시사하고 있다. 쌍둥이 연구에서도 일란성 쌍둥이에서 이란성 쌍둥이보다 품행장애가 같이 나타날 확률이 높다고 보고되었다. 그렇지만 대부분의 연구자들은 유전만으로 품행장애의 원인을 설명할 수 없으며 환경적 요인과 기타 생물학적 원인들이 동시에 작용한다고 결론 내리고 있다(표하나, 2004).

(2) 신경학적 원인

공격적이고 난폭한 행동을 보이는 아동과 청소년의 경우에서 신경학적 이상이 그 원인이 되는 경우가 많다고 보고 있다(이홍림, 2004). 품행장애 아동과 청소년은 정상에 비해 신경학적 증세, 신경심리학적 결함(특히 부주의)과 경련성 질환을 가지는 경우가 많이 보고되고 있으며, 공격적 행동의 정도는 신체적 학대의 과거력, 두부 및 안면손상, 신경학적 이상소견, 주의력결핍 과잉행동장애, 출산시의 문제와 상관관계에 있다고 한다. 극단적으로 난폭한 아동의 경우, 심각한 학습과 의사소통의 문제가 있으며, 약 20%에서 뇌전증을 가지고 있고, 60%에서는 정신병적 증세를 가지고 있다는 연구결과도 있다.

(3) 심리사회적 원인

일반적으로 공격성, 파괴적인 행동, 거짓말, 도벽 등을 특징으로 하는 품행장애는 휴이트와 젠킨스(Hewitt & Jenkins, 1946)가 처음으로 정의한 이후, 현재까지 많은 연구들이 이루어져 왔는데, 19세기 후반부터 시작된 비행에 관한 초기 연구들은 비행을 체질적-유전적 이론, 모방이론, 정신박약 및 학습이론들로써 이해하려 시도하였으나 최근에는 그 어느 하나의 이론만으로는 비행을 명확히 설명할 수 없다고 보고 있다. 생의 초기 부모는 아동에게 안정감을 주고 앞으로의 인간관계를 맺는데 기초가 되는 정서적 · 물질적 · 정보적 시지를 제공해 주는 등 큰 영향을 끼치지만 아동기 중기에 접어들게 되면 중요한 인간관계인 친구관계는 가정 밖에서 이루어지기 때문에 가족은 기본적인 지지의 제공자로 남게 된다(표하나, 2004). 결국 품행장애의 문제는 그 발생원천이 가정일 수는 있지만 그 후 교우관계, 집단사회생활 그리고 사회 · 문화 분위기에 의해 증가 또는 감소된다고 볼 수 있다.

4. 품행장애의 발병 유형

품행장애의 발병 유형을 DSM-4(1994)에서는 소아기 발병형과 청소년기 발병형 두 가지로 분류하고 있다.

1) 소아기 발병형

발병연령이 10세 이전이며 대개는 남아에서 나타나고, 신체적으로 공격적인 행동이 흔히 동반된다. 또래 관계에서도 장애가 있었던 경우가 많으며, 소아기에 반항장애의 병력이 있었던 경우가 많다. 소아기 발병인 경우에는 행동장애가 지속되는 경우가 많으며, 청소년기 발병형보다 성인기에 반사회적 인격장애로 이행될 위험성이 높다.

반항행동, 재산파괴, 공격적인 행동, 동물에 대한 잔인한 행동은 비교적 어린 나이에 흔히 나타나며, 거짓말, 도벽, 가출 등은 청소년기로 가면서 점차 증가하는 경향을 보인다(신수진, 2009).

2) 청소년기 발병형

10세 이전에는 행동장애의 병력이 전혀 없는 경우이며, 소아기 발병형에 비해 공격적인 행동이 적게 나타난다. 또래 청소년들과 어울려서 행동장애를 일으킬 수 있으나, 일반적으로 다른 청소년들과의 관계는 소아기 발병형보다 양호하다. 성인기에 반사회적 인격 장애로 이행될 위험성이 소아기 발병형보다는 경미하다. 품행장애의 여성에 대한 남성의 비율은 소아기 발병형보다 청소년기 발병형에서 더 낮게 나타난다.

5. 품행장애의 진단기준

DSM-4에 의하면 품행장애의 필수 증상은 다른 사람의 기본적 권리를 침해하거나 나이에 적합한 사회적 규범이나 규칙을 위반하는 행동을 지속적이고 반복적으로 나타내는 것으로 DSM-4의 진단기준을 정리하면 다음과 같다.

〈표 2-1〉 품행장애의 진단기준

□ 진단기준 A

행동유형	진단기준
신체적 해를 가하거나 위협하는 공격적 행동	흔히 다른 사람을 괴롭히거나 위협, 협박한다.
	흔히 먼저 싸움을 건다.
	다른 사람에게 신체적 손상을 일으킬 수 있는 무기를 사용한다.
	다른 사람에게 신체적으로 잔인하게 군다.
	동물에게 신체적으로 잔인하게 군다.
	다른 사람의 물건을 훔치면서 들킨 적이 있다.
	다른 사람에게 성적행위를 강요하거나, 성폭력이나 성추행의 문제가 있다.
재산상의 손실이나 손상을 가하는 비공격행동	타인의 재산에 심각한 손상을 입히기 위해 계획적으로 불을 지른 적이 있다.
	다른 사람의 재산을 계획적으로 파괴한 적이 있다(방화 제외).
사기나 절도	다른 사람의 집이나 건물, 차에 몰래 들어간 적이 있다.
	자신에게 가해진 의무를 회피하기 위해 거짓말을 흔히 한다.
	들키지 않고 물건을 훔친 적이 있다.
심각한 규칙위반	부모의 금지에도 불구하고 밤늦게 귀가한다.
	최소한 두 번 이상 밤에 집에 들어가지 않은 적이 있었다(혹은 장기간 가출한 적이 한 번 있다).
	종종 학교에 무단결석을 한다.

□ 진단기준 B: 행동의 장애가 사회적, 학업적 또는 직업적 기능에 임상적으로 심각한 장애를 일으킨다.

□ 진단기준 C: 18세 이상일 경우 반사회성 인격장애의 진단기준에 맞지 않아야 한다.

출처: 김미경 외(2007)

DSM-4의 진단기준 A에서는 세 가지 이상의 특징적 행동이 지난 12개월 동안 있어 왔거나, 적어도 한 가지 행동이 6개월 동안 지속적으로 나타났다면 품행장애로 진단할 수 있으며, 진단기준 B에서는 행동의 장애가 사회적, 학업적 또는 직업적 기능에 임상적으로 심각한 장애를 일으키면 품행장애로 진단할 수 있고, 진단기준

C에서는 품행장애는 18세 이상의 개인에게도 진단이 내려질 수 있지만, 반사회성 인격장애의 진단기준을 충족시키지 않는 경우에 한해서만 품행장애로 진단할 수 있다고 한다.

이와 같은 행동들은 대개 집, 학교, 지역사회와 같은 다양한 장면에서 나타나며, 품행장애를 갖고 있는 경우 그들은 행동문제를 최소화하려는 경향이 있기 때문에 품행장애를 판단해야 하는 경우 추가 정보 제공자에게 의존해야 한다. 그러나 제보자의 정보도 부적절한 감독이나 드러나지 않는 행동으로 인해 제한될 수 있기 때문에 진단에 어려움이 있다.

6. 품행장애를 위한 지원 방법

1) 행동수정

행동수정이란 한 인간 자체를 완전히 다른 인간으로 바꾸는 것이 아니라 인간 행동 중 문제가 되는 행동 자체의 변화에 초점을 두는 것이다(김정권 외, 1987).

행동수정의 가장 중요한 특징은 측정 가능한 행동 용어로 문제를 정의하고 행동 측정치의 변화를 그 문제가 도움을 받고 있는 정도에 대한 가장 좋은 지표로 사용할 수 있다. 또한 개인의 환경을 변화시키는 처치절차와 기법을 통해 개인이 사회에서 제 역할을 할 수 있도록 돕고, 방법과 이론적 근거를 자세하게 서술할 수 있다는 것이다. 그러므로 행동수정은 일상생활에서 자주 적용되고 있다(강영심, 2004).

인간의 복잡한 행동 중에는 적응행동과 부적응행동이 있으며, 능률적인 행동과 결손된 행동이 있다. 행동수정은 바로 부적응행동과 결손된 행동을 대상으로 이러한 행동과 대치될 행동을 선정하여 이를 강화해 줌으로써 부적응행동과 결손행동을 소거, 감소하고 환경에 적응할 수 있는 새로운 행동을 학습시켜는 것으로 행동수정은 일련의 학습의 원리인 조건화와 강화의 과정을 거쳐 개인의 부적응행동을 수정해서 사회적응에 필요한 행동을 습득하는 절차라고 한다(강경미, 2002).

이러한 부적응행동에 대한 구체적인 문제행동 수정방법은 크게 행동을 유발시키는 선행자극을 고려한 방법과 행동에 뒤따르는 후속 결과를 고려한 방법, 그리고 선행자극과 후속결과를 동시에 고려한 방법으로 나누어 볼 수 있다(강영심, 2004). 행동을 유발시키는 선행자극을 고려한 방법으로는 촉진법과 환경적 사태가 있으며, 행동에 뒤따르는 후속결과를 동시에 고려한 방법으로는 형성법, 토큰 경제, 모델링, 인지적 행동치료가 있다.

2) 긍정적 행동 지원(Positive Behavior Support, PBS)

지금까지 문제행동에 관한 연구들은 주로 행동주의이론에 근거한 행동수정 방법을 적용하여 왔으나, 행동수정접근법에서는 아동이 보이는 문제행동 자체에 초점을 맞추어 그 문제행동을 소거시키거나 경감시키려 한다. 이러한 중재 방법들은 문제행동 지도에 쉽게 사용할 수 있으며, 단기간에 효과를 볼 수 있다는 장점 때문에 널리 사용되어 왔다. 그러나 이러한 접근방법의 연구 결과들은 효과면에서 일반화와 유지에 문제가 있으며, 근본적인 지도 방법이 될 수 없고, 더욱이 일부 혐오적인 중재전략들은 방법상의 윤리적인 문제까지 제기되어 왔기 때문에 긍정적 행동지원(PBS)이 필요하다(이성봉, 2006).

문제행동 지도에서 긍정적 행동지원의 주요 특징을 다음과 같이 볼 수 있다.

① 개인 존중의 철학과 보다 나은 생활양식을 돕기 위한 요구에 기초한다.

② 개별적인 기능평가 과정을 통해 획득된 중재들은 아동과 환경이 서로 상호작용하는 것에 기초한다.

③ 중재들은 단순히 바람직하지 않은 행동을 억누르는 것보다 새로운 기술을 가르치고, 적응행동을 중지시키는 데 초점을 맞춘다.

④ 지원계획은 사회적인 맥락, 교육과정, 생태학적인 맥락의 변인들을 포함한다.

⑤ 지원계획은 전형적으로 선행사건, 결과 그리고 맥락적인 조정들을 포함한 복합적인 요인들을 포함한다.

3) 개별화교육계획(Individualized Education Plan, IEP)

품행장애 아동은 평균 이하의 지능을 동반하기도 하여 학업수행, 특히 독서나 다른 언어적 기술이 나이와 지적 능력에 비해 기대되는 수준보다 낮다(황혜자, 2005).

개별화교육 프로그램을 작성하여 실행하는 가장 중요한 이유는 각 학생이 필요로 하는 적절한 교육과 관련 서비스를 받도록 하는 관리 도구로써의 역할을 하도록 하기 위한 것이다. 개별화교육 프로그램은 각 학생마다 영역별 교수목표, 제공되는 관련 서비스, 평가절차 및 기준 등을 명시함으로써 체계적인 교육이 이루어지도록 한다. 개인차와 교육적 필요가 매우 다양한 장애아동들에게는 이러한 체계적인 관리가 필수적이며, 특히 통합된 경우에는 교육환경의 중요한 변화가 생기므로 이러한 역할이 더욱 중요하게 된다(이소현 외, 2006). 그러므로 각기 다른 유형의 품행문제를 갖고 있는 품행장애 학생들에게 개별화교육 프로그램을 적용하게 되면 그들이 갖고 있는 품행장애를 교육적으로 중재하는 데 매우 유용할 것이라고 생각한다.

4) 특수아 상담

청소년기에 있는 많은 청소년들은 언행이 거칠고 행동이 충동적이며 공격적이고 반항적인 경향을 보인다. 그중 일부는 지속적으로 품행에 문제를 가지고 있으며, 가정과 학교 및 사회규범에 어긋나는 행동을 하거나 심하면 소년원, 교도소와 같은 기관에 접촉하게 됨으로써 인생에서의 실패를 맛보게 된다. 우리나라의 현실에 비추어볼 때 사회규범에 거슬러 사법적인 조치를 받게 되면 이미 사회적 적응에는 많은 어려움이 뒤따르게 된다. 그러므로 사법적인 조치로까지 문제가 심각해지기 이전에 학교나 지역사회 기관에서 상담자의 적절한 개입이 필요하다.

품행장애 학생에 대한 상담은 품행장애 학생의 학교 및 사회적응력의 향상을 도모하며, 개인이 지닌 재능을 확인하고 이를 발휘할 수 있도록 도와주어야 한다. 특히 인격의 성장을 통해 긍정적인 자아개념을 갖도록 하여 내면에 품고 있는 자아실현의 욕구를 긍정적이고 생산적인 영역에서 채워주어야 할 것이다. 상담자는 품행장애 아동이나 청소년의 바람직한 지도를 위해 가정, 학교, 지역사회단체, 기관과의 긍정적인 유대관계 속에서 긍정적인 사회활동을 촉진해야 한다(김영숙 외, 2001). 특수아 상담의 경우 심리치료, 인지-행동 훈련, 사회성 훈련, 학교적응 및 학업기술 훈련, 부모 및 교사 훈련, 의학적 조치 등을 포함하고 있기 때문에 품행장애 학생들을 위한 교육적 지원방법으로 매우 효과적일 수 있다.

Chapter 03 ADHD

ADHD는 지난 수십 년 동안 정의와 개념화가 다양한 방법으로 이루어져 왔으나, 지금까지도 전문가들조차 적절한 진단과 평가절차에 대하여 혼란스러워하고 있다. 그러나 최근에는 ADHD의 특성을 해당 나이에 비해 낮은 주의집중력 또는 높은 과잉행동-충동성으로 설명하는 방향으로 합의가 이루어지고 있다.

1. ADHD의 개념

각 학급 속에 있는 아이들의 문제, 성격과 행동도 모두 다르지만 학급에서 문제를 가지고 있는 아이들 중 ADHD의 증상을 보이는 경우가 있다. 이러한 아이들은 주의집중의 곤란, 특히 학교와 집에서 해야 할 것들에 대해 주의력이 부족하다는 공통점을 갖고 있으며, 주의력결핍 문제를 가진 대부분의 아동들은 충동성과 과잉행동도 함께 보인다.

이와 같이 부주의(inattention), 충동성(impulsivity)과 과잉행동(overactivity)의 문제를 보이는 아동에 대해 주의력결핍과잉행동성장애(Attention Deficit Hyperactivity

Disorder, ADHD)라고 한다(이수규, 2010).

ADHD는 주의력결핍행동 특성 아홉 개와 과잉행동 및 충동성 특성 아홉 가지로 구성된 총 18가지 행동증상으로 정의된다. ADHD는 복합형, 주의력결핍 우세형, 과잉행동-충동 우세형의 세 가지 하위유형으로 구분된다.

DSM-4(1994)의 기준을 보면, ADHD를 진단하기 위해서는 주의력결핍, 과잉행동, 그리고 충동성이 세 가지 분류에 있는 각각 아홉 개의 행동 목록 중 여섯 가지 증상이 6개월 동안 지속적으로 나타나야 한다. 개인마다 나타나는 주증상을 보면, ADHD로 분류된 아동들이 상당히 이질적인 집단이라는 것을 알 수 있으며, 학업부진, 공격성, 또래 관계에의 어려움 등과 관련된 장애 요인까지 포함되면 아동의 이질성은 더욱 심화될 수밖에 없다.

2. ADHD의 특성

ADHD 아동에게서 일정 기간 동안 일관성 있게 공통적으로 나타나는 성향은 크게 주의력결핍(inattention), 충동성(impulsivity), 과잉행동(hyperactivity)이다. 이는 ADHD 아동을 정의 내리기 위한 개념이고, 일반적으로는 인지적 · 행동적 · 정서적으로 분류하여 ADHD의 특성을 설명하고 있다.

1) 인지적 특성

(1) ADHD 아동의 지능

ADHD와 지적능력의 관계에 대해서는 다소 상충된 논란이 나타나고 있는데, 일반적으로 ADHD 아동들은 정상아동이나 자기 형제들보다 지적 발달이 뒤처지는 것으로 알려져 있으며, 표준화된 지능검사에서 일반아동에 비해 평균적으로 7~15점

정도 낮다(안동현 외, 2009). 그렇지만 이러한 차이는 지적 기능의 차이로 해석될 수도 있지만, 그보다는 다음과 같은 원인들이 좀 더 설득력이 있는 것으로 보인다.

① 검사를 받는 과정 중 아동의 주의산만함으로 인해 수행능력이 저평가된 것인지 아닌지가 확실하지 않다. 실제로 ADHD 아동이 웩슬러 지능검사상 '주의산만성 요인(산수, 수학, 기호 쓰기)'과 관련된 하위검사 수행능력이 낮다는 연구결과도 있다(안동현 외, 2009).

② 이미 ADHD 아동의 상당수가 학습장애를 수반하고 있다. 그렇기 때문에 ADHD 아동에 의한 집단의 지능검사 점수는 더 낮게 나타날 수 있다.

③ ADHD 아동의 지적능력은 일반아동과 다르지 않으며, 교사와 부모는 아동의 지적능력의 범위와 유사한 정규 분포를 이루고 있어 매우 낮은 지능 수준부터 매우 높은 지능수준에 이르기까지 다양한 범위를 갖고 있다는 것이다.

(2) 언어적 능력의 부족

ADHD 아동들에게서는 심각한 언어적 문제는 발견되지 않는다. 그렇지만 일반아동의 언어발달 지체율은 2~5.5% 정도인 데 반해 ADHD 아동은 6~35% 정도로 일반아동에 비해 언어 발달지체율이 높다(김동일 역, 2007). 이와 같은 언어발달의 지체 외에도 ADHD 아동들은 다양한 어휘를 구사하는 데에도 어려움을 느끼기도 한다. ADHD 아동은 제한된 어휘발달, 일반적인 단어만을 과다 사용, 적절한 단어 선택의 어려움, 미숙한 문장 구성, 잘못된 문법을 사용하는 언어적 문제를 가지고 있기도 한다(김현진, 2009).

ADHD 아동들은 특히 가정과 학교에서 일상생활의 수준을 넘어 상위 언어능력을 요구하는 상황에서는 언어적 문제를 보이는 경우가 많다(Grennbaum et. al., 1996).

① 읽기 속도가 느리고, 일반적인 어휘가 부족하며, 문단의 단어나 줄을 뛰어넘어 읽는 등의 조직화 기술이 부족하다.

② 이해와 기억력 부분에서 배경지식이 부족하고 지시를 이해하기 어렵고 글의

구조에 대한 이해가 부족하다.

③ 읽는 동안 주의집중을 유지하는 것이 어렵다.

즉, ADHD 아동은 텍스트에서 많은 철자의 오류를 보이며, 음운 인식에 어려움을 느낀다는 것이다. 또한 일반아동들보다 단순한 문장 구조를 쓰고, 어휘 목록을 다양하게 사용하여 문장을 만들지 못한다.

지금까지의 연구에 의하면 ADHD 아동의 언어적 특성을 보면 다음과 같다.

① 일상생활 속에서는 ADHD 아동과 일반아동이 크게 다르지 않게 보이지만, 아동의 이야기를 주의 깊게 들어보면, 이야기의 문장 구성 능력이 부족하고, 알고 있는 어휘의 수가 한정되어 있다는 것이다.

② 아이디어를 산출할 수 있다 하더라도 이해력의 부족과 작업기억의 제한으로 조직하고 계획하는 데 어려움을 가지고 있어 적절하고 잘 조직화된 텍스트를 쓰는 것이 어렵다.

③ 아동의 짧은 주의집중력으로 인해 상대방의 말에 귀를 기울이지 못하고 대화에 전념하지 못해 상대방이 불쾌함을 느끼게 한다.

ADHD 아동의 언어 표현 능력의 문제는 학교에서의 읽기 학습장애와도 관련이 높으므로 교사는 아동이 갖고 있는 언어 표현 수준을 알고 어떠한 언어능력이 부족한지 살펴보아야 한다.

(3) 주의력결핍

ADHD 아동의 주요한 인지적 특징은 주의력결핍, 즉 주의가 산만하고 주의의 폭이 짧다는 것이다. 교실에서 주의가 산만한 학생들은 한 가지 일을 끝내기보다는 여러 가지 일들을 산발적으로 시작하고, 시작한 일을 끝내지 못한다(임혜숙 외, 1996). 즉, 아동들은 부모나 교사의 말을 어기기 위해 행동하는 것이 아니라 과제를 수행하는 동안 다른 것을 하게 된다는 것이다. 결국 과제를 끝까지 하는 것은 거의 드물며, 간혹 끝까지 하였더라도 결과는 엉망이거나 틀린 답일 경우가 많다.

특히 ADHD 아동은 경쟁 자극을 물리치고 적절한 자극에 주의집중하는 초기의 '선택적 주의집중'에서 결함을 보인다. 시각적 혹은 청각적 자극특성이 분명한 경우에 비해, 중립적이거나 자극의 특성이 모호한 경우 주의집중 결함이 현저하게 나타난다.

2) 행동적 특성

(1) 운동협응능력

운동협응문제는 ADHD 아동에게 나타나는 중요한 행동적 특성 중 하나이다. 미세운동 협응에 관한 연구에서 ADHD 아동의 약 52%가 서툰 반면, 일반아동은 최대 35%만이 서툴게 나타났다(Hallahan et. al., 2002).

이러한 사실은 큰 움직임이 필요한 활동이 아닌, 미로 찾기나 나무토막 끼우기와 같은 미세운동능력이 필요한 활동으로 ADHD 아동이 어려움을 느끼고 서툴다는 검사결과와도 일치하였다(안동현 외, 2009). 또한 큰 움직임이 필요한 운동에서는 불필요한 행동을 함께 보이기도 한다. 예를 들면, 발가락 끝으로 가볍게 뛰기와 같이 특정 근육을 이용하는 운동을 할 때 ADHD 아동은 수행에 도움이 되지 않는 손가락을 튕기는 등의 행동을 한다(이수규, 2010).

이러한 것은 ADHD 아동의 운동억제 기능상의 문제와도 관련이 되며, 아동의 상당수가 공책 필기와 글씨 쓰기와 관련하여 어려움을 보이는 것도 이와 관련이 있을 수 있다.

(2) 충동성

ADHD 아동의 핵심적인 행동적 특성들은 충동성과 과잉행동을 들 수 있다. 충동성이란 억제력이 부족하고, 깊이 생각하지 않고 문제를 해결하려는 경향을 포함한 행동양식을 말한다. 충동성은 단일한 구조가 아니기 때문에 인지수준과 행동수준

모두를 고려해야 한다. 인지수준에서 볼 때의 충동성은 여러 대안적 문제해결책들을 적절하게 판단하는 능력이 없는 것이고, 행동적 수준에서 볼 때의 충동성은 원치 않는 말이나 신체적 행동을 억제하는 능력이 없는 것으로 볼 수 있다. 충동성은 만족지연의 무능력, 동작운동 억제의 무능력, 계획능력의 부족 등 다양한 차원에서 연구가 진행되고 있다(이수규, 2010).

이와 같이 ADHD 아동은 많은 충동성을 내포하고 있어 충동억제가 안 되는 것으로 보인다. 이는 그들이 감정과 행동을 잘 통제하지 못한다는 것을 말한다. 그들은 자신들의 행동의 결과에 대해서 미리 충분히 생각하지 않고 급히 행동하는데, 일을 계획하고 판단하는 데에도 나타나며 조직적이지 못하고 체계적이지 못한 모습을 자주 보인다. ADHD 학생들은 어떤 문제를 해결해야 하는 상황에서 시간을 충분히 갖고 지시사항을 읽지 않은 채 과제에 시급히 달려들어 더 많은 실수를 하게 된다. 또한 지연이 되는 것을 기다릴 수가 없기 때문에 할 것을 바로 하지 못하거나 원하는 바가 즉시 이루어지지 않으면 쉽게 공격적이 되기도 한다. 성장하면서 일반아동들은 차츰 이러한 충동성을 억제해야 한다는 것을 배우게 되는데, ADHD 아동은 그렇지 못하기 때문에 사회적으로 문제행동을 자주 보이게 된다. 충동성이 강한 아동들은 사리판단능력이 부족하여 여러 가지 문제행동을 유발하는데, 이러한 충동성으로 인하여 만족을 지연시키기 어렵고 사회맥락에서 행동을 자제하거나 규칙을 고수하는 데 문제를 가지고 있다(최강혜, 2006).

(3) 과잉행동

과잉행동이란 일상적인 생활을 해내는 데 있어서 목적 없는 행동을 같은 연령대의 다른 사람들에 비해 뚜렷하게 많이 하는 것을 말한다. 활동적(active)인 것과 불필요하게 쉬지 않고 움직이는 행동(hyperactive)과는 다르다. 과잉행동 아동은 허락 없이 자리에서 이탈하고, 뛰어다니고, 팔과 다리를 끊임없이 움직이는 등 활동수준이 매우 높다. 심한 경우 장시간 가만히 앉아 있어야 하는 상황에서는 어려움을 느끼고, 손가락이나 다리를 끊임없이 움직이며 이상한 소리를 내기도 한다. 가정과 학교 등 대부분의 장소에서 이런 과도한 움직임을 보이는데 학교에서 과제를 수행하는 도중뿐만 아니라 놀이, 사회적 활동 등의 모든 상황에서도 나타난다(최강혜, 2006).

과잉행동은 60~70%가 보통 2세 이전에 증상이 나타나는데, 유년기에도 과잉행동이 계속 나타나며, 학령기에도 과도한 활동이 빈번하게 나타나고 신경질적이며 부모의 요구에 적절히 대응하지 못한다. 이러한 과잉행동은 차분히 앉아서 수업에 참여하지 못하여 학업이나 대인관계를 악화시키는 결과를 초래하기도 한다. 나이가 들어감에 따라 과잉행동의 수준이 낮아지는 경향이 있지만, 대다수의 ADHD 아동들은 청소년기에도 심리적으로 여러 문제를 가지게 된다. 이는 청년기를 거쳐 성인이 될 때까지도 이어지는데, 청년기에도 정상적인 형제자매보다 사회적 · 심리적 · 직업적인 영역에서 능력이 뒤떨어지는 것으로 나타난다. 또한 그들은 반사회적 성격장애를 보이기도 하며, 알코올중독이나 자동차 사고를 일으킬 위험이 높고, 만족스럽지 못한 대인관계를 가지는 것으로 나타났다(임혜숙 외, 1996).

3) 정서적 특성

(1) 감정조절능력의 부족

ADHD 아동들과 관련하여 또 다른 어려움은 감정조절능력의 부족으로 인한 또래관계형성의 문제이다. ADHD 아동들은 정상 또래 아동들에 비해 공격적이고, 비순종적이며, 자기감정을 조절하지 못하여 또래 아동들과의 사회적 관계에서 많은 어려움을 겪고 있다. 즉 또래관계에서 충동적이며, 상호작용을 스스로 감독하거나 또래의 반응에 적절하게 반응하지 못하여 또래들에게 미성숙하고 공격적인 아동으로 여겨져 또래들에게 거부당하는 것이다. 이러한 그들의 공격성은, 아동이 정상적인 인간관계를 갖지 못하여, 과도하게 불안정한 상태를 나타내게 되고 낮은 자존감을 갖게 한다(안동현, 2009).

3. ADHD의 원인

ADHD를 분명하게 설명하여 주는 원인은 아직 밝혀지지 않았지만, 최근에는 연구의 관심이 뇌과학적 관점과 유전적 영향과 같은 아동의 생리적 변인에 모아지고 있다.

1) 유전적 원인

ADHD 아동의 특성이 태어날 때부터 유전되는 성향이라는 연구가 활발하게 이루어지고 있다. 최근의 연구를 보면, 일반아동에 비해 ADHD 아동들은 가족들 중에 ADHD를 가지고 있는 가족원이 있을 가능성이 크다는 보고가 있다. 더욱이 양부모나 어릴 때 입양된 형제들에 비해 직접적으로 가까운 혈연 친족들 사이에서 ADHD의 발생 일치율이 높게 나타난다(이수규, 2010). 또한 쌍둥이 연구에서도 유전의 가능성이 나타났는데, 쌍둥이 중 한 명이 ADHD를 가지고 있을 때 다른 한 명이 ADHD를 가지고 있을 확률은 이란성 쌍둥이보다 일란성 쌍둥이에게서 훨씬 더 높게 나타났다. 이란성 쌍둥이는 유전자의 50%를 공유하는 데 반해 일란성 쌍둥이는 유전적으로 동일하기 때문에 이들 간의 일치율이 더 높은 것은 유전적 요인이 영향을 미친다는 것을 의미한다(이수규, 2010).

2) 환경적 원인

지금까지 ADHD 연구자들은 다양한 환경적 요인들이 ADHD 증상과 관련이 있다고 생각하였다. 즉 영양부족, 납중독, 출생 전 약물이나 알코올에 대한 노출, 과도한 스트레스, 감염이 주로 거론되었다.

환경적 원인을 강조하는 몇몇 연구자들은 잘못된 부모역할에 의해 ADHD를 야기한다는 주장도 있다. 즉 부모가 아동의 행동에 대해 지나치게 허용적이거나, 가정의 분위가 극도로 혼란된 상태에서 양육되는 아동이 그러한 경우라고 보고 있다.

지금까지의 연구를 보면, 아동의 생물학적 원인이 일차적 원인이라 하더라도 증상을 유지시켜 주는 환경적 요인의 역할을 가볍게 볼 수 없다는 것이다. 즉 환경적인 요소를 바꾸어주는 등의 교육 방법의 전환으로 ADHD 아동의 기능과 습관을 효율적으로 바꿀 수 있기 때문이다.

한편 ADHD의 원인을 밝히는 것이 ADHD 학생들의 치료 성과를 높이는 데 별다른 영향을 미치지 못하고 있다. 생물학적 요소가 ADHD 아동의 일차적 원인으로 가정되고 있지만, ADHD 관련 행동의 발생 가능성을 증가시키거나 감소시키는 환경적 요인 역시 교사와 학부모에게는 중요하다.

4. ADHD에 대한 뇌과학적 이해

ADHD 아동에 대한 연구가 계속되면서 생물학적 요소가 ADHD 아동의 일차적 원인으로 가정되고 있다(이정섭, 2005).

1) 인지적 특성의 뇌과학적 해석

(1) 주의력 결핍

주의는 일반적으로 다른 자극들을 배제하고 어떤 현상에만 의식을 집중하는 것으로 정의되어 있다. 주의는 단순하게 정의되지 않는 서로 다른 복합적인 개념이라고 볼 수 있다.

학자들의 주의에 대한 견해는 '주의 이전 과정', 즉 의식이 어디에도 집중되어 있지 않지만 필요할 때는 언제든지 한 곳에 집중할 수 있는 자각상태를 지칭하기도 한다.

수업의 효율성과 가장 관련된 개념이자 ADHD 아동에게 가장 부족한 주의집중력은 선택적 주의집중일 것이다. 일반적으로 '주의'란 개념을 사용할 때 그것은 선택적 주의를 의미하는 경우가 많다. 선택적 주의는 유기체가 어떤 감각 자극들 중에서 보다 의미 있는 자극을 선택하여 그것을 집중적으로 정보처리 하는 것을 말한다(조주연, 2006).

우리의 뇌가 매 순간 쏟아져 들어오는 감각 자극들을 현명하게 처리하고 보다 집중력 있는 삶을 살기 위해서는 선택적 주의과정이 필요하다. 인지과학적 관점에 따르면 특정 자극에 대한 선택은 두 가지 방식을 통하여 이루어진다. 이는 감각자극이 신경회로를 통하여 전달되는 과정에서 중요성이 적은 감각 자극들을 배제해 나가는 과정과 보다 주요한 자극에 대해 계속적으로 신경전달의 횟수와 강도를 높여 주는 강화 과정이다(조주연, 2006).

일반적으로 인지과학자들은 매초 1억 단위의 외부 감각 자극이 우리 몸에 접촉한다고 보고 있다. 그러나 그 많은 자극 중에서 약 5만 가지의 감각 정보만이 우리 몸 전체에 분포되어 있는 감각 수용기의 처리대상이 된다. 이렇게 받아들여진 자극이라도 모두 의식화되는 것은 아니고, 약 100여 단위의 감각정보들만이 대뇌피질 아래에 위치한 시상(thalamus)을 통과하여 의식의 중추인 대뇌피질에서 처리된다(조주연, 2006). 감각기관에서 들어오는 거의 모든 입력정보가 먼저 시상에 있는 뉴런으로 가서 거기에서 신호가 분류되어 피질의 각 영역으로 보내어진다(김유미, 2003). 이때 효율적이고 효과적인 시상을 가진 사람은 들어오는 여러 자극들 중에서 중요한 자극만을 구별하여 거기에 에너지를 쏟는다. ADHD 아동은 이 시상이 제대로 역할을 하지 못하고 무분별하게 정보들을 대뇌피질로 보내어 꼭 필요한 과업을 수행하지 못할 수도 있다. ADHD 아동들이 이것저것 많은 과업들을 손만 대고 제대로 끝까지 과업을 수행하지 못한다는 평가를 받는 이유도 여기에 있는 것으로 보인다(최강혜, 2006).

ADHD 아동은 시상 이외에 부족한 부분으로 전두엽을 들 수 있다. 전두엽은 우리 인간을 다른 동물뿐만 아니라 인류의 조상들과 가장 분명하게 구분해주는 부위이다. 전두엽은 가장 넓은 부위로 외부로부터 들어오는 모든 정보들을 종합하여 판단하고 계획하는 역할을 한다. 이 부분이 손상되면 주위 환경에서 받은 자극에 적절한 반응을 할 수 없으며, 사물의 중요성에 대한 순위를 결정하지 못하게 된다. 실제로 ADHD 아동의 PET (positron emission tomography) 결과를 보면, 뇌의 전두엽에서 혈류와 신진대사가 감소되어 있고 대뇌의 포도당 대사가 떨어지는 것을 볼 수 있다(최강혜, 2006). 또한 ADHD 아동의 뇌 포도당 대사율을 비교 분석한 결과에 따르면 일반아동보다 ADHD 아동이 양측 전두엽, 좌측 측두엽, 소뇌에서 감소하는 것으로 나타났다. 지금까지의 ADHD 아동에 대한 연구를 보면 꾸준하게 양측 전두엽의 혈류량이 가장 많이 감소된 것을 볼 수 있다. 이는 ADHD 아동의 뇌가 일반아동에 비해 양측 전두엽과 소뇌가 덜 활동적이라는 것을 의미한다. 이러한 결과는 ADHD 아동의 뇌는 전두엽과 그와 관련된 부분들이 그 기능을 다 하지 못한다는 것으로 해석할 수 있다(김유미, 2003).

우리들은 살아가면서 많은 양의 감각 정보들을 듣고, 보고, 느끼며 받아들이는데 이 모든 정보를 모두 다 처리할 수는 없다. 그러므로 아주 짧은 순간 전두엽은 언제 반응을 해야 할지, 어떻게 반응을 해야 할지 또는 자제해야 할지를 결정하기 위해 필요한 정보들만을 받아들이기 위한 선별작업을 해야 한다. 그러나 ADHD 아동의 경우 불필요하고 적합하지 않은 정보들을 과다하게 받아들임으로써 청각 및 시각 정보를 받아들이는 뇌의 영역이 과다하게 활동하고 있는 것으로 볼 수 있다.

2) 행동적 특성의 뇌과학적 해석

(1) 충동성

삼위일체 두뇌(triune brain)이론에 따르면 우리 두뇌는 파충류의 뇌인 뇌간(brainstem), 포유류의 뇌인 변연계(limbic system), 인간의 뇌인 피질(cortex)의 3층으로 구성되어 있으며, 과제에 따라 개별적으로 작용하거나 상호적으로 작용한다고 본다(이수규, 2010). 뇌간은 주로 자율 기능을 담당하며, 호흡, 심장박동 및 혈압을 조절하여 생존에 필요한 기능을 무의식적으로 조절한다. 변연계는 성적욕망, 싸우고 도망가는 자기방어 본능과 같은 생존과 관계있는 감정 반응을 조절한다. 또한 대뇌피질은 사람의 뇌에 약 80%를 차지하고 있으며, 인간 사고와 지혜의 중추로서 모든 감각기관을 통해 들어오는 외부 자극을 인식하여 그에 대응하는 판단이나 계획을 세우고 반응하는 부위이다.

일반적으로 변연계와 대뇌피질은 서로 긴밀하게 협조하는 관계로서 사람이 이성과 감정 사이의 상호작용을 원만하게 할 수 있게 한다. 그렇지만 대뇌피질이 변연계를 통제하지 못하고 억누를 수 없을 때 충동적인 행동이 나타나게 된다. 충동적인 행동은 순간적인 감정을 이성을 통해 통제하지 못하고 외부로 나오는 현상을 말하는데, ADHD 아동의 충동적인 모습은 변연계가 지나치게 활성화되어 본능적인 감정이 상황적 판단 없이 그대로 표출되어 주변 사람들을 당황하게 하거나 혼란스럽게 하는 것을 볼 수 있다(최강혜, 2006).

(2) 과잉행동

인간의 뇌는 크게 좌뇌와 우뇌로 나누어져 있으며, 그 기능에는 차이가 있어 두 반구는 서로 협응하여 판단하고 행동하게 된다(이정모, 2009). 즉 인간이 단일하게 행동할 수 있는 것은 양쪽 뇌의 정보들을 교환시켜주는 뇌량이 존재하기 때문에 가능하다. 이러한 뇌량의 역할은 절단한 분할뇌 환자들의 연구를 통해 알려지기 시작하였다. 심한 뇌전증을 치료하려는 목적으로 두 반구를 연결한 뇌량을 절단한 환자들에게 어느 쪽 뇌에 무언가를 보여주었는가에 따라 그 환자가 반응할 수 있는 내용이 제한됨이 발견되었다. 예를 들어 좌반구에만 제시된 단어는 환자가 소리 내어 읽을 수 있지만, 우반구에만 제시된 단어는 환자가 소리 내어 읽지 못하는 것이다. 이는 뇌량이 두 반구의 기능을 무리 없이 통합하여 좌우 반구의 명령이 필요한 반구로 옮겨가 행동하게 한다는 것이다.

뇌량의 기능으로 보면 아동의 과잉행동이나 상황에 적절하지 못한 행동이 부실한 정보교환으로 초래될 수 있다는 것이다. 예를 들어, 감정을 통제하고 행동을 주로 담당하는 우뇌가 인지적 합리적 사고를 담당하는 좌뇌의 통제를 받지 못할 경우 ADHD 아동들은 보다 충동적이고 과잉행동을 나타낼 가능성이 있다는 것이다(최진오, 2008). 즉 상황을 이성적으로 판단하는 좌뇌와 행동을 조절하는 우뇌 사이의 정보들을 상호 조절하여 행동하게 하는 뇌량이 제 역할과 기능을 못 하게 됨에 따라 ADHD 아동이 상황을 파악하고 적절한 행동을 하지 못하고 충동적이고 과잉행동을 하게 될 수 있다는 것이다.

(3) 운동협응능력

최근 신경영상기술이 발달하면서 ADHD를 가진 사람들이 영향을 받을 가능성이 있는 두뇌 영역들이 발견되었다. 연구자들은 MRI (Magnetic Resonance Image)와 같은 기술을 활용하여 ADHD인 사람들이 전전두엽, 전두엽, 기저핵과 소뇌와 같은 곳이 구조적으로 더 적음을 지적하였다(이수규, 2010).

기저핵(basal ganglia)은 미상핵, 담창구 및 피각을 포함하는 두뇌의 한 구조물로서 움직임의 협응과 통제를 관장하는 역할을 한다. 이 기저핵이 ADHD인 아동의 경우 더 작은 경향이 있다는 것이다. 특히 ADHD 아동이 미세운동협응능력이 부족한 것으로 알려져 있는데, 그 원인을 이 기저핵의 미상핵의 크기가 정상아동의 미상핵보다 크기가 작기 때문인 것으로 보고 있다(박현숙 외 역, 2008).

3) 정서적 특성의 뇌과학적 해석

(1) 정서 조절 능력

고차원적인 뇌의 활동들을 단순하게 설명해 보면, 대뇌피질에서 주로 알아내는 마음은 '생각', 변연계에서 주로 알아내는 마음은 '느낌', 뇌간이 관할하는 마음은 '본능'에 가깝다고 한다(박만상, 2007). 느낌은 생각에 비해 비교적 단조롭다. 부모님이나 선생님께 칭찬을 받았을 때의 기쁨, 시험을 만점 받았을 때의 만족감, 친한 친구들을 오랜만에 만난 반가움 등이 바로 우리가 말하는 느낌이라면, 생각은 좀 더 복잡하고 설명하기가 쉽지는 않다. 우리의 생각은 계획도, 상황에 대한 반응도, 판단도, 모두 포함하여 우리 머릿속에 비논리적이고 무질서하게 나타나는 것들이다. 느낌과 생각이 발생하는 각각의 부위를 비교해봐도 알 수 있다. 흔히 우리가 본능적 생리작용이라고 하는 식욕 · 성욕 등의 욕망은 원시 뇌에 속하는 뇌간에서 일어나고, 즐거움 · 성냄 · 두려움 등의 느낌은 변연계에서, 그리고 생각은 대뇌피질에서 일어나게 된다.

일반적으로 변연계와 대뇌피질은 서로 긴밀한 협조관계로 사람이 이성과 감정 사이의 상호작용을 원만하게 할 수 있게 한다. 그러나 ADHD 아동은 전두엽의 기능 이상으로 감정을 조절하는 능력이 부족하기 때문에 전두엽이 변연계를 통제하지 못하고 감정에 치우친 행동이 나타나고 상황에 대한 적절한 반응을 하지 못하게 된다.

전두엽의 역할을 볼 때 뇌의 다른 연결 부분에 아주 작은 변화만 있어도 행위에 미치는 영향은 매우 크다. 특히 전두엽과 감정센터들이 자리 잡고 있는 변연계 사이의 연결이 약화되면, 그 사람의 언행은 매우 불안정하게 되며 시시각각 감정이 변화하고 감정에 대한 억제력이 상실되어 공격적이고 충동적인 행동을 보이게 된다.

전두엽은 시상과 편도체를 비롯한 변연계의 여러 부위에서 오는 감정과 욕구들을 적절하게 통제하고 조절한다. 그러므로 유입된 각종 정보에 대해 순간적으로 일어나는 감정에 따라 행동하기보다는 그것을 적절히 자제하고 객관적인 정보처리를 한 후에 이성적으로 종합적인 의사결정을 하게 되는 것이다.

전두엽이 변연계로 전달되는 정보를 통제하는 방식은 두 가지로 나누어 볼 수 있다. 첫째, 변연계로부터 들어오는 어떠한 신호에는 반응하지 않음으로써 우리의 감정을 완화시켜주는 역할을 한다. 변연계를 거쳐서 전두엽으로 들어오는 정보들은 모두 같은 정도로 중요하지는 않다. 즉 중요도가 떨어져 즉각적으로 대응하지 않아도 되는 정보도 섞여 있다는 것이다. 이러한 경우에 중요하지 않은 신경정보에까지 모두 똑같이 감정적으로 반응을 하여 에너지와 시간을 낭비할 필요가 없다. 그러므로 전두엽의 판단에 따라 특정 정보는 무시한다거나 관심을 두지 않는 등의 방법으로 에너지 소모를 줄이는 동시에 중요한 정보에만 집중하게 한다. 둘째, 전두엽은 부정확하고 모호한 정보들에는 단계적인 반응을 통해 구체적이고 이성적인 판단과 행동을 한다. 즉 전두엽은 불확실한 정보에는 섣불리 반응과 의사결정을 하지 않고 먼저 여러 경로를 통해 자극들과 정보를 수집하고 초기 반응 명령을 내려보낸다. 그 반응은 다시 외부와 적절하게 상호반응을 하고 그 결과가 다시 이전 작용과 같이 전두엽으로 들어가게 된다. 이러한 정보처리 과정을 거치면서 불확실했던 정보들은 구체적인 형태를 가지게 되고 전두엽은 구체적인 행동을 결정하게 된다(최강혜, 2006).

이렇게 감각 정보들을 통제하는 방식은 서로 다르지만 결과적으로 감정을 적절하게 통제하고 상황에 알맞은 행동을 하도록 하는 것이 전두엽의 본능적 방식이다. 그러므로 전두엽에 이상을 갖고 있는 ADHD 아동들이 충동적이고 감정적인 행동을 보이는 것은 당연할 수 있다. 그렇지만 전두엽의 기능 이상에 따라 아동이 문제행동을 발견하였다고 해서 그것을 당연하게 생각하거나 부정적으로만 생각하여 포기하여서는 안 된다. 특히 아동의 특정한 성격은 다른 사람들과 끊임없이 상호작용하면서 강화되거나 수정될 수 있기 때문이다(조주연, 2006).

Chapter 04

학습장애

1. 학습장애의 정의

지금까지 학습장애의 정의는 한 가지로 명확하게 정해진 것이 없으며, 연구자들 사이에 학습장애의 정의에 대한 여러 가지 의견이 제시되었을 뿐이다. 학습장애라는 장애명은 1963년 Kirk가 처음으로 제안하였으나, 학습장애에 대한 정의, 진단절차, 진단기준 등에 대한 논의는 아직도 논의되고 있다(신미경 외, 2015).

미국의 정신질환 진단 및 통계편람(Diagnostic and Statistical Manual Disorder-5, DSM-5, 2013)에 따르면, 학습장애의 명칭을 '특정 학습장애(Specific Learning Disabilities)'로 변경하였으며, 지능은 정상(70±5 이상)이나 학습하고 학습에 필요한 기술을 사용하는 데 어려움을 보이는 상태로 어려움을 나타낸 특정 학습 영역의 중재를 받았음에도 불구하고 적어도 6개월 이상 읽기, 쓰기, 수학 영역 중 적어도 한 가지 영역에서 어려움을 나타내는 증상이 지속적으로 나타나는 아동으로 정의하고 있다(김민정, 2017).

미국의 장애인교육법(Individuals with Disabilities Education Act, IDEA, 2004)에 의하면 '특정 학습장애'는 구어나 문어의 사용과 이해에 연관된 기본적인 심리과정의 하나 또는 그 이상의 장애를 말하며, 그러한 장애에서는 듣기, 말하기, 생각하기,

읽기, 철자법, 수학 영역 등의 능력에 있어서 불완전함을 보인다고 말하고 있다 (Kuder, 2012). 또한 특정 학습장애는 미세 뇌기능 이상, 지각장애, 발달적 실어증, 뇌손상, 난독증과 같은 상태를 포함하며, 감각이상이나 운동영역의 기능장애, 정신지체, 정서장애, 환경적 · 문화적 · 경제적 불이익이 주원인이 되어 학습 문제를 나타내는 아동은 포함하지 않는다(정대영, 2005).

미국의 학습장애위원회(National Joint Committee on Learning Disabilities, NJCLD)의 정의를 보면, '학습장애는 듣기, 말하기, 읽기, 쓰기, 추리 또는 산수 능력의 획득과 사용에서 유의한 어려움을 보이는 이질적 장애군을 의미하는 일반적인 용어로 사용된다.'라고 말하고 있다(김동일 외, 2016). 이는 개인에게 내재하는 것으로 중추신경계 손상에 의한 것으로 추정되며, 전 생애를 통해 나타날 수 있고, 자기조절 행동, 사회적 지각 및 사회적 상호작용의 문제가 학습장애와 함께 나타날 수 있으나 그 자체가 학습장애의 원인은 아니다(김애화 외, 2015).

우리나라의 「장애인 등에 대한 특수교육법」을 보면, 학습장애를 '개인의 내적 요인으로 인하여 듣기, 말하기, 주의집중, 지각, 기억, 문제해결 등의 학습 기능이나 읽기, 쓰기, 수학 등의 학업 성취 영역에서 현저하게 어려움이 있는 사람'으로 정의하고 있다(강옥려 외, 2008).

특수교육학회(2008)는 '학습장애란 개인 내적 요인으로 인하여 일생동안 듣기, 말하기, 주의집중, 지각, 기억, 문제해결 등의 발달적 학습이나 읽기, 쓰기, 수학 등과 같은 학업적 학습 영역들 중 하나 이상에서 심각한 어려움을 보이는 것으로 감각장애, 지적장애, 정서장애와 같은 다른 장애나, 문화적 · 경제적 · 교수적 요인 등의 환경 실조와 함께 나타날 수 있으나 이러한 요인의 결과로 나타나는 것은 아니다.' 라고 정의하고 있다(최한나, 2010).

〈표 4-1〉 학습장애 정의에서 확인된 여섯 가지 구성요소

구성요소	내용
성취결함	• 자신의 나이 및 능력에 비해 평균 이하의 낮은 성취(읽기, 쓰기, 셈하기)나 성취와 관련된 행동(말, 언어)을 보인다.
개인 내 차이	• 다른 영역에서는 평균 또는 평균 이상의 성취를 보이나 한 가지 영역 또는 일부 영역에서 평균 이하의 낮은 성취를 보인다. 즉 다양한 능력과 어려움을 가진 이질적인 장애이다.
심리적 과정 문제	• 심리적 처리과정 또는 학업성취 영역의 선수기술(음소인식 등) 문제와 관련성이 있다.
신경학상의 결함	• 신경학적 기능상의 문제(중추신경계 이상 등)로 인한 것이다.
배제	• 장애조건(정신지체, 행동장애, 감각장애 등)이나 교육 기회의 한계, 사회적 · 문화적 · 경제적 불이익의 결과로 나타나는 것은 아니다.
일생의 문제	• 학령기뿐 아니라 성인기에도 문제가 지속될 수 있다.

출처: 최한나(2010)

2. 학습장애의 특징

학습장애는 유형이나 정도에 있어서 개인의 차가 크며 많은 학습장애 아동들이 중복장애를 가지고 있는 경우도 많다. 학습장애의 유형은 단어 읽기, 독해 등에서 어려움을 보이는 읽기 학습장애, 철자 쓰기, 작문 등의 영역에서 어려움을 보이는 쓰기 학습장애, 수학적 추리 및 문제해결, 계산, 도형 등의 영역에서 어려움을 보이는 수학 학습장애, 읽기, 쓰기, 수학 학습장애 영역 가운데 적어도 두 개 이상에서 학습장애를 보이는 중복 학습장애 등으로 나눌 수 있다(국립특수교육원, 2001).

1) 학업적 특징

대부분의 학습장애 아동은 읽기 영역에서 어려움을 나타내는데, 읽기는 다른 학

습을 하는 데 있어서 필수적이고 기초적인 역할을 하므로 이러한 능력의 부족은 여러 문제를 야기하기도 한다. 이들의 대표적인 읽기 문제로는 글을 읽을 때 단어나 단어의 일부분을 빠뜨리는 생략, 없는 단어나 문장을 추가하는 첨가, 다른 말로 바꾸어 버리는 대치, 단어의 좌우를 바꾸어 읽는 도치를 보이는 경우가 많다(김동일 외, 2016).

학습장애 아동은 쓰기에 있어서도 어려움을 나타내기도 하는데, 쓰기는 다양한 능력의 협응이 필요한 작업으로 언어체계의 가장 정교하고 복잡한 성취 과제이며 쓰기를 위해서는 우선 글을 쓰며 단어나 문장을 구성하는 동안 자신의 생각을 유지할 수 있어야 하고, 눈과 손의 협응을 통합하기 위한 충분한 시각 또는 운동기억을 소유해야 한다(김용욱 외, 2002).

수학 영역에서는 숫자 읽기와 쓰기에서 어려움을 보이기도 하는데, 대부분의 수학 학습장애 아동은 단순 연산뿐 아니라, 응용문제해결, 개념 이해 등 수학 영역 전반에 걸쳐 매우 낮은 학업성취도를 보이기도 한다(김동일 외, 2016).

2) 인지능력

학습장애 아동이 결함을 보이는 영역은 여러 가지 인지 처리과정 및 기억능력이며, 기억력 중 특히 작업기억력이 낮고 조직화전략, 시연전략을 사용하는 데 있어서 부족함을 보인다(이수현, 2007). 또한 학습장애 아동은 인지 전략, 조직화 전략, 시연 전략의 사용에 수동적이고, 그러한 전략이 있는지 인지하지 못하며, 특히 하나의 표상 양식에서 다른 표상 양식으로 전환할 때 어려움을 겪는 기능적 고착 현상도 자주 보인다고 한다(김동일 외, 2016).

학습장애 아동들은 효율적인 전략을 사용해 과업을 해결하거나 새로운 과제의 해결에 있어서 지식을 활용하는 등의 전략적 사용을 하지 못하며 또한 중요한 단서를 활용하여 문제를 해결하는 능력이 부족하다.

3) 주의집중 및 신체적 · 지각적 특징

학습장애 아동의 약 1/3 정도는 주의집중에 문제를 가지고 있으며, 특히 선택적 주의를 기울여야 하는 상황에서 어려움을 보이고, 충동적이고 과잉행동을 보이는 것 또한 흔히 보이는 현상이다. 이러한 충동적이고 과도한 움직임과 같은 과잉행동의 문제, 주의집중의 어려움은 학업수행을 힘들게 한다.

신체적 · 지각적 측면에서는 전반적인 동작이 민첩하지 못하여 어설프게 보이고, 특히 또래와 비교해 시각-운동, 지각-동작의 협응 능력이 부족해 정교힌 동작 수행 등에 어려움을 보인다. 또한 지각 변별력 또한 매우 낮아 시각 변별장애, 청각 변별장애, 시각 운동장애, 순서 장애 등의 현상을 보인다(김동일 외, 2016).

4) 사회적 · 정서적 · 행동적 특징

학습장애 아동들은 사회적 상호작용의 기술이 부족하고 이로 인해 학교, 가정, 사회에서의 대인관계에 심각한 문제를 보이기도 한다. 이러한 사회적 · 정서적 문제는 인지능력과 학습능력의 부족으로 인한 것이고, 학교, 가정, 사회의 상호작용 속에서 학습된 무기력감, 소외, 따돌림, 우울감, 공격적 행동문제 등이 나타나기도 한다(서유진, 2012).

3. 읽기와 학습장애

1) 읽기 기능의 발달

읽기 기능은 특정 단계를 거치며 발달하는데, 이러한 읽기 발달단계는 읽기가 습득되는 과정을 이해할 수 있게 해주는 지표가 될 수 있다. 읽기 발달단계는 시기별로 수준에 따른 읽기 교육을 실시할 수 있게 해주며 이와 함께 읽기 장애나 학습장애가 있는 학생들의 읽기 발달에 대한 정보를 제공하는 역할을 한다.

〈표 4-2〉 읽기 발달단계

단계	학년 수준	성취
0단계: 읽기이전	취학 전~유치원	문해 사회화
1단계: 해독	1~2학년	음운론적 분석과 단어의 분절・합성
2단계: 자동구사	2~4학년	유창한 읽기: 활동 가능한 이해를 위한 더 많은 자료들
3단계: 학습을 위한 읽기	4~8학년	보다 복잡한 이해, 속도의 증가
4단계: 지식을 위한 읽기	8~12학년	관점 차이의 인식, 추론의 사용
5단계: 비평적 읽기	대학교	새 지식의 통합, 비판적인 사고

출처: Paul & Norbury(2014)

위의 읽기 발달단계는 0~5단계로 제시되어 있으며, 읽기 발달은 음운론적 분석이 이루어지는 해독 단계부터 학령기로 접어들면서 어휘, 유창성, 읽기 이해를 거쳐 고차원의 심도 높은 이해 단계로 발달된다. 읽기 이전 단계인 0단계는 취학 전에서 유치원 아동이 해당되며, 이 시기 아동들은 성인과의 상호작용을 통해 문해 사회화를 습득하게 된다. 읽기 이전 단계를 지나면서 점차 단계별로 발달하게 되는데, 읽기를 시작하는 1단계는 1~2학년 중간까지가 해당된다. 이 시기의 핵심적인 특징은 문자를 소리와 연결시킬 수 있는 문자 체계의 습득이 이루어진다는 것이다. 이 시기는 문자를 소리로 바꾸는 데 많은 인지적 자원을 소모하게 되어 그 의미를 이해하고 구성하는 것에 주의력을 기울이는 것이 제한되는 시기이기도 하다(김동일, 2000).

2~4학년에 해당되는 2단계가 되면 읽기 능력의 숙달로 인해 읽기는 점차 유창해지고 해독이 자동화되며 읽기 이해를 위해 집중할 수 있게 된다.

3단계는 초등 고학년 이후에 해당되며 학습을 위한 읽기가 가능하고 3단계의 후반으로 갈수록 해독이 더욱 자동화되어 학업성취를 위한 읽기에 더 숙달된다. 또한 이 시기에는 읽기 이해나 더 고차원적 능력인 추론을 위해 주의력의 대부분을 사용할 수 있게 된다. 그러므로 읽기 발달 3단계는 해독과 이해의 숙달을 통해 아동의 읽기 능력의 발달에서 중요한 변화를 겪는 시기라고 할 수 있다.

중등학년 단계인 4단계는 지식을 위한 읽기가 이루어지는 시기로서 이전에 습득한 사실들과 개념들 위에서 새로 습득된 사실과 개념을 다룰 수 있는 능력이 필수적인 시기이다.

5단계는 읽기 단계의 완성단계로 대학생, 18세 이후가 해당되며 구성적인 읽기단계의 완성 시기이고 이 시기는 비판적인 사고가 가능하다(김동일, 2001).

2) 읽기 장애의 정의

학습장애의 대표적인 하위유형 중 하나로 읽기 장애(reading disabilities)를 들 수 있는데, 개별 단어를 정확하고 빠르게 읽는 것에 어려움을 보이는 단어인지 읽기장애, 빠르고 정확하게 읽는 것에 어려움을 보이는 유창성 읽기장애, 글을 읽고 읽은 내용을 이해하는 것에 어려움을 보이는 이해 읽기 장애로 구분할 수 있다(김애화 외, 2013).

미국의 정신의학회는 읽기 장애를 정의함에 있어서 능력-성취 개념과 기능적 개념을 고려하며 특수학습장애의 주요 진단기준은 표준화된 성취도 검사와 임상검사를 통해 학생의 또래와 비교하여 기대되는 성취 수준보다 현저하게 낮을 때, 그리고 철자, 이해 등 읽기와 관련된 여러 기능 수행에서 낮은 수준을 보일 때로 기술하고 있다(김동일 외, 2016).

3) 읽기 장애 학생의 읽기 특성

DSM-5에서의 학습장애 관련 정의 중 읽기 부분과 연관된 주요 진단기준은 '읽는 내용의 의미를 이해하는 데 있어 어려움을 겪을 때'로 정의하고 있는데, 이는 문장을 정확하게 읽을 수는 있지만 순서나 관계, 추론하기, 또는 읽은 내용을 깊이 이해하는 데 있어서 어려움을 겪는 것을 말한다.

4. 학습장애의 원인 및 출현율

학습장애의 원인은 대부분 정확하게 알기는 어려운 일이며, 원인에 대한 논쟁은 계속되어 왔다. 많은 전문가들은 학습장애의 원인을 신경학적 문제로 보고 있고 환경적 요인보다는 더 큰 비중을 두고 있다. 대표적인 원인으로 신경생물학적 요인, 유전적 요인, 환경적 요인으로 분류하고 있다.

1) 신경생물학적 요인

최근 키디와 동료들(Kibby et. al., 2001)은 컴퓨터 단층촬영(CT), 자기공명촬영(MRI), 양전자 방출 단층촬영(PET)의 기술이 발전하면서 학습장애를 가진 사람과 그렇지 않은 사람의 두뇌구조와 기능에 있어서 차이가 있다고 보고하였다. 그러나 학습장애가 어떻게 발생하는지 원인을 완벽하게 설명하기는 힘든 일이며, 모든 장애아동들을 신경학적 원인으로 적용하기에는 미흡하다. 가장 중요한 사실은 학습장애를 일으키는 원인의 하나로 중추신경계의 기능 이상이 제시되었다는 것이다.

또한 학습장애의 신경학적 연구 대부분은 난독증 또는 읽기장애로 국한되어 있는데, 김애화 외(2015)에 의하면 읽기장애 원인을 뇌구조와 뇌기능의 차이로 보고 있다. 뇌구조에 있어 일반인은 좌반구의 측두 평면의 크기가 우반구보다 크지만, 읽기장애의 경우 좌반구와 우반구의 측두 평면의 크기가 같다는 것이다. 또한 뇌기능과 관련하여 읽기장애를 지닌 사람들은 베르니케 영역과 각회를 포함한 측두-두정엽이 제대로 활성화되지 않아 음운처리를 수행하는 데 문제가 있음이 나타났다. 후두-측두엽이 활성화되지 않아 음운정보와 문자의 시각 정보를 통합하고 글자의 빠른 처리에 어려움이 생겼다(김애화, 2015).

2) 유전적 요인

유전적 요인과 관련하여서는 다음과 같이 볼 수 있다(공주대학교 특수교육연구소, 2010). 드프리스 외(DeFries et al., 1993)는 쌍둥이 출현율의 비교를 통하여 학습장애의 유전에 관한 연구가 이루어졌다. 일란성 쌍둥이 99쌍 중 53쌍(54%)과 이란성 쌍둥이 73쌍 중 23쌍(32%)이 읽기장애를 나타냈다고 보고되었다.

또한 가계성 유전과 유전 가능성, 분자유전학으로 나누어 보면, 가계성 유전은 읽기장애가 특정 가정에서 더 높게 발생되었는데, 학습장애 아동의 친족 중 35~40%가 읽기장애를 가지고 있다고 보고되었다(박현숙 외 역, 2008).

3) 환경적 요인

학습장애의 환경적 요인은 크게 다음의 두 가지로 보고 있다(이소현 외, 2007).

① 사회경제적 지위가 낮은 학생들에게 학습에 문제가 나타난다. 이러한 문제가 정확하게 부적절한 학습의 경험 때문인지 뇌손상이나 영양의 결핍에서 오는 생물학적 문제인지는 확인되지 않고 있다.

② 학습장애를 일으키는 환경적 요인으로 교사의 부적절한 교수로 인하여 학습장애가 나타날 수 있다. 적절한 양질의 교수는 학습의 실패를 예방하고 학습

장애로 판별되는 것을 예방할 수 있다고 본다.

학습장애의 환경적 요인은 가족과 학교 상황에서 나타날 수 있기 때문에 아동의 문화적 또는 언어적 다양성에 따라 적절한 학교 인사를 배치하여야 하며, 극단적인 경우 영양실조, 독소적인 환경에 노출되어 발달지체나 학습장애로 이어지는 신경생물학적 문제로 이어질 수도 있다.

4) 출현율

학습장애의 출현율은 2013년 4.7%, 2014년 3.9%, 2015년 3.1%, 2016년 2.7%, 2017년 2.3%로 감소하고 있다.

Chapter 05

조현병

조현병(schizophrenia)은 망상, 환각과 같은 사고와 지각의 장애가 나타나고, 언어와 행동이 와해되며, 정상적으로 나타나는 정신기능이 결핍되는 대표적인 정신장애를 말한다(American Psychiatric Association, 2000). 조현병은 제대로 조율되지 않은 현악기처럼 혼란스러운 상태를 보이는 심각한 정신장애 중 하나이며, 현악기의 줄을 조율하여 좋은 소리가 나듯이 치료를 잘 받으면 일상생활이 가능한 점과 병명으로 인한 편견의 해소를 위해 2011년 10월 18일 국회 보건복지위원회 법안심사소위원회의 심의를 통과하여 공식적으로 정신분열병에서 조현병으로 바뀌게 되었다(대한조현병학회, 2011). 조현병의 진단에 있어서 기준이 되는 미국정신의학회(American Psychiatric Association)의 DSM-5에 의한 특징적 증상은 망상과 환각, 와해된 사고와 언어, 와해된 행동과 음성증상을 들 수 있다.

조현병은 뇌의 기능이 잘 조절되지 않아 문제가 생기는 질환이며, 사고, 감정, 지각, 행동 등 인격의 여러 측면에 걸쳐 광범위한 임상적 이상과 결함이 나타나는 복합질환으로서 단일 질병이 아닌 여러 가지 유형을 나타나게 된다. 증상은 양성(환각과 망상), 음성, 혼란(disorganized), 증상(혼란된 말과 기괴한 행동)으로 구분되지만, 꼭 이 세 범주에 들어맞지 않는 증상도 있다. 발병 시기는 남자의 경우 15~24세이며, 여자는 25~34세이다. 주로 성장기와 왕성한 활동기에 기능적으로 퇴화를 가져올 수 있기에 거의 환자 대부분은 만성화가 되어 장기 치료를 요하고 있다(이정균, 2009).

조현병의 요인으로는 유전적 · 생화학적 · 심리학적 요인 등이 있으며, 일반적으로 조현병에 걸린 생물학적 취약성을 가진 사람이 스트레스를 받는 환경에 노출되었을 때 정신 장애 증상으로 이어지고 있다. 유전적 요인과 환경의 지속적인 상호작용 속에서 일정수준 이상의 스트레스를 받게 되면 다양한 정신병적 증상을 일으킬 수 있다. 생물학적 취약성이 없으면 발병 가능성이 낮고 기본적인 취약인자가 있더라도 스트레스를 심하게 받지 않고 정서적 지지를 충분히 받게 되면 발병의 위험 없이 살아갈 수도 있다(박성은, 2017). 지금까지 원인으로 거론되는 요인을 보면, 생물학적 요인으로 뇌의 구조적 결함 또는 기능적 이상이 부분적으로 밝혀졌으며, 출생 전후의 산모 외상, 감염, 중독, 영양실조, 스트레스, 사사회환경적 · 발달적 · 인지행동적 · 심리적 요인이 발병에 영향을 미친다는 연구결과가 있다(박성은, 2017).

조현병은 전형적으로 10대 후반에서 30대 중반 사이에 발병하며, 조현병이 발병한 환자 중 약 50%는 재발로 인해 입원을 반복하고 사회적 기능이 저조하다고 보고될 정도로 만성적인 장애이다. 전 세계 인구 중 약 0.8~2%가 조현병으로 진단되며, 우리나라의 경우 정신질환 실태 역학조사 자료에 의하면 정신병적 장애로 진단된 환자의 수는 약 18만 명으로 추산되고, 유병률은 0.17%로 다른 나라에 비하여 낮은 수치이다(보건복지부, 2002; Jablensky, 2000). 비교적 낮은 유병률에도 불구하고 조현병은 정신건강 분야에서 주요한 정신장애로 간주되어 왔는데, 이는 조현병의 특징적인 증상과 결과의 심각성에 기인하는 것으로 보고 있다. 조현병은 만성화 과정을 통해 직접비용과 간접비용을 합친 막대한 치료비용이 지출되고 질환으로 인한 변화가 환자는 물론 가족과 주변 사람들의 삶을 붕괴시키는 심각한 정신장애이다.

조현병이 발병한 환자는 독립적인 생활에 어려움을 가지게 되며, 다른 정신장애와 비교할 때 환자 개인과 가족에게 장기간에 걸쳐 심리적 · 경제적 부담을 가중시키는 것으로 알려져 있다. 그러므로 이러한 질환으로 인한 부담을 최소화하기 위해 급성 증상의 경감뿐만 아니라 음성증상과 같은 잔류 증상으로부터의 회복이 조현병 치료의 목표가 되고 있다(Stephen et al., 2007).

1. 조현병의 증상 및 진단기준

1) 조현병의 증상

스위스의 정신의학자 블로일러(Bleuler)는 뇌의 기능적 분리(splitting)를 강조하였으며, A4와 같은 특징적 증상을 처음 조현병으로 명명하였다. 여기서 A4증상은 연상의 이완(associative loosening), 둔마된 감정(affective blunting), 양가감정(ambivalence), 자폐증(autism)이 일차적 증상이라고 하였으며, 망상과 환각이 이차적 증상이라고 하였다.

블로일러의 진단기준보다 더 구체적으로 접근한 독일의 정신과 의사 슈나이더(Schneider)의 행동적 특성에 맞추어진 진단기준이 있는데, 그는 11가지의 1급 증상을 제시하였으며, 이러한 증상은 조현병에만 나타나는 특유의 증상이고, 이 1급 증상이 있다면 조현병으로 진단할 수 있다고 하였다.

현재에도 조현병의 진단에 사용되는 구체화된 1급 핵심 증상은, 자신의 생각이 크게 말해지는 소리를 듣는 사고 반향, 환청과의 대화 또는 논쟁, 환자 활동을 간섭하거나 논평하는 환청, 외적 힘에 의해 이질적 사고가 자신에게 주입되는 느낌인 사고 투입(thought insertion), 외형적 힘에 의하여 자신의 사고가 빼앗기는 느낌의 사고 철수(thought withdrawal), 자신의 사고가 타인에게 마술적이고 불수의적으로 전달되는 믿음의 사고 전파(thought broadcast), 상징적 지각을 가지고 있으나 망상적인 해석을 내려버리는 망상적 지각, 외적 힘에 의해 자신의 행동이 지배당한다는 믿음의 신체적 피동체험, 외적 힘에 의해 부여되고 조종되는 감정의 경험인 만들어진 감정("made" feelings), 만들어진 감정과 같은 방식의 충동의 경험인 만들어진 충동("made" impulses), 만들어진 수의적 행동("made" volintrary acts)이다(박성은, 2017).

조현병의 주된 사고의 장애는 비논리적인 사고와 추상적인 이해가 어려워 개념을 형성하는 데 문제가 생기는데, 사고의 흐름 또한 지리멸렬하고 뒤죽박죽이 되어 명쾌하게 말을 하지 못하고, 타인과의 의사소통에 장애를 초래하여 사회적으로 고립되게 된다. 또한 다양하고 복합적인 정신증상을 보이는 것이 특징인데, 피해망상과 과대망상이 대표적이다. 이 밖에도 신체망상, 종교적 망상, 사고전파, 관계망상 등이 포함되며 임상양상이 환자마다 다르고, 환자 개인에 대해서도 시기에 따라 증상의 정도가 다양하게 나타나기도 한다(신경정신의학, 2009). 부적절한 감정표현이나 말과 생각의 감정표현이 불일치한 정동장애는 타인과의 정서적 유대관계 형성에 어려움을 주는데, 정서의 단절, 감정 깊이의 결여로 심한 경우에는 자신은 물론 외부 사건에 대해서도 무관심하기도 하다.

상동행동, 반향언어, 반향행동 등도 관찰되는 행동장애에는 예측불허의 급격한 행동변화, 변덕과 충동적인 행동이 포함되어 있는데, 의욕저하로 우유부단하거나 자발성과 능동성이 없고 목표 추구에 있어서 끈기 있게 하지 못하며, 이와 반대로 강한 고집과 거부를 표하기도 한다. 의식의 손상은 없고 지남력은 유지되지만, 간혹 망상적 사고에 의하여 과거사를 왜곡하는 기억력의 장애를 보이기도 한다. 또한 환청, 환시, 환촉 등과 같이 외부의 자극이 없음에도 불구하고 환자는 실제로 들리고 보인다고 느끼는 지각의 장애를 보이기도 한다.

조현병의 양성증상(positive symptoms)은 환각과 망상과 같이 지나치고 왜곡된 것으로 구성되어 있으며, 조현병의 급성 일화(episodes)시에 두드러진다. 음성증상(negative symptoms)은 행동상의 결손을 지칭하는데, 단조로운 정동(flat affect), 표현 불능(alogia), 쾌감 불능(anhedonia), 의욕 결핍(avolition) 및 비사회성(asociality)

으로 나타난다. 와해된 증상(disorganized symptoms)은 공식적인 사고장애(formal thought disorder)로 알려진 와해된 증상과 기괴하거나 와해된 행동(disorganized behavior)이 있다. 그 밖의 증상으로는 긴장증(catatonia), 부적절한 정동(inappropriate affect) 등이 있다. 다시 말하면, 양성증상은 대체적으로 정상적 기능의 과다 또는 왜곡을 반영하여 나타나는 행동과 사고이며, 음성증상은 대인관계의 상실로 소외, 의욕상실, 대화의 단절, 집중력 저하 등이다. 이러한 증상들은 환자에게 혼란과 불안을 조성하고 환경에 대한 이해를 경감시켜 환자의 고립으로 연결되게 된다.

2) 조현병의 진단기준

조현병의 진단에는 미국정신의학회가 2013년에 개정한 DSM-5(Diagnostic and Statistical Manual of Mental Disorder, DSM, 정신질환 진단 및 통계편람 제5판)와 정신장애의 분류와 진단기준이 포함된 ICD-10(International Classification of Disease, ICD, 국제질병분류)이 사용되고 있다. 두 진단을 비교하여 보면 다소 차이는 있으나 실제로는 유의미하지 않은 차이이므로 일반적으로 알려진 DSM-5를 많이 사용하고 있다. DSM은 1952년에 처음 발행되었다. 이후 개정된 DSM-5는 DSM-1에 비교하여 분류의 범주가 8~20개로 증가되었고 전체 진단수도 106개에서 현재는 300여 개에 이르며, 세분화된 분류범주와 진단은 이상행동 및 정신장애에 현실적, 실용적 측면에서 유용하다. DSM-5에 따른 진단기준은 다음과 같다.

〈표 5-1〉 조현병의 DSM-5 진단기준

A. 다음의 증상 중 두 가지 이상 존재하며, 이들 중 최소한 한 개의 증상은 1. 망상, 2. 환각 혹은 3. 와해된 언어에 해당되어야 한다. 상기 증상은 1개월 중 상당 기간 동안 존재해야 한다. (단, 성공적으로 치료된 경우는 기간이 짧을 수 있다).
1. 망상
2. 환각
3. 와해된 언어(예: 빈번한 사고의 이탈 또는 지리멸렬)

4. 심하게 와해된 행동이나 긴장증적 행동
5. 음성증상, 즉 정서적 둔마, 무논리증 또는 무의욕증

B. 발병 이후 상당 기간 동안 직업이나 대인관계 또는 자기관리와 같은 주요 생활 영역의 기능 수준이 하나 또는 그 이상에서 발병 이전과 비교하여 현저히 감소되어 있다(아동기나 청소년기에 발병될 경우에는 대인관계, 학업, 또는 직업 분야에서 부진한 성취를 보인다).

C. 장애의 징후가 최소 6개월 이상 지속되어야 한다. 이러한 6개월의 기간은 진단기준 A를 충족하는 활성기 증상이 적어도 1개월의 기간을 포함하고 있어야 하며(성공적으로 치료되면 더 짧을 수 있음), 전구기 또는 잔류기를 포함할 수 있다. 전구기나 잔류기에는 단지 음성증상만 나타나거나 진단기준 A의 증상이 약화된 형태로 나타날 수 있다(예: 괴상한 믿음, 흔치 않은 지각적 경험).

D. 조현정동장애와 정신병적 증상을 동반한 기분장애는 다음과 같은 이유로 배제된다.
1. 조현병의 활성기에 나타나는 정신증상이 주요 우울삽화 또는 조증 및 혼재성 기분 삽화와 동시에 나타나지 않는다.
2. 조현병의 활성기에 나타나는 정신 증상이 기분삽화와 동시에 나타날 경우, 기분 삽화의 전체 기간이 조현병의 활성기와 잔류기에 비하여 상대적으로 짧다.

E. 물질의 생리적 효과 및 일반적인 의학적 상태의 배제
증상이 물질(substances)이나 약제, 혹은 일반 의학적 상태의 직접적인 효과에 의한 것이 아니다.

F. 자폐스펙트럼장애 등 발달장애와의 관계
자폐스펙트럼장애 또는 아동기 발병 의사소통장애의 병력이 있는 경우, 적어도 1개월 이상 지속되는 현저한 망상 또는 환각 증상이 있을 경우에만(성공적으로 치료되면 더 짧을 수 있음) 조현병 진단을 추가할 수 있다.

DSM-5에 의하면 조현병의 진단기준에 의한 필수 증상은 망상, 환각, 와해된 행동이나 언어가 적어도 한 달간 둘 또는 그 이상 발생하고 이런 증상이 최소 6개월 이상 지속되어야 한다. 만성 조현병 환자는 유병 기간이 최소한 2년을 경과하여야 하고, 재입원 기간이 최소 1년 이상 되며, 재입원의 반복이 있다. 대부분의 만성 환자들은 질병으로 인한 일차적인 증상도 있지만 외로움이나 사회적 고립과 같이 질병 또는 치료에 대한 개인적인 반응으로 나타나는 이차적인 증상을 경험하기도 한다(박성은, 2017).

조현병의 진단을 위한 평가영역에는 임상병력이 포함되는데, 정신장애 병력이나 유전적 취약성 또는 감정표현방식의 가족력을 본다. 임신 및 산과적 합병증으로 조산, 난산, 자궁내 감염이나 저산소증 등도 해당된다. 병전 지능과 기능수준도 중

요한 항목에 들어가며 기질이나 애착, 대소변 가리기, 낯가림과 걷기 등 초기 발달력 또한 중요하다. 조현형 성격 성향(schizotypal personality trait), 공존질환이나 또래관계와 학업 적응력 등의 아동기 적응 수준도 평가항목에 포함된다(박성은, 2017).

3) 조현병 치료

조현병의 치료는 크게 약물치료와 정신치료로 구분된다. 급성기에는 약물치료가 중요하며, 이를 통하여 증상의 상당 부분을 호전시킬 수 있다. 약물치료는 스트레스에 민감한 조현병 환자를 스트레스의 영향을 덜 받도록 보호하는 작용을 하며, 재발을 방지하는 데 중요한 역할을 한다. 항정신병 약물은 의존성이 생기는 것은 아니며, 단지 진정시키거나 잠을 자게 하는 약물이 아니다. 약물을 복용할 경우 초기 부작용으로 어눌한 동작과 발음이 나타날 수 있으나 이는 일시적인 현상이다(서울아산병원, 2021).

조현병은 약물치료만 아니라 다각적 치료를 시행하는데, 치료방법은 다음과 같다(서울아산병원, 2021).

① 개인정신치료

개인정신치료는 환자의 전반적인 문제를 정신과 전문의와 상담하면서 현재 부딪히고 있는 여러 문제를 해결하는 치료를 말한다. 정신과 전문의는 환자의 경험, 생각, 느낌을 이해하고 공감적인 관계를 바탕으로 환자의 왜곡된 생각을 교정하는 데 도움을 준다.

② 가족치료

가족치료는 조현병 환자의 가족이 겪는 고통과 어려움에 대하여 상담을 통하여 치료하는 것이다. 가족 구성원에게 조현병에 대한 이해를 높임으로써 환자에게 지지적이고 협조적인 환경을 만들어주어 조현병의 재발률을 줄일 수 있다. 또한 위기 상황에 처했을 경우 적절한 대처방안을 찾아 위험한 상황을 슬기롭게 해결할 수 있게 해준다.

③ 집단정신치료

집단정신치료는 대개 적은 수의 환자들(보통 6~12명)과 한두 명의 치료자가 참여하여 이루어진다. 치료의 초점은 다른 사람과의 대인관계를 경험하면서, 또는 자신의 말과 행동에 대한 다른 사람의 반응을 보면서 이전까지 왜곡되고 비적응적이었던 대인관계 및 행동을 고치게 된다.

④ 지역사회의 정신사회재활프로그램

조현병 환자의 궁극적인 치료 목적은 정상적인 생활을 할 수 있도록 해주는 것이며, 한 인간으로서의 기능을 회복시켜주는 것이다. 조현병 환자를 위해서는 정신과 외래, 입원기관만이 아니라 다양한 사회 보건 복지시설이 필요하다. 정신사회재활프로그램으로는 돌봐 줄 가족이 없는 환자에게 가족 대신 주거와 관리를 대행해 주는 주거시설, 정신사회재활훈련을 전문적으로 담당하는 정신과 낮 병원, 환자의 능력 수준에 맞게 일할 기회를 주는 보호고용제도, 직업이 없는 환자를 위해 직업훈련을 시키는 직업훈련프로그램 등이 있다.

⑤ 입원치료

입원은 정확한 진단, 일관성이 있는 약물치료, 환자의 자해 및 타인에 대한 난폭행동으로부터의 보호, 기본 생활적 욕구에 대한 제공을 위해 필요하다. 최근 경향은 무의미한 장기 입원을 피하고, 가능한 한 빨리 지역사회로 복귀하는 것이다.

Chapter 06 강박장애

1. 강박장애

강박장애(Obsessive-compulsive disorder)는 성인 인구의 2~3%에서 발생하며, 사회직업적 기능에 손상을 주는 만성적인 질환이다. 강박장애 환자들은 반복적이고 원치 않는 침습적인 생각인 강박사고(obsession)와 반복적이고 의식적인 행동인 강박행동(compulsion)으로 인해 고통을 받는다.

강박장애는 불안장애의 일종으로, 자신의 의지와는 상관없이 어떤 특정한 사고나 행동을 떨쳐버리고 싶은 데도 시도 때도 없이 반복적으로 되는 상태를 말한다. 강박장애는 강박적 행동과 강박적 사고로 구분이 되는데, 강박적 사고가 불안이나 고통을 일으키는 것이라면, 강박적 행동은 그것을 중화시키는 기능을 한다.

강박적인 생각과 행동을 할 때는 떨쳐버리거나 중단하고 싶지만 그렇게 할 수 없기 때문에 불편함을 느끼고 고통스러워하는 상태를 겪는다. 강박사고나 강박행동 중 한 가지 증상만 나타나는 경우도 있으며, 두 가지 모두 나타나는 경우도 있다. 그러나 강박적인 행동은 일시적인 편안함을 제공할 뿐이며, 결과적으로는 불안을 증가시킨다(서울아산병원, 2021).

2. 원인

강박장애의 원인은 아직 정확하게 밝혀지지 않았으며, 선천적 · 환경적 · 정신적 요인 등 여러 가지 복합적인 원인에 의해 발병하는 것으로 보인다. 최근 약물 연구 및 뇌 영상 연구 결과에 의하면 강박장애는 특정 신경회로 영역의 문제와 관련이 있으며, 약물치료나 행동요법 치료를 시행하면 이 영역의 문제가 정상화된다는 보고가 있다. 강박장애는 대개 어릴 때, 특히 사춘기 전에 시작되는 경우가 많은데, 처음에는 자폐증, 전반적 발달장애, 뚜렛증후군 등 강박적 증상을 보이는 질병으로 오인하는 경우가 있다.

3. 증상

강박적 행동으로는 잦은 손 씻기, 반복적인 확인, 순서 지키기, 청소하기 등이 있다. 강박적 사고로는 반복적인 폭력적이나 성적인 사고 및 종교적 믿음에 반하는 사고 등이 있다. 어떤 생각이나 느낌이 지속적으로 침범하듯 나타나며 불안이나 두려움이 동반된다. 환자는 자신의 생각이 비합리적이라는 것을 인식하고 자신의 증상에 강력하게 저항하기도 한다.

4. 진단

어떤 사람은 적어도 매일 한 시간 이상 강박사고와 강박행동을 경험하며, 이것이 그 사람의 일상생활에 지장을 줄 때 강박장애를 의심할 수 있다.

5. 치료

강박장애는 약물치료와 행동치료로 호전될 수 있다. 두 치료법은 뇌 화학물질에 영향을 끼침으로써 행동에도 영향을 준다.

약물치료는 세로토닌이라는 물질을 조절하여 강박사고와 강박행동을 줄이는 방법으로, 많은 임상연구에서 효과가 입증되었다. 일반적으로 4~6주에 효과가 나타나며, 최대 8~16주가 되면 효과가 나타난다. 같은 계열의 다양한 약물이 존재하고 개인에 따라 약물 반응 및 부작용에 차이가 있으므로 인내심을 가지고 약물치료를 시행하는 것이 중요하다.

행동치료는 '노출과 반응 예방'으로 이루어지는 방법이다. 환자를 자신이 두려워하는 대상이나 생각에 직접적으로나 상상으로 천천히 노출시킨다. 그 이후에 강박반응을 하지 않고 시간을 보내도록 함으로써 강박행동을 줄여나간다.

마지막으로 시도할 수 있는 방법은 수술요법이 있다. 약물치료와 행동치료에 반응하지 않는 약 20~30% 정도의 환자들에게 시도를 한다. 강박장애의 원인인 대상회, 변연계의 부위를 부분적으로 절개하는 방법으로 30~40% 정도의 환자에게서 효과가 나타난다.

Chapter 07

섭식장애

1. 섭식장애

섭식장애(Eating disorder)는 정신적인 문제로 인해 음식섭취에 장애가 생기는 질환을 말한다. 대표적인 질환으로 거식증(신경성 식욕부진증)과 폭식증(신경성 대식증)이 있다. 두 질환은 서로 긴밀하게 연결되어 있다. 거식증의 특징은 체중 감소이며, 거식증 환자는 살이 찌는 것에 대해 걱정과 공포를 느끼고 비만이 아님에도 불구하고 자신이 비만이라고 생각한다. 환자는 체중을 줄이기 위해 식사를 제한하거나, 먹은 뒤 인위적으로 구토를 하는 등의 행동을 한다. 폭식증은 단순히 일시적인 과식이나 식탐을 의미하는 것이 아니며, 음식에 대한 자제력을 잃고 비상식적으로 많은 양의 음식을 미친 듯이 먹고, 폭식 후에 의도적으로 구토와 설사를 일으키는 상태를 말한다. 거식증과 폭식증의 증상이 복합적으로 발생하는 경우도 있으며, 일부 증상만 나타나는 경우도 있다(서울아산병원, 2021).

2. 원인

섭식장애는 여러 생물학적 원인과 심리적 원인이 상호작용하여 발생한다. 생물학적 원인에는 유전적 원인, 신경전달물질의 변화, 식욕과 포만감에 관여하는 물질의 변화, 에너지 대사 과정의 변화 등이 있다. 심리적인 원인에는 날씬함을 강조하는 사회적 압력, 여성의 사회적 역할 변화로 인한 갈등, 의학 기술의 발달, 신체는 노력만으로 얼마든지 변화될 수 있다는 대중매체에 의해 주입된 정보 등이 있다. 통제 가능한 음식과 체중이라는 외적인 방법으로 낮은 자존감과 자신에 대한 불확실성을 해결하려는 태도도 원인이 된다.

3. 증상

① 체중 변화: 섭식장애 환자는 체중이 평균 체중보다 낮더라도 더 말라야 한다고 생각한다. 폭식과 인위적인 음식섭취 억제, 구토, 설사제 복용, 과도한 운동으로 인해 체중의 균형이 쉽게 깨진다.

② 음식섭취 억제: 음식의 섭취를 억제하는 가장 흔한 이유는 체중 감량에 대한 욕망을 들 수 있다. 이외에도 자기 체벌, 신체 정화와 같은 종교상의 이유도 있다. 섭식장애 환자의 식습관은 매우 다양한데, 일반적으로 음식섭취를 정해진 시간에 정해진 방법으로만 행해야 하는 일종의 의식이 된다.

③ 폭식: 폭식은 짧은 시간 동안 자제력을 잃고 다량의 음식을 먹어 치우는 것을 말한다. 환자는 폭식한 이후 종종 기분이 엉망이 되고 자신에게 환멸을 느낀다.

④ 자제력 상실에 대한 두려움: 섭식장애 환자는 폭식을 두려워하지만, 실제로는 살이 찌는 것에 대한 공포가 더 크다. 자제력 상실에 대한 두려움이 극대화되

면, 한 번의 실수로 모든 것이 망쳐질 것이라는 생각에 사로잡히게 된다. 살찌게 하는 음식이라고 생각되는 식품을 조금이라도 먹으면 바로 비만이 될 것이라고 믿는다.

⑤ 왜곡된 신체상: 실제 몸무게와는 별개로 자신이 뚱뚱하다거나 뚱뚱해질 것이라고 생각한다.

⑥ 비정상적인 방법을 통한 체중 조절: 음식섭취를 제한하여 체중을 조절한다. 이외에 자가 구토를 하거나 설사제와 이뇨제를 복용한다. 어떤 사람은 구토를 피하기 위해 음식을 씹은 후 삼키지 않고 뱉어 버린다.

⑦ 과도한 운동: 체벌에 가까운 수준으로 스스로를 닦달하면서 운동을 한다.

⑧ 무월경과 호르몬 변화: 여성은 너무 마르면 대뇌에서 호르몬 분비가 차단되면서 월경이 없어진다. 초경을 시작하지 않은 어린아이라면 초경이 늦어진다. 호르몬 변화로 인해 뼈가 약해지고 갑상샘 호르몬과 성장 호르몬도 영향을 받는다.

⑨ 심리적 변화: 환자는 쉽게 우울감을 느끼며 자살 및 자해 충동을 느낀다. 어떤 사람은 확인하는 버릇에 집착하는 강박장애의 증상을 보이기도 한다.

⑩ 뇌 손상: 영양이 오랫동안 부족해지면 뇌의 위축이 일어난다. 이는 기분 조절의 이상, 집중력 저하, 기억력 저하 등과 같은 증상을 유발한다.

4. 진단

① 신경성 식욕부진 등의 진단기준(미국정신과학협회)

- 연령과 키에 맞는 최소한의 정상 체중을 유지하기를 거부한다(정상 체중의 85% 이하).
- 표준 체중보다 체중이 적은데도 체중의 증가나 비만에 대해 지나친 두려움

을 느낀다.

- 자신의 체중, 신체 크기, 외모를 왜곡하여 생각한다.
- 초경의 한 여성의 경우, 적어도 3회 이상 연속적으로 월경을 하지 않는다.

② 신경성 폭식증의 진단기준

- 반복되는 폭식: 한 번에 많은 양의 음식을 빨리 섭취한다. 폭식 행위에 대한 통제력이 부족하다.
- 체중 증가를 예방하기 위해 반복하는 부적절한 행동: 스스로 구토를 유도한다. 완화제, 이뇨제, 기타 약물을 사용한다. 굶거나 운동을 지나치게 한다.
- 최소한 3개월 동안 1주에 평균 두 차례 폭식하거나 부적절한 보상행동
- 신체형과 체중에 관한 지나친 관심
- 신경성 식욕부진 삽화 동안 신경성 폭식증이 발생하지 않음

5. 치료

영양 상태에 문제가 있거나, 내과적인 합병증이 심하거나, 심각한 정신장애가 동반되었다면 입원 치료를 해야 한다. 천천히 체중을 증가시키기 위해 영양을 공급하고, 일정한 일과 활동을 확실히 정해주고, 매일 같은 시간에 식사를 하도록 한다. 이를 통해 구조화되고 지지적인 환경을 조성한다. 행동수정 프로그램을 진행하여 적어도 2시간 동안 환자를 관찰하며 식사 후 구토 여부를 확인한다. 식사를 포함한 인지치료, 자조모임에 참여하도록 하여 사회적 활동을 격려한다. 필요할 경우 항우울제나 항불안 약물 등을 투여한다.

Chapter 08

불안장애

1. 불안장애

불안장애(Anxiety disorder)는 만성적으로 걱정이나 근심이 많아 여러 신체적 · 정신적 증상이 나타나는 질환을 말한다. 불안한 느낌이 지나치게 광범위하게 나타나며, 다양한 신체증상이 동반된다. 걱정, 불안, 근심의 대상이 건강, 경제적 문제, 실직, 학업 성취, 취직 등과 같이 구체적인 경우도 있지만, 무언가 끔찍한 일이 발생할 것 같다는 막연한 느낌처럼 근거 없는 불안을 느끼기도 한다. 불안감으로 인해 항상 긴장 상태에 있으며, 자율신경이 날카로워진다. 업무에 집중하기 힘들고, 일상생활에 많은 장애가 있다. 인구의 25% 정도가 불안장애를 겪고 있으며, 여성이 남성보다 두 배정도 많다. 불안장애와 우울증이 함께 발병하는 경우도 많다(서울아산병원, 2021).

2. 원인

불안장애는 공황장애, 범불안장애, 공포증 등 다양한 질병으로 구성된다. 불안장애의 원인은 하나의 요소만으로 설명할 수 없다. 공통적으로 불안장애는 유전적 요소가 영향을 준다고 알려져 있다. 공황장애 환자 중 절반 이상에게는 한 명 이상의 공황장애 환자인 친척이 있다. 뇌 구조에서는 전두엽, 변연계, 기저신경핵 등이 불안을 일으키는 곳으로 알려져 있다. 후두엽이 불안의 장소라는 이론도 있는데, 이러한 장소의 기능적 장애(신경전달물질의 부족 또는 과다)가 불안을 유발한다고 본다.

정신분석이론은 불안을 해결되지 않은 무의식적인 갈등의 표현으로 설명하는데, 불안에는 무존재가 되는 것에 대한 두려움(죽음에 대한 공포), 사랑하는 대상과의 이별에 관한 불안, 중요한 사람으로부터 사랑을 상실하는 것에 대한 불안, 자기자신의 이상과 가치에 도달하지 못하는 것에 대한 불안 등이 있다.

인지행동이론은 부정적인 주변 환경에 대한 과도한 인식, 주위 환경의 정보를 인지하는 과정의 왜곡, 특정 문제에 대한 자신의 대응 능력에 대한 부정적 시각으로 인해 부정확하고 부적절하게 위험을 인식함으로써 불안이 생긴다고 설명하고 있다.

3. 증상

일상적으로 불안감이 가끔 나타나는 것은 정상적인 현상이나, 불안감이 지속적으로 나타나 통제할 수 없어 정상적인 일상생활이 어려워지면 불안장애라고 할 수 있다. 불안장애는 다음과 같은 증상을 동반한다.

- 불면증(잠을 잘 자지 못하고 잠이 들기도 어려움)
- 예민하고 잘 놀람
- 사소한 일에도 지나치게 염려함
- 집중을 할 수 없음
- 마음이 항상 불안한 생각으로 차 있음

- 초조함
- 쉽게 피로함
- 안절부절못하고 벼랑에 서 있는 듯한 느낌이 듦
- 근육의 경직과 긴장
- 호흡이 빠름
- 얼굴이나 가슴이 화끈거림
- 이마 찌푸림(자신도 모르게 얼굴을 찌푸림)
- 손발이 저림
- 입이 마름
- 목에 무엇인가 걸린 듯한 이물감이 느껴짐
- 소변을 자주 봄
- 아랫배가 불편하고 설사함

4. 진단

불안장애에는 다양한 질환이 속해 있는데, 그중 범불안장애라는 질환이 있다. 이는 스스로 조절이 안 되는 지나친 걱정과 불안 증상이 6개월 이상 계속되는 질환이다. 이 질환의 진단기준은 다음과 같다.

① 여러 사건이나 활동(작업 또는 학교성적)에 대한 지나친 불안과 걱정(염려스러운 예견)이 한 번에 며칠 이상 계속되는 현상이 적어도 6개월 넘게 지속된다.

② 걱정을 조절하는 것이 어렵다는 사실을 알게 된다.

③ 불안과 걱정은 다음 여섯 가지 증상(적어도 며칠 이상 증상이 계속되는 현상이 지난 6개월 이내에 존재해야 함) 가운데 세 가지(또는 그 이상) 증상을 동

반한다(소아에서는 오직 한 가지 증상만 요구됨).

- 안절부절못함, 또는 긴장이 고조되거나 가장자리에 선 느낌
- 쉽게 피로해짐
- 집중 곤란 또는 머리가 멍해지는 느낌
- 과민한 기분 상태
- 근육 긴장
- 수면 장애

5. 치료

불안장애 안에는 다양한 질병이 속해 있어 각 질병마다 치료법이 조금씩 다르다. 약물치료에는 보통 항우울제(SSRI 등)를 사용한다. 필요하다면 항불안제(벤조다이아제핀 등)를 단기간 사용한다. 일반적으로 정신과 약물을 장기간 사용하면 약물의존성이 생긴다고 생각하지만, 항우울제는 의존성이 거의 생기지 않는다. 항불안제도 일반적으로 생각하는 것만큼 의존성이 발생하지는 않는다.

다만 항불안제는 가급적 단기간만 사용하는 것이 좋다고 알려져 있다. 약물의 의존성에 대한 막연한 염려는 약 복용을 조기에 중단하게 만든다. 이로 인해 치료가 방해를 받아 오히려 약물사용 기간만 더 늘어나는 문제가 발생한다. 정신과 의사의 처방에 따라 약물을 복용하는 것이 약물의존성을 낮추고 질병을 조기에 치료하는 데 도움이 된다. 약물치료 이외에 다양한 정신치료, 인지행동치료, 이완 기법, 바이오 피드백 치료기법을 약물치료와 병용하거나 단독으로 시행한다.

Chapter 09

경계성 인격장애

1. 경계성 인격장애

경계성 인격장애(Borderline personality disorder)란 자기상, 정서, 대인관계가 매우 불안정하고 감정의 기복이 매우 심한 인격 장애를 말한다. 권태감과 공허감이 만성적으로 나타나며, 불안정한 인간관계를 맺고, 매우 충동적인 행동을 보인다.

환자의 감정이 정상에서부터 우울, 분노를 오가며 매우 기복이 심하다. 행동은 폭발적이고 예측할 수 없으며, 낭비, 도벽, 도박, 자해, 자살시도, 약물남용 등을 시도할 가능성이 크다. 남성보다 여성에게서 발병 빈도가 높으며, 여러 가지 인격 장애 중에서 가장 발병 빈도가 높은 인격장애이다(서울아산병원, 2021).

2. 원인

경계성 인격장애는 한 가지 원인 때문이 아니라 환경적 · 유전적 · 생물학적 요인이 모두 영향을 끼쳐 발병하는 것으로 추측된다. 일부 환자들에게서는 특정 뇌 영역의 크기와 기능의 변화, 호르몬 주순과 면역체계의 변화가 발견되기도 한다.

이 질환을 겪는 사람들 중 상당수가 아동기에 학대받은 경험이 있다. 이 때문에 아동기의 학대나 방임이 경계성 인격장애를 일으키는 요인으로 작용한다고 알려져 있다. 또한 성장과정에서 부모가 보여주는 양가감정이 자녀의 가치관에 혼란을 주어 주체성이 모호해지고 인간관계가 왜곡되는 것으로 알려져 있다.

3. 증상

정서적 불안이 심하여 대인관계가 불안정하며 매우 충동적이고 자기 파괴적인 행동을 보인다. 자신의 감정에 따라 현실과는 다르게 주변 상황을 인식하는 경우가 종종 생기며, 극적인 이상화와 배신감, 실망이라는 극단적인 감정이 오갈 수 있다. 이 시기 동안 흔히 해리증상, 약물남용, 성적 문란 등의 충동적인 행동이 일어날 수 있다. 특히 버림받는 것에 지나칠 정도로 집착하여 잦은 자살위협이나 자해행동을 보인다.

4. 진단

경계성 인격장애를 확진하는 검사는 없으나, 정신건강의학과 전문의가 환자 상태에 기초하여 진단을 내린다. 종종 조현병, 망상장애, 충동조절장애, 기분장애, 물질남용과 감별해야 할 필요가 있기 때문에 경계성 인격장애의 증상을 보이는 사람들에 대해서는 이러한 가능성을 충분히 고려해야 한다.

5. 치료

상담을 통한 정신치료가 가장 중요하나, 이외에도 인지행동치료와 약물치료를 시행하지만 뚜렷하게 도움이 되는 약물은 없다. 약물의 경우 증상이 나타날 때 그 증상들을 완화하는 대증요법으로 항정신병 약물이나 항우울제 등을 쓸 수 있다.

Chapter 10

수면장애

1. 수면장애

수면장애(Sleep disorder)는 제대로 잠을 잘 수 없는 상태를 말한다. 인구의 약 20% 이상이 경험하는 흔한 장애이다. 잠을 자면서 보내는 시간이 우리 일생의 1/3을 차지할 정도로 수면은 우리 모두에게 중요한 일이다. 수면과 관련된 연구가 빠르게 발전하고 있지만, 아직도 우리 일생의 매우 중요한 부분인 수면을 많이 이해하지 못하고 있다.

수면에는 기본적으로 두 가지 종류가 있다. 첫 번째는 렘수면(REM sleep)으로 기억을 포함하여 지적인 일과 관련된 기능을 회복시키는 역할을 하며, 하룻밤 잠의 1/4을 차지하고, 우리의 꿈과 관련이 있다. 두 번째는 비렘수면(non-REM sleep)으로 우리의 육체적인 기능을 회복시키는 역할을 하며, 얕고 깊은 단계로 나누어지고, 깊은 단계는 하룻밤 잠의 초기 3/4에 해당된다. 이러한 수면이 제대로 이루어지지 않는 것을 수면장애라고 한다(서울아산병원, 2021).

2. 원인

최근 들어 수면장애 환자가 증가하고 있는데, 그 이유는 스트레스 증가, 노령화, 물질남용, 교통의 발달(수면주기 변화) 등으로 볼 수 있다.

3. 증상

수면장애에는 다양한 질환이 있는데, 일반적으로 수면장애는 수면 이상과 사건 수면으로 나뉜다. 수면 이상은 수면·각성주기에 변화가 생기는 것으로, 불면증, 과다 수면, 기면병, 수면 무호흡증이 있다. 사건 수면에는 악몽, 야경증, 몽유병 등이 있다. 다양한 수면 관련 질환에서 보이는 증상은 다음과 같다.

① 졸음

수면장애 환자는 낮 시간대에 졸음을 호소하는 경우가 많다. 낮에 주체할 수 없을 정도로 졸리고, 갑자기 졸음이 오고, 순간 멍해지는 것은 수면장애의 증상 중 하나이다. 어떤 행동을 하다가, 심지어는 걷다가 갑자기 졸음에 빠지기도 한다.

수면 무호흡증이 있으면 낮에 졸린 경우가 많다. 수면 무호흡증은 자면서 간헐적으로 숨이 멎는 증상을 말하는데, 수면 무호흡증 환자는 호흡을 회복하기 위해 코를 곤다. 이러한 코골이 현상은 숨이 멎는 증상과 함께 나타난다. 깨어 있을 때의 호흡은 정상이며, 본인은 수면 중 무호흡을 알지 못한다. 야간 수면 동안 반복적으로 일어나서 수면의 질을 하락시키고, 이 때문에 낮에도 잠이 많이 온다.

기면병이 있어도 잠이 오는 경우가 많다. 기면병의 증상 중 하나인 탈력 발작은 근육의 긴장이 갑자기 풀려서 부분적으로 힘이 빠지거나 온몸의 힘이 완전히 빠져 그 자리에 쓰러지는 것을 말한다. 탈력 발작은 주로 놀라거나 웃거나 화났을 때,

즉 감정적인 자극이 있을 때 유발된다. 탈력 발작 중에는 의식은 있지만 몸을 움직일 수는 없다.

② 야경증

야경증은 잠든 지 한 시간 내에 공포를 느끼며 혼돈된 상태로 깨어나는 증상이다. 주로 아동들에게 나타난다. 맥박이 빨리 뛰고 지남력이 없지만 꿈의 내용은 기억하지 못한다. 악몽은 병이 아니고 자연적인 꿈의 현상이나, 악몽이 자주 반복되고 수면을 심각하게 방해한다면 도움이 필요하다.

③ 몽유병

몽유병은 대개 10~15세 사이에 보인다. 성인의 몽유병은 좀 더 심각할 수 있으며, 가족력이 없는 경우에는 심한 스트레스와 관련되어 발생되기도 한다.

④ 렘수면 행동 장애

렘수면 행동 장애란 옆에서 자는 사람을 때리거나 환자가 침대에서 일어나다가 다치는 증상을 말한다. 렘수면 시기에는 정상적으로 근육의 긴장이 풀려야 하는데, 이 소실이 제대로 되지 않아 꿈에서 하는 행동을 똑같이 현실에서 하게 된다.

⑤ 야간 수면 파괴

야간 수면 파괴는 밤에 잠을 잘 때 여러 번 깨는 것을 말하는데, 때때로 잠에서 깨어난 뒤 무의식적으로 음식을 찾아서 먹기도 한다.

⑥ 입수기 · 입면기 환각

입수기 · 임면기 환각은 잠이 들려고 할 즈음 강렬하고 생생하며 무서운 경험을 하는 환각을 말한다. 오감이 모두 느껴져서 실제와 구별하기 어려운 경우도 있다. 수면장애가 없더라도 나타날 수 있다. 그러나 수면 마비가 동반되고 환각이 자주 발생할 경우 불편함을 심하게 겪을 수 있으므로 정신과적 진료를 받아 보아야 한다.

⑦ 수면 마비

수면 마비는 잠이 들거나 깰 때 움직이려고 하지만 움직일 수 없는 증상을 말한다.

4. 진단

수면장애를 진단할 때 가장 중요한 것은 환자와 함께 자는 사람에게서 정보를 얻는 것이다. 환자 본인은 대부분 수면 중에 일어나는 일을 잘 모르기 때문이다. 또한 확진을 위하여 수면다원검사가 필요한 경우도 있다. 수면다원검사는 환자가 수면검사실에서 하룻밤 자면서 뇌파, 안구운동, 근전도, 코골이, 호흡 등 자는 동안의 다양한 정보를 기록하는 검사이다. 기면증이 의심되는 환자는 수면잠복기 반복검사를 함께 시행하기도 한다. 이는 환자가 낮에 잠을 얼마나 빨리 자는지 확인하면서 이때 렘수면이 동반되는지 확인하는 검사이다.

5. 치료

수면장애 중 가장 흔한 유형은 불면증이다. 불면증은 무조건 수면제를 복용해서 치료하지는 않으며, 우선 수면 습관과 수면 환경을 개선하는 등 비약물적 치료를 시행한다. 그 내용은 다음과 같다.

① 낮잠을 피한다. 정말 졸린 경우에는 아침에 일어난 지 5~8시간이 지난 후 10~15분 정도만 낮잠을 잔다. 또한 잠자리에 있는 시간을 정하여, 만약 8시간이라고 하면 8시간 이상 잠자리에 누워 있지 않는다.

② 매일 규칙적인 운동을 한다. 다만 자기 6시간 전에는 운동을 마쳐야 한다.

③ 수면을 방해하는 물질은 피한다. 담배를 피운다면 저녁 7시 이후에는 담배를 피우지 않는다. 카페인이 들어 있는 커피나 홍차, 콜라, 초콜릿 등은 먹지 않으며, 술도 가급적이면 삼간다.

④ 수면에 적절한 환경을 만든다. 시계는 잠자리에서 보이지 않는 곳에 두고, 밤에 일어나더라도 시계를 보지 않는다. 침실은 어둡고 조용하게 유지하며 필요 시 귀마개나 눈가리개를 사용한다.

⑤ 잠들기 위해 지나치게 노력하기보다는 긴장을 풀고 편안한 느낌이 들도록 노력한다. 10분 이상이 지나도 잠이 오지 않으면 일어나서 단순하고 반복적인 작업을 하여 잠이 올 때까지 기다린다.

⑥ 침대는 반드시 잠을 자는 용도로만 사용한다. 침대에서 일하는 습관은 버린다.

Chapter 11

신체형 장애

1. 신체형 장애

신체형 장애(Somatic symptom disorder)는 신체 질환처럼 보이는 정신장애로 환자가 신체 증상을 호소하지만 이에 합당한 검사 소견이 발견되지 않고, 기존의 신체 질환으로 환자가 호소하는 증상을 설명할 수 없는 상태를 말한다. 환자가 울렁거리고 소화가 안 되어서 병원에 방문해 여러 가지 검사를 하였는데도 검사 결과상 아무런 이상소견이 없는 경우에 신체형 장애로 진단될 수 있다.

신체형 장애는 환자의 심리적 상태가 뇌 기능에 변화를 주어 다양한 신체증상을 유발함으로써 발생하게 된다. 환자가 호소하는 증상에 따라 신체화 장애, 전환 장애, 건강염려증, 신체 이형 장애, 통증 장애로 나누어진다.

환자가 호소하는 증상에 맞는 검사 소견, 신체질환이 없다고 하여 환자가 꾀병을 부리는 것은 아니며, 환자는 실제 신체질환과 동일한 신체 증상을 느끼고 있다. 그러므로 환자가 느끼는 좌절과 절망을 우선적으로 이해해야 한다(서울아산병원, 2021).

2. 원인

부정적인 정서를 가진 사람은 외부적인 사건보다 자신의 내부에 더 주의를 기울인다. 이 때문에 자신의 신체적인 상태보다 민감하여 모호한 정보를 부정적으로 해석하는 경향이 있다. 또한 지나친 자기 통제와 절제로 인하여 감정을 잘 표출하지 못하거나 스트레스에 취약하면 신경성 신체증상이 나타날 수 있다.

3. 증상

신체형 장애 환자는 신체의 모든 장기를 통틀어 다양한 신체 증상을 호소할 수 있다. 신체형 장애는 세부 질환의 종류에 따라 다음에 기술한 일부 증상만 호소하거나, 거의 대부분의 증상을 호소할 수 있다. 시간에 따라 주로 호소하는 증상이 바뀌기도 한다.

① 일반적 신체 증상: 근육통, 무기력감, 땀, 입 마름, 얼굴의 화끈거림 등

② 소화기계 증상: 구토, 메슥거림, 속 쓰림, 복부 팽만감 등

③ 신경계 증상: 두통, 어지럼증, 손발의 저림이나 떨림 등

④ 심장 및 호흡기계 증상: 가슴 두근거림, 가슴 답답함, 숨 막힘, 가슴의 열감 등

⑤ 비뇨생식기계 증상: 생리불순, 생리통, 하복부통, 성기능 이상 등

이와 같은 다양한 신체 증상이 있는 환자는 신체질환이 있을 것이라는 생각에 여러 병원에서 검사를 받는 경우가 많다. 환자는 검사 결과 특별한 이상이 없는 의사의 말을 믿지 못하고 다른 병원에서 다시 검사를 반복하는 의료쇼핑을 하는 모습이 보이기도 한다.

뚜렷한 병명이 없이 신체 증상이 지속되기 때문에 환자는 희망을 잃고 무력감,

좌절감을 느끼며, 우울증 등이 동반되기도 한다. 흔히 집중력 감소, 식욕부진, 짜증이 많이 남, 예민해짐, 결단력이 없어짐, 멍한 느낌, 불면 등의 정신적인 어려움을 호소하기도 한다.

4. 진단

환자가 호소하는 증상에 맞는 검사를 시행해 실제 건강에 문제가 있는지 명확하게 확인한다. 특별한 이상이 없는데도 증상을 계속 호소하면 정신과 의사는 정신과적 면담, 병력 청취, 체계적 진단기준에 근거한 진단평가를 실시한다.

5. 치료

진단을 위한 평가 결과에 따라 약물치료를 시행한다. 이와 함께 정신치료를 통해 자신의 감정을 표현하도록 한다. 담당 의사와 정기적으로 약속한 시간에 만나고 스트레스 및 심리상태에 집중하여 면담을 시행한다. 장기적으로는 환자가 자신의 증상이 심리적인 요인에 기인한다는 것을 인식하고 의사에게 스스로 가도록 해야 한다. 되도록 병원이나 의사를 자주 바꾸지 않고 한 명의 의사를 믿고 지시를 따르는 것이 효과적이다.

Chapter 12
양극성 장애

1. 양극성 장애

양극성 장애(조울증: Bipolar disorder)는 조증 삽화와 우울증 삽화를 보이는 질환으로 기분장애의 일종이다. 삽화는 증상이 계속 지속되지 않고, 일정 기간 나타나고 호전되기를 반복하는 패턴을 보인다.

일반적으로 조증이란 평소와 달리 기분이 매우 좋고 고양된 상태를 말한다. 환자를 잘 모르는 사람들은 처음 보면 매우 즐겁고 자신감이 넘치는 상태로 보인다. 이러한 점이 단순한 기분의 기복과 조울증을 구별하는 점이 될 수 있다. 조증의 특징은 의기양양한 기분이지만 때에 따라서는 지나치게 예민하고 흥분을 잘하는 상태에서 나타날 수 있다(서울아산병원, 2021).

2. 원인

양극성 장애(조울증)의 원인은 현재까지 연구된 바로는 생물학적 원인, 유전적 원인, 심리사회적 원인의 세 가지가 있다. 이들 원인이 서로 복합적으로 작용하여 양극성 장애가 발생되는 것으로 사료된다.

양극성 장애의 원인은 환자 개개인의 환경 양상 적응 정도에 따라 다르다. 중추신경계에서의 생화학 물질 변화가 원인이 될 수도 있고, 호르몬 조절 기능의 변화도 원인이 될 수 있다. 유전적 요인은 우울증에 비해 양극성 장애를 유발하는 데 조금 더 관여를 하며, 일반인에게 조울증이 나타날 가능성은 대개 1% 이내이다.

정신분석적 관점에서는 우울증이 있을 때 이것을 인정하지 않으려는 심리에서 양극성 장애가 생긴다고 한다.

3. 증상

① 조증 삽화 시기의 증상

조증 삽화 시기에는 다음과 같은 증상이 나타난다.

조증 환자는 잘 모르는 분야에 대해 의견을 제시하거나 특별한 경험이나 재능이 없음에도 불구하고 자신을 과대평가하여 능력에 넘치는 일을 시도한다. 과대망상이 흔해서 신과 특별한 관계이거나 유명 인물과 특수한 관계라고 주장하기도 한다. 수면에 대한 욕구가 감소하여 보통 평소보다 몇 시간 더 일찍 깬다. 잠을 자지 않고 며칠간 지내도 피로를 느끼지 않는 경우도 있다.

조증 환자는 일반적으로 조절이 어려울 정도로 수다스럽고 목소리가 크고 빠르다. 말을 자르거나 중단시키기 어려워 몇 시간 동안 계속해서 말을 하기도 한다. 만약 기분 상태가 예민하고 흥분이나 화를 잘 내는 상태라면, 불평이나 적대적인 비난 등이 뚜렷해진다. 조증 상태에서는 생각이 빠른 속도로 흐르는데, 실제 환자들은 말보다 생각이 더 빠르게 떠오른다고 호소한다.

또한 빈번하게 사고의 비약이 나타난다. 한 화제에서 다른 화제로 갑자기 바뀌며,

가속환된 말이 거의 연속적으로 이어지기도 한다. 사고의 비약이 심하면 말은 무질서하고 지리멸렬해진다. 이야기하거나 어떤 일을 하다가도 연관이 없는 자극에 금방 주의가 산만해진다. 중요한 일을 지속해서 다룰 수 없게 된다.

목표 지향적 활동이 증가한다. 과도한 계획을 수립한다. 위험을 고려하지 않고 기존에 하던 일을 다 종결하지 않고 여러 가지 새로운 일들을 시작하기도 한다. 밤낮없이 친구들이나 낯선 사람들에게 전화를 걸기도 한다. 동시에 여러 가지 일을 하거나, 여러 사람과 대화를 하는 등 정신 운동성 초조나 불안을 나타내기도 한다. 자아 팽창감, 과대 성과 판단력 결여로 인해 고통스러운 결과를 초래할 수 있는 무분별한 쇼핑, 무모한 운전, 어리석은 사업 투자 등에 경솔하게 뛰어든다.

② 우울증 삽화 시기의 증상

우울증 삽화 시기에 보이는 증상은 일반적인 우울증에서 보이는 우울 증상과 비슷하다. 다만 양극성 장애에서 보이는 우울증 삽화 시기의 환자는 몸에 기운이 없고 처지는 증상을 좀 더 많이 호소한다.

③ 양극성 장애(조울증)의 특징

양극성 장애는 조울증이나 우울증 삽화가 반복적으로 나타나는 질병이다. 기분이 조증이나 우울증으로 바뀔 수 있고, 우울 증상과 조증 증상이 동시에 나타나기도 한다.

4. 진단

양극성 장애에는 Ⅰ형과 Ⅱ형이 있다. Ⅰ형의 특징은 조증 삽화이고, Ⅱ형의 특징은 증상이 약한 조증 삽화(경조증)이다.

5. 치료

① 약물치료

약물치료는 크게 기분 조절제로 알려진 리튬 카바마제핀, 발프로에이트, 라모트리진, 가바펜틴, 토피라메이트 등을 사용한다. 최근에는 항정신병 약물인 올란자핀, 리스페리돈, 아리피프라졸, 퀘티아핀 등을 조증 삽화에 사용한다.

② 정신치료

질병의 이차적 장애를 방지하고, 역동적 요인의 해결, 의사소통 원활, 긴장 감소, 대인관계 원활, 사회적응을 위해 입원 또는 외래로 정신치료를 해야 한다. 가벼운 우울증이나 경조증도 이 치료가 효과적일 수 있다.

Chapter 13

외상 후 스트레스 장애

1. 외상 후 스트레스 장애

외상 후 스트레스 장애(Post-traumatic stress disorder)는 심각한 외상을 겪은 후에 나타나는 불안장애를 말한다. 외상은 마음에 큰 충격을 주는 경험을 말한다. 외상의 종류에는 전쟁, 자연재해, 교통사고, 화재, 타인이나 자신을 향한 폭력과 범죄 등이 있을 수 있다. 직접 경험하거나 목격한 사건이 자신에게 큰 충격을 준 것을 외상으로 정의한다. 환자는 이러한 경험에 대하여 공포심과 아무도 도와줄 수 없다는 느낌을 가진다. 환자가 원치 않아도 반복적으로 사건이 회상되기 때문에 환자는 다시 기억나는 것을 회피하려고 애를 쓰게 된다(서울아산병원, 2021).

2. 원인

외상 후 스트레스 장애의 유발요인은 외상이다. 남성의 경우 전쟁 경험이 많고, 여성의 경우 물리적 폭행, 강간이 많다. 베트남 참전 용사의 약 30%가 외상 후 스트레스 장애를 경험했다고 한다.

어떤 외상적 사건이 질병을 일으키지만, 외상을 경험한 모든 사람에게 병이 생기는 것은 아니다. 이를 고려하면 이 질병의 원인은 단순히 외상만이 아니라, 외상에 더하여 다른 생물학적·정신사회적 요소가 관여하는 것으로 생각할 수 있다.

외상 후 스트레스 장애를 유발할 수 있는 생물학적 요인으로는 신경전달물질인 도파민, 노르에피네프린, 벤조다이아제핀 수용체, 시상하부-뇌하수체-부신 축의 기능이 연관이 있는 것으로 보고되어 있다. 또한 외상 후 스트레스 장애의 위험 인자로는 어렸을 때 경험한 심리적 상처, 경계선 성격과 같은 성격 장애, 부적절한 가족, 주변의 지지 체계 부족, 여성, 정신과 질환에 취약한 유전적 특성, 스트레스가 되는 생활의 변화, 과도한 음주 등이 있다.

3. 증상

외상 후 스트레스 장애의 주요한 증상은 크게 세 가지로 볼 수 있다.

① 꿈이나 반복되는 생각을 통해 외상을 재경험함

② 외상과 연관되는 상황을 피하려고 하거나 무감각해짐

③ 자율신경계가 과각성되어 쉽게 놀람, 집중력 저하, 수면 장애, 짜증 증가

4. 진단

외상 후 스트레스 장애는 환자 면담과 심리검사를 통해 진단하며, 진단기준은 다음과 같다.

① 외상을 경험하거나 경험한 이후 극심한 불안, 공포, 무력감, 고통을 느낌
② 외상에 대한 재경험(악몽, 환시, 생각, 해리를 통한 경험)
③ 외상에 대한 회피 또는 무감각(외상 관련된 것에 대해 말을 하지 않고 장소를 피함, 외상과 관련된 일이 기억나지 않음, 감각의 저하, 의욕저하 등)이 세 가지 이상 나타남
④ 각성 상태의 증가(수면장애, 짜증 및 분노 증가, 집중력 저하, 자주 놀람 등)가 두 가지 이상 나타남

외상 후 스트레스 장애로 진단하려면 이러한 증상이 1개월 이상 지속되어야 하고, 이로 인해 사회적 · 직업적 기능에 장애가 생겨야 한다.

5. 치료

외상 후 스트레스 장애의 치료에서 가장 중요한 것은 환자를 지지하고 격려하여 환자가 외상에 대해 이야기할 수 있도록 하고 대처 방법을 교육하는 것이다. 그 이후에 약물치료와 정신치료를 하는 것이 도움이 된다.

약물치료로는 선택적 세로토닌 흡수 억제제를 주로 사용한다. 이 약물은 외상 후 스트레스 장애의 특징적인 증상뿐만 아니라, 다른 불안이나 우울 증상 치료에도 효과적이다. 이 외에도 삼환계 항우울제를 사용한다. 이러한 약제의 경우 최소 8주 이상 사용해야 하며, 효과가 있는 경우 1년 정도 유지하는 것이 좋다. 필요하면 수면제나 항불안제를 사용할 수도 있다. 또한 상담을 통해 제 반응과 카타르시스를 이용하여 외상을 재구성하는 것이 도움이 된다.

Chapter 14
해리장애

1. 해리장애

해리장애(Dissociative disorder)는 의식, 기억, 정체감, 환경에 대한 지각 등과 같이 정상적으로 통합되어야 하는 성격 요소들이 붕괴되어 나타나는 질환을 말한다. 이러한 장애는 갑작스럽거나 점진적일 수 있고 일시적이거나 만성적일 수 있다. 해리장애는 해리성 기억상실, 해리성 둔주, 해리성 정체감 장애, 이인성 장애가 있다(서울아산병원, 2021).

2. 원인

해리장애는 대부분 매우 충격적인 스트레스 사건이나 고통스러운 경험으로 인해 나타난다. 사람들은 불안을 일으키는 심리상태를 내적으로 억압하고 방어함으로써 불안으로부터 자신을 보호한다. 정신분석학적 입장에서는 해리장애는 이와 같은 방어기제로 인해 개인이 경험한 내용이 의식에 이르지 못한 상태로 이해한다.

행동주의적 입장에서의 해리장애는 고통스러운 사건이나 불안을 회피하거나, 평소와 매우 다른 방식으로 행동하면서 자신을 보호하고 죄책감에서 벗어나려고 하는 것이 강화되면서 해리장애의 행동이 반복되는 것으로 보고 있다.

해리장애가 아동기의 외상 경험과 관련이 있다는 주장도 있는데, 한 연구에서는 해리장애의 약 3%만이 아동기에 외상 경험이 없다는 보고도 있다. 신체적 학대나 부모 형제의 죽음과 같은 경험이 그 사례로 지적되는데, 이는 아동들이 고통받는 상황 속에서 자기자신을 분리시키는 것을 통해 불안을 해소하고자 하는 것으로 보인다.

3. 증상

해리장애는 해리성 기억상실, 해리성 둔주, 해리성 정체감 장애, 이인성 장애가 있다.

① 해리성 기억상실: 해리성 기억상실은 중요한 과거 경험이나 개인적 정보를 기억하지 못하는 것이 특징이다. 환자는 흔히 몇 시간 또는 몇 년 동안 지속적으로 기억하지 못한다. 그러나 언어, 학습 능력과 같은 정보의 회상 능력에는 손상이 없는 경우가 대부분이다. 기억상실은 갑작스럽게 나타나지만, 회복 또한 갑작스럽게 이루어질 수 있다.

② 해리성 둔주: 해리성 둔주는 일정 기간 동안 자신의 과거에 대해 회상하지 못하고 일부 혹은 완전히 새로운 정체성을 갖고 생활한다. 어떤 경우에는 상황 후에 일정 기간 동안 갑자기자신을 인식하지 못하는데, 예를 들어, A라는 사람이 A에 대한 기억을 잊어버리고 B로 살아가다가 갑자기 둔주에서 깨어나 B로 살았던 기억이 한순간 사라지는 것이다.

③ 해리성 정체감 장애: 해리성 정체감 장애는 다중 인격이라고도 불린다. 이는

한 사람 안에 여러 사람의 정체성이 존재하는 것을 말한다. 한 사람 안에서 다른 이름, 경험, 정체감 등을 가지고 있는 인격들이 번갈아 지배권을 가지며, 서로 갈등하고 다른 인격을 부정하기도 한다. 일반적으로 두세 명의 주된 존재를 비롯한 부수적인 존재가 있다고 한다.

④ 이인성 장애: 이인성 장애는 이인증과 비현실감이 특징이다. 수시로 자신이 평소와 달리 낯선 사람으로 느끼는 이인증과 외부 세계가 갑자기 달라졌다고 느끼는 비현실감이 발생한다.

4. 진단

해리장애를 진단하기 위해서는 신체적으로 문제가 없는지 충분히 평가하여 뇌 손상이나 기타 기질적인 문제에 의한 것이 아니라는 점을 확인하여야 한다. 진단을 위해 뇌 검사, 심리검사 등의 검사를 시행한다.

5. 치료

해리성 기억상실 및 해리성 둔주의 치료적 원칙은 우선 어떻게든 상실된 기억을 회복시키는 것에 있다. 최면치료가 기억 회복에 도움을 줄 수 있다. 자신을 방어하려 했던 기억을 회복한 후 심리치료를 시행한다. 필요에 따라 향정신성 약물이 투여될 수 있다.

해리성 정체감 장애는 한 명을 두고 집단 치료를 시행한다. 한 사람 안에 있는 다양한 인격을 하나하나 나오게 하여 그들 사이의 힘의 균형을 파악하고 이들 사이에 평형을 갖도록 한다.

이인증 환자에게는 정신역동치료가 필요하다. 우울증이나 불안으로 인한 이인증의 경우에는 약물치료가 도움이 될 수 있다.

Chapter 15

치매

1. 치매의 원인 및 증상

1) 치매의 원인

치매(Dementia)를 과거에는 망령 혹은 노망이라고 하여 노인이 당연히 겪는 정상적인 노화(aging)에 따른 생리적인 현상으로 간주하였다. 치매를 일으키는 원인들은 여러 가지 질환이 있을 수 있으며, 최근 급격한 인구의 고령화 현상에 따라 노인병, 특히 노인성 건망증이라고 하는 치매가 급격히 증가하고 있다(오병훈, 2002).

치매는 뇌와 관련성이 있는데, 뇌의 활동을 위해서는 전체 혈액의 20%, 산소의 20~25%를 사용하고 있다. 만약 혈액의 공급이 15초만 차단되어도 의식불명이 되고, 4분간 중단되면 뇌세포는 복원할 수 없을 정도로 손상을 받는다.

대뇌는 온몸에서 받아들여지는 자극을 인식, 해석하고 이에 대해 적절히 반응하도록 온몸의 장기에 명령을 내려보내는 역할을 하고, 소뇌는 몸의 균형을 잡거나 미세한 운동을 조절하는 일을 담당하는 역할을 하며, 뇌간은 눈동자의 움직임, 심장박동, 호흡 등 생명유지와 직접적으로 연관이 된 반사중추들이 모여 있는 중요한 구조물 역할을 한다. 대뇌와 소뇌는 손상을 입어도 사망하지 않으나 뇌간의 손상은 사망을 초래한다(고일선, 2010).

치매란 지적 수준이 정상적으로 발달한 뇌가 손상으로 인하여 지적능력이 상실되는 경우로, 병이 진행되면서 기본적인 일상생활능력 및 운동장애까지 초래되는 대표적인 신경정신계 질환이다. 대부분 치매의 발병은 65세 이상에서 약 5~10%이고, 80세 이상에서는 약 20~30%가 발병된다는 보고가 있다(윤숙희, 2010).

치매는 지능, 기억능력, 지남력(시간, 장소, 사람을 인식하고 식별하는 능력), 주의집중력, 학습능력, 언어이해 및 구사능력, 문제해결 능력, 판단력, 사회생활 능력 등을 지체시키고, 노화와 관련된 정상적인 건망증과는 달리 인지기능 전체가 손상되어 간다. 또한 이로 인해 성격의 변화 및 감정조절과 행동조절 능력의 장애도 함께 발생하게 된다. 즉 인간의 광범위한 기능에서 변화가 일어난다. 이는 정상적인 노화 과정에서 발생하는 단순한 기억력 저하 및 건망증과는 구별된다.

이러한 치매의 원인으로는 인지장애를 유발할 수 있는 항정신성 약물이나 항콜린계 약물의 중독이나 우울성 가성치매를 유발하는 정서장애, 내분비 이상에 의한 대사장애, 영양결핍과 외상 감염질환, 알코올 등이 가역적 원인으로 작용한다. 최근에는 유전적 요인에 의한 위험도 증가하고 있다. 또한 연령, 성별, 유전 가족력, 독성 등을 지적하고 있다.

치매는 원인에 따라 치료법도 다양하며, 그 경과도 다양하다. 치매를 크게 분류하면, 대뇌의 피질과 피질하에 위치하는 신경세포들의 퇴행성 변화에 의한 원발성 치매와 다른 질환에 의하여 신경세포가 속발성으로 손상을 당하게 되는 속발성 치매로 나뉜다. 또한 병리적인 면으로 분류하면 대뇌피질에 현저한 병리적 변화를 나타내는 피질성 치매(cortical demential)와 대뇌피질에는 병리적 현상이 거의 없는 신경학적 질환에서 기인되는 피질하 치매(subcortical dementia)로 구분할 수 있다.
치매환자들이 흔히 앓고 있는 동반된 신체적 질환으로는 고혈압, 뇌졸중(중풍), 관절염, 당뇨, 청각 장애, 위장, 심장, 간, 비뇨기계 질환 등이 있으며, 그 이외에 알코올중독과 안질환, 치과 질환이 있다(신경림, 2010).

치매는 그 원인에 따라 진행되거나 진행되지 않는 것이 있고, 증상이 나을 수 있는 것과 계속 악화되는 것이 있다. 원인에 따라 전체 치매의 약 15~20% 정도는 완치될 수 있다. 완치될 수 있는 치매로서는 윌슨씨 병, 알코올중독, 갑상선 질환, 비타민 B6 결핍 등의 대사성 혹은 결핍성 질환, 중금속 및 유기인 독극물 중독, 정상압 뇌수두종, 뇌종양, 두뇌 외상, 정신장애(우울증 등), 자가면역질환 등이 있다.

미국정신의학회 진단 분류 편람(DSM-Ⅳ-TR)에 의하면 원발성 퇴행성의 알츠하이머병(Alzheimer's disease)과 뇌동맥경화증 및 뇌혈관장애가 원인인 혈관성 치매(Vascular dementia)와 루이체(Lewy-body dementia) 치매 등이 3대 치매로 알려져 있다.

2. 치매의 유형

1) 알츠하이머병(Alzheimer's disease)

알츠하이머병은 1907년 알츠하이머라는 의사가 처음으로 발견하였다. 이는 대표적인 퇴행성 피질성 치매이며, 부검을 통한 신경병리학적 소견을 근거로 최종적으로 진단을 내리게 된다. 전체 치매환자의 50~60%를 차지하고 있다. 퇴행성 피질성이라는 말은 나이를 들어감에 따라 인간의 지적능력을 담당하는 대뇌의 겉부분인 피질이 손상되어 지적능력을 상실하는 것을 말한다. 고령, 여성, 가족력, 두부외상의 과거력, 알루미늄 중독 등의 위험인자가 있다. 원인은 아직 밝혀지지는 않았으나 알루미늄 중독설, 아세틸콜린 대사 장애설, 유전적 원인설 등이 있다. 유전적 요인으로 다운증후군이 있는 경우 중년이 지나면 많은 환자에서 알츠하이머병으로 이행되며, 지금까지 밝혀진 유전자 이상으로는 상염색체 1, 14, 19, 21의 이상이 보고

되었다. 이중 21번은 베타아밀로이드 전구 단백의 돌연변이로 인한 결함으로 인해 베타아밀로이드 단백질과 아밀로이드 전구단백질이 병적으로 과다 축적된다고 한다. 염색체 1, 14, 19번의 유전적 결함도 제4형 아폴리포 단백질-E형(ApoE) 및 세포막 단백질 프레세닐린(presenilin)과 관련되어 베타아밀로이드 생성과 침착을 높이는 작용을 하여 알츠하이머병에 이환될 위험성을 높인다. 원인과 발병 시기가 명확하지 않고 자각증상도 뚜렷하지 않기 때문에 가족들이 치매를 의심하는 시점에는 이미 치매가 상당히 진행된 상태에 있는 경우가 많다. 서서히 발병하고 서서히 진행되며, 시간이 흐를수록 악화되는 특징을 가지고 있다(오병훈, 2002).

2) 혈관성 치매(Vascular dementia)

혈관성 치매는 두 번째로 흔한 치매이다. 전체 치매환자의 약 20%가 해당된다. 혈관성 치매는 뇌동맥경화증 및 뇌혈관장애가 원인으로 고혈압, 심장질환, 고지혈증, 흡연, 당뇨, 비만, 뇌졸중의 기왕력 등과 관련되며 특히 고혈압이 가장 위험한 요소이고, 큰 혈관이 막히면 반신불수, 언어장애 등 바로 눈에 보이는 장애가 나타나지만, 작은 혈관이 막히면 소량의 뇌세포가 손상되기 때문에 눈에 띄는 증상이 관찰되지 않으며, 이런 변화가 누적되면 결국 치매에 이르게 된다.

초기의 진단으로 약물치료와 대체의학적인 요법으로 더 이상의 악화는 막을 수 있으며, 새로운 약물 치료제의 개발과 함께 치료 가능한 질환으로 바뀌어 가고 있다(박명화, 2010).

3) 루이체 치매(Lewy-body dementia)

루이체 치매의 루이소체는 망가져 가는 신경세포 안에서 발견되는 단백질 덩어리로 파킨슨병 환자의 주요 병변 부위인 뇌간의 흑질 부위에서 잘 관찰되며, 루이소체가 대뇌 전체에 걸쳐 광범위하게 퍼져 있는 것이 루이체 치매이고, 증상은 기억장애를 비롯한 인지기능의 변화와 더불어 환각, 망상 등이 있다. 또한 파킨슨 증상과 같은 운동장애를 보이는 것이 특징이나, 파킨슨병에서는 초기에 치매가 거의 동반되지 않는다는 점이 중요한 차이점이다(유혜숙, 2011).

4) 알코올성 치매(Alcoholic dementia)

알코올성 치매는 알코올의 과다한 남용과 지속적인 섭취를 한 경험이 있으며, 성격이 과격하게 변화하고 단기기억의 장애, 불안정한 걸음걸이 등이 나타날 수 있다. 알코올중독으로 입원한 환자의 3% 정도에서 나타나며, 인지기능 장애가 의심되어 검사를 받은 환자의 약 7% 정도가 알코올성 치매로 추정되고 있다(유혜숙, 2011).

5) 두부외상 치매

두부외상 치매는 개방성 두부외상, 뇌좌상, 뇌출혈 등에 의해 광범위한 뇌손상을 입은 후에 치매증상을 보일 수 있다. 두부외상 후 치매는 심하게는 지속적인 식물인간 상태가 되고, 가볍게는 경미한 지적 장애만 나타나는 상태가 될 수 있다(유혜숙, 2011).

6) 파킨슨병으로 인한 치매(Dementia due to Parkinson's disease)

파킨슨병으로 인한 치매는 뇌의 흑질에 신경전달물질 도파민(dopamin)의 소실로 진전(tremor), 근경직(rigidity), 운동완서(bradykinesia) 및 자세 불안정(postural instability) 등의 여러 가지 임상증상을 동반하는 대표적인 신경계의 퇴행성질환으로 마스크를 착용한 듯한 굳은 표정과 손 떨림, 뻣뻣하게 경직된 걸음걸이를 보이며, 50~60대에서 나타나는 질환으로 30~40%에서 치매증상이 동반된다. 파킨슨병의 1/2에서는 인지기능의 저하와 우울증이 동반되기도 하며, 알츠하이머병의 약 30% 내외에서 파킨슨병의 증상을 보일 수 있다. 나이가 많을수록, 가족력이 있을수록, 만발성일수록, 우울증, 정신병적 증상 등이 있는 경우에 치매가 발생하기 쉽다(유혜숙, 2011).

7) 기타 질환에 의한 치매

기타 질환에 의한 치매는 중추신경계 감염(신경 매독, 결핵, 바이러스성 뇌염), 독성대사 장애(악성빈혈, 엽산 결핍증, 갑상선기능저하증), 산소 결핍증(연탄가스 중독, 저혈당, 산소부족) 등에서도 치매가 발생할 수 있다(유혜숙, 2011).

3. 치매의 증상

치매의 증상은 심각한 정도에 따라, 초기, 중기, 말기로 나누어지며, 초기는 건망기(1~3년)로 기억장애 특히 최근 기억장애와 계산 착오가 생기며, 중기는 혼란기(3~8년)로 지남력 장애, 수면장애, 환각, 피해망상 등이 생긴다. 말기는 치매기로(8~12년) 판단력 장애와 요실금과 변실금 등의 신체적 증상 등이 나타나기 시작한다(유혜숙, 2011).

치매 초기의 환자는 정신적 수행능력의 유지가 힘들고 새롭거나 복잡한 과제 또는 문제해결에서 장애를 보인다. 치매가 진행됨에 따라 더욱 심해져 결국 가장 기본적인 일상생활조차 지속적인 도움을 필요로 하게 된다.

치매의 주요 증상은 기억력저하, 언어장애, 시공간 파악능력 저하, 계산능력의 저하 및 성격변화와 감정의 변화를 들 수 있다. 구체적으로 치매의 주요 증상을 보면 다음과 같다.

① 인지기능의 장애는 모든 치매에서 공통적으로 나타날 수 있는 증상이다. 즉 시공간능력 장애로 익숙한 거리에서 길을 잃거나 심하면 집안에서 방이나 화장실 등을 찾아가지 못하는 증상으로까지 발전할 수 있다. 초기에는 구두끈을 매지 못하는 증상에서부터 시작하여 몇 가지 순서를 밟아야 하는 일에 어려움을 느끼게 된다. 치매가 진행됨에 따라 식사를 하거나 옷을 입는 단순한 일에서도 장애가 나타나게 된다. 특히 알츠하이머병 치매 초기에는 현저하게 나타난다. 치매 초기에는 단기기억력의 감퇴가 주로 나타나며, 이로 인해 새로운 정보를 습득하는 능력을 잃게 된다. 시간이 지남에 따라 장기기억력의 감퇴도 동반된다.

② 정신증상으로 성격의 변화는 환자의 가족들을 곤란하게 만든다. 발병적의 성격경향이 치매이환 중 강화되며, 타인에게 끼치는 영향에 대하여 주의를 하지 않는다. 알츠하이머병에서 20~30%는 환각증상을 보이고 30~40%는 망상을 갖는다. 이때 망상은 주로 체계적이지 못한 편집성 혹은 피해망상이 주를 이루고 있다. 신체적 공격과 다른 형태의 폭력들이 정신병적 증상을 보이는 치매환자들에게는 흔하다. 기타 여러 장애들이 치매에 동반되어 나타날 수 있다. 완전한 우울 증후군은 치매환자들의 10~20% 정도에서만 보고되지만 우울증과 불안은 치매 환자들의 40~50%에서 나타나는 중요한 증상이다.

③ 신경증상으로 알츠하이머병 치매를 포함한 대부분의 피질성 치매는 신경증상이 초기에는 잘 발생하지 않는다. 초기에는 자발성의 결여가 특징적이지만 후기에는 추체외로성 운동장애나 경직이 나타난다. 이 외에도 알츠하이머병 치매환자 10%, 혈관성 치매환자 20% 정도에서 경력이 관찰되며 비우성 두정

엽 증후군과 같은 비정형적인 신경학적 증상들도 나타난다. 파악반사, 토순반사, 흡입반사, 긴장성 발반사, 손바닥-턱반사와 같은 원시적 반사들이 신경학적 검사상에서 타나날 수 있다. 혈관성 치매환자들은 신경학적 증상, 즉 두통, 현훈, 실신, 허약, 국소 신경학적 증후, 수면장애 등이 뇌혈관 장애의 위치에 따라 보일 수 있다.

4. 치매의 진단 및 진행

1) 치매의 진단

행동과 인지반응을 기초로 하는 신체검사에는 환자를 아는 보호자로부터 병력조사, 국소적 병변검사, 신경계 검진(대칭성, 진전, 걸음걸이), 원시반사검진(잡기, 빨기, 더듬기 등), 컴퓨터 단순촬영(CT), 자기공명 영상촬영(MRI), 단일광자방출 단층촬영(SPECT), 양전자방출 단층촬영(PET) 등의 뇌 영상 검사와 유전자 검사가 있으며, 진단적 검사로서 인지기능의 평가도구로는, 간단한 평가를 할 수 있는 Short Blessed Test, 간이정신상태 검사(Mini Mental State Examination, MMSE), 하세가와 치매척도(Hasegawa Dementia Scale), 컴퓨터 치매진단조사 도구(The Computerizing Dementia Screening Test Tool, CDST), 일상생활수행능력 평가(Activity Daily of Living, ADL), 도구이용능력 평가(Instrument Activity Daily of Living, IADL), 임상치매등급 척도(Clinical Dementia Rating Scale, CDR), 노인우울 척도(Geriatric Depression Scale, GDS), 전반적 퇴화 척도(Global Deterioration Scale, GDS) 등의 다양한 척도 도구가 있다.

2) 치매의 진행

치매의 분류단계로는 DSM-Ⅳ-TR (Diagnostic and Statistical Manual of Mental Disorder, 4th Edition: 미국정신의학회 진단분류)이 가장 널리 사용되고 있다. 이 진단분류에 따르면, 진단은 기억장애 외에 실어증, 실행증, 실인증 혹은 수행기능의 장애 중 최소한 한 가지 이상이 동반된 인지결함이 나타나는 정도에 따라 경증, 중등증, 중증으로 분류한다.

5. 치매의 예방 및 관리

1) 예방

치매는 예방이 중요하다. 그러므로 미리 치매 예방에 일반적으로 권장되는 것은 두뇌 회전을 많이 시킬 수 있는 놀이를 하거나 책을 읽거나 글을 쓰는 것이 효과적이다. 건전한 수준의 게임, 바둑, 카드놀이와 같은 종합적인 인지 능력을 요구하는 놀이가 건망증 예방에 도움이 된다. 또한 건강한 식습관을 가지고 생선과 채소를 즐겨야 하며, 적절한 운동도 해야 한다. 꾸준히 걷는 운동을 하면 인지기능을 유지하는 데 도움이 된다. 반면 지나친 음주와 흡연은 삼가야 한다. 충분한 수면을 취하는 것이 좋다. 수면부족은 기억력을 떨어뜨릴 수 있다(유혜숙, 2011).

2) 의학적 관리

치매치료의 원칙은 치매의 예방과 조기진단을 통한 조기치료가 우선이며, 뇌의 만성질환으로 항상성을 가지고 일관성 있게 지속적인 치료가 중요하고, 치료범위는 인지장애, 문제행동 치료와 일상생활 유지 및 가족적인 치료 외 법적 문제, 윤리적인 측면도 고려하여야 한다.

자극을 피하고 가능하면 수용적 태도로 논쟁은 피하고, 가족의 고충을 이해하며, 가족과의 협력이 중요하다. 노인과 가족들은 치매 초기의 인지장애를 단순한 노화의 과정으로 오인하여 치매가 상당히 진행한 후에 병원에 방문을 하거나, 끝까지 치매를 인정하지 않는 노망에 대한 편견으로 치료시기를 놓치기도 한다.

치매의 정도가 심한 환자에게 거주환경을 바꾸는 경우에는 환자의 기억력 및 지남력 등의 인지기능이 심하게 감퇴되어 새로운 환경에 적응하기가 힘들어지며, 이로 인한 심리적 불안감은 치매증상을 더욱 악화시키는 요인이 된다.

치매치료의 근본적인 약물은 없으나, 인지장애가 대뇌기저부의 콜린성 신경의 손상에 기인한 것이라는 가설과 함께 콜린성 약물이 개발되었으며, 대표적 치료약물은 콜린에스트라제 억제제인 타크린(tacrine), 도네페질(donepezil), 리바스티그민(rivastigmine), 갈란타민(galantamine), 혈관확장제, MAO차단제인 selegiline, 뇌영양제(nootropics) 등과 그 외에 여성 호르몬 보충제, 비타민 등도 인지기능 저하를 치료하는 약물로 제안되고 있다. 약물의 사용은 반드시 의사의 지시에 따라야 하며, 특히 많은 종류의 약을 동시에 투여하는 것은 금하고, 행동이 난폭하거나 수면장애 시에는 소량의 항정신약물 및 항불안제의 사용도 가능하다(윤숙희, 2010).

3) 대체 치료요법

비약물적인 대체 치료요법도 최근에는 이론적인 근거 중심으로 제시하고 있다. 치매환자를 살아 있는 인간으로, 사회의 구성원으로 존경하고 인정하는 것이 매우 중요한 기본적인 자세로 대상자 중심의 관리(Personal-centered care model)와 욕구에 기인한 치매행동모델(Need-Driven Dementia Compromised Behavior Model, NDB model)과 치매환자의 행동을 이해하기 위해 그들이 어느 정도 유지하고 있는 암묵기억(Implicit memory)과 치매환자와의 언어적 소통으로 4S (Simple, Slow, Specific, Show)의 대화법을 통한 비약물적인 접근이 각광을 받고 있다(홍손귀령, 2007).

대체요법으로는 아로마 테라피, 발마사지요법, 인지요법, 미술요법, 무용요법, 음악요법, 광선요법, 감정조절법 등 다양하다.

Chapter 16

기억의 장애

1. 기억의 현상학

1) 여러 가지 기억

일반적으로 기억이라고 하면 사회적인 사건이나 개인적인 사건 기억을 떠올린다. 단기기억, 지식기억, 운동기억 등은 기억이라고 생각되지 않는 경우가 많으나 이것들 역시 기억에 속한다. 이런 것들을 모두 포함해서 생각하지 않으면 기억의 전체상을 볼 수가 없다.

그러므로 기억을 '새로운 경험이 보존되고, 그 경험이 의식이나 행위 속에서 재생되는 것'이라고 정의하고 이 정의에 맞는 것을 모두 기억이라고 본다. 여기에서 말하는 경험이란, 지금까지 자기가 겪은 적이 없는 새로운 것들을 받아들인다는 의미이다. 단어 하나를 외우는 것도, 여행지에서 역 이름 하나를 외우는 것도 경험이다. 우리는 기억이라고 하면, 물건을 잃어버리는 것, 또는 의식적으로 받아들인 것만을 연상하기 쉽다. 그러나 의식화되지 않은 기억도 많다. 오히려 의식화되지 않은 기억이 압도적으로 많다. 그러므로 여기에서 말하는 경험이란 의식되는 것과 상관없이 개체가 새로운 정보를 수용하는 것을 의미한다.

기억을 재생되는 것이라고 정의한 이유는 재생되지 않은 채 사라지는 기억도 있기는 하지만, 재생되지 않은 채 사라지는 기억은 객관적으로 보존되어 있는지 없는지의 논의가 불가능하기 때문이다.

재생을 출력양식에 따라 크게 두 가지로 나눈다. 이는 의식으로부터의 재생(의식으로의 출력)과 행동으로의 재생(운동으로의 출력)이다. 의식으로 재생되는 기억은 서술기억(declarative memory)이라고 한다. 즉 언어를 매개로 해서 타인에게 전달 가능한 기억이다. 행위로 재생되는 기억은 절차기억(procedural memory)이라고 한다. 자동차 운전이나 춤 등의 운동기억은 알기 쉬운 절차기억의 한 종류이기는 하나, 그 외에도 고전적 조건반사처럼 레벨이 낮은 것에서부터 퍼즐 풀기 순서와 같은 레벨이 높은 것까지 다양한 기억이 포함된다. 절차기억은 이처럼 범위가 넓으며 복잡 다양한 기억을 포함하기 때문에 최근에는 비서술기억(nondeclarative memory), 또는 암묵기억(implicit memory)이라고도 불린다.

2) 서술 가능한 기억

이미지화할 수 있는 기억, 또는 의식화할 수 있는 기억이 여기에 속하며, 서술기억(declarative memory)이라고 부른다.

이 기억은 기억의 파지시간에 따라서 단기기억과 장기기억으로 나눌 수 있다. 단기기억은 단시간 내에 사라지는 기억이며, 장기기억은 계속 저장되어 있는 기억을 말한다.

(1) 단기기억

새로운 정보를 잠시 동안 의식상에 저장해 두는 능력이다. 시간적으로는 길게 10초 정도이다. 그러므로 단기기억(short-term memory), 또는 즉시기억(immediate memory)이라고 불린다. 즉시기억이라는 것은 도중에 간섭을 받지 않고 즉시 재생하는 기억이라는 의미로 자주 사용된다.

즉시기억능력은 가장 단순하게는 숫자 따라 말하기 능력을 통해 측정할 수 있다. 1초에 한 번씩 단조로 주어지는 숫자의 계열을 복창(repetition)시키는 것이다. 짧은 경우 다섯 개 정도에서 멈추며, 긴 경우 열 개까지 복창하는 등 개인차가 있으나 대부분 7±2개까지 가능하다.

즉시기억은 용량에 제한이 있으며, 파지 시간에도 제한이 있다는 것이 가장 큰 특징이다. 그러나 우리가 흔히 기억이라고 생각하는 능력(장기기억)에는 제한이 없다. 즉시기억은 정보처리 형식과 밀접한 관계를 갖는다. 지금까지 분리되어 있는 가장 확실한 기억은 청각언어성 단기기억(auditory verbal short term memory)으로 단어나 숫자 등을 소리로 들었을 때 작동하는 기억이다. 이 기억능력은 좌반구의 연상회(supramarginal gyrus)가 손상을 입었을 때 선택적인 기능 저하를 보인다. 이 경우 같은 정보를 시각적으로(문자로) 제시하면 기억능력의 저하가 나타나지 않는다.

청각언어성 단기기억은 리허설에 의해 유지된다고 본다. 청각계는 계열처리를 특징으로 하므로 시각계의 동시처리와는 다른 성질을 갖는다. 청각언어성 단기기억은 일반적으로 음운루프(phonological loop)라고 불리는 경우가 많으나 이는 반향회로의 존재를 전제로 한다. 단음을 반복적으로 되풀이하고 있는 상태에서 단기기억을 조사해보면, 청각언어성 단기기억 능력이 매우 저하되는 것을 알 수 있다. 이것은 음운루프의 반향회로를 구음운동이 방해하고 있기 때문이며, 반향회로가 존재한다는 하나의 증거라고 할 수 있다(Baddeldy et al., 1984).

한편, 비언어성이라고 할 수 있는 시각성 정보의 단기기억이 있다. 이를 검사하는 방법에는 여러 가지가 있으나, 자주 사용하는 방법으로 장소 기억의 계열이라고 할 수 있는 visual tapping span이 있다. A4용지를 아홉 개의 구간으로 나눈 후, 검사자가 손가락으로 한 구획씩 계속해서 집는 것이다. 피험자는 검사자가 어느 구획을 어느 순서대로 집었는지를 기억한 후 자기 손가락으로 그 구획을 똑같이 따라 집는 것이다. 이 span은 정상인의 경우 평균 여섯 개 정도가 가능하다.

청각언어성 단기기억은 청각적으로 비슷한 음에 의해 간섭받기 쉽다. 이 간섭효과는 장기기억에서는 보이지 않는 것이므로 단기기억과 장기기억의 질적인 차이를 나타낸다고 할 수 있다. 열 개 정도의 단어를 들려주고 재생시켜 보면, 첫 번째 들은 단어와 마지막에 들은 단어의 재생 성적은 좋으나 도중에 들은 단어의 재생성적은 낮다. 처음과 끝에 들은 단어의 성적이 좋은 이유는 각각 다른 요인에 의한 것이다. 초기단어의 성적이 좋은 이유는 보다 장기기억에 들어간 단어 기억이기 때문이며, 말기단어의 성적이 좋은 이유는 즉시기억에 의한 것이라고 본다.

이러한 기억을 단기(즉시)기억으로 구별하기 위해서는 여러 가지 설명이 제안되었다. 오래된 설명으로는, 기억이 되기 전에는 일단 의식 속에서 확실히 파지 시킬 필요가 있으며, 이 과정을 바로 즉시기억이라고 보는 것이다. 즉 장기기억으로 들어가기 위한 과정이라는 설명이다. 또 다른 설명으로는, 완전한 인지능력에 절대적으로 필요한 기능이 즉시기억이라는 시각도 있다. 그러나 최근 즉시기억을, 기억을 확실히 하기 위한 전 단계로 생각해서는 논리에 맞지 않는 연구결과들이 나오고 있다. 한 병례를 보면, 청각언어성 단기기억이 떨어지나 다른 인지기능(장기기억능력을 포함)은 완전히 정상이었다. 이는 장기기억의 기반에 즉시기억이 필요하다는 관점에서는 설명해 낼 수 없는 사례이다. 그러므로 즉시기억은 장기기억으로 가기 위한 하나의 단계로써 필요한 것이 아니라 다른 역할을 하고 있을 가능성이 크다. 그 중에서 가장 유명한 가설이 바로 작업기억(working memory) 가설이다. 즉 단기기억이란 단지 저장되어 있는 것이 아니라 어떠한 인지작업에 사용되기 위해 저장되어 있는 것이라는 것이다. 이 가설을 처음으로 제안한 것은 1974년 배들리와 히치(Baddeley & Hitch)였다. 그들은 이 인지작업을 중앙제어(central executive)라고 하였으며, 단기기억은 인지작업에 필요한 소재(인지적 소재)를 제공하는 역할을 담당하고 있는 것이라고 보았다. 이 가설에 의하면 단기기억은 단지 짧은 것이 아니라 인지작업에 재료를 보급하기 위해 필요할 뿐이므로 짧아도 상관이 없는 것이 된다. 그러므로 단기기억은 노예 시스템(slave system)이며, 독립된 기능이라고 할 수 없다. 작업기억 가설이 제안된 이후 작업기억은 인지과학에서 매우 중요한 연구 주제가 되었다.

(2) 저장 가능한 기억

단기(즉시)기억은 그때그때 잠시 동안 저장되었다가 금세 사라지는 기억이다. 예로서, 그 당시에만 필요한 전화번호가 있다. 버튼을 누르기 직전엔 전화번호를 기억하지만, 전화를 걸고 나면 금세 잊어버린다.

이에 반해, 일반적인 기억은 오랫동안 남는다. 한 번 만났을 뿐인데도 강렬한 인상 때문에 평생 잊어버릴 수 없는 사람이 있다. 오랫동안 잊어버리고 있었다고 해도 무언가를 계기로 떠오르는 기억도 있다. 그 시점에 그다지 도움이 되는 것이 아니었다고 해도 시시각각의 인상이 기억에 남기도 한다. 이처럼 오래 저장되는 기억은 크게 두 가지로 나누어서 볼 수 있다.

가) 생활기억

매일 매일의 생활 속의 사건에 대한 기억을 의미하며, 일화기억(episodic memory)이라고 한다.

오늘 아침에는 무엇을 했고, 점심에는 무엇을 먹었는지와 같은 생활 속의 기억을 포함한다. 엄밀한 의미로는 평생에 한 번밖에 일어나지 않는 각각의 사건으로 시간정보, 장소정보, 감정정보를 동반한다. 일화기억이라고 해도 어떤 특별한 사건만을 의미하는 것은 아니다. 길가에 새로운 광고문을 읽은 것도, 한 마리의 작은 벌레가 눈앞을 날고 있는 것을 본 것도 모두 일화기억이다. 즉 생활이라고 하는 큰 흐름의 기억이라고 할 수 있다. 그러므로 생활기억이라고 부르는 것이 이해하기에 편하다.

상기한 것처럼 단기기억은 10초 정도까지 유지되는 것을 말하며, 그 외에는 모두 장기기억이 된다. 심리학에서는 일반적으로 그렇게 보고 있는데, 임상에서는 조금 다르다. 예를 들면, 우리는 사람과 이야기를 하고 나서 그 내용이 특별히 재미있건

없건 10~20분 정도는 기억을 하고 있다. 다음날까지도 그것을 기억하고 있는 경우도 있다. 그러나 그 내용을 누군가에게 이야기하는 형식으로 한 번 재생산하거나 재입력시키지 않으면 잊어버리게 된다. 아침에 일어나서 수염을 깎고 얼굴을 씻고, 식사를 한다. 이를 닦는 것을 잊어버리고 외출하는 경우도 있다. 이를 안 닦았다는 것을 출근길에 알아차리고는 잠시 기억한다. 다음 날 아침까지 그것을 기억할 수도 있다. 그러나 며칠 후에는 그 사실을 잊어버리고 만다. 이처럼 일정 시간 동안(10초보다는 길게) 기억하고 있으나 어느새 잊어버리는 기억들도 많다. 이를 임상에서는 최근기억(recent memory)이라고 한다. 이에 반해 종로 지하도에서 아는 사람을 우연히 만난 기억이라든가, 이탈리아 피렌체의 한 미술관 앞에서 가족을 동반한 교묘한 소매치기에 당할 뻔했다거나 하는 기억은 웬만해서는 잊어버릴 수가 없다. 몇 년이 지나도 기억해 낼 수가 있다. 이처럼 오랫동안 유지되는 기억을 임상에서는 원격기억(remote memory)이라고 한다.

최근기억과 원격기억 간에 확실한 시간적 경계가 있는 것은 아니다. 그러나 이 두 가지 기억의 성질이 상당히 다르다는 것은 두부외상이나 뇌염 등으로 기억장애를 보이는 사람을 경험해 보면 알 수 있다. 이런 사람들의 경우, 정도의 차이는 있으나, 최근 사건은 잊어버리고 어느 정도 오래된 사건은 기억하고 있는 경우가 많다. 또는 축구나 럭비 등의 시합에서 두부에 강한 충격을 받은 경우, 일단 경기는 계속할 수 있으나, 그때 조사를 해보면 충격을 받은 시점부터 몇 분 전으로 거슬러 올라 어떤 일이 있었으며, 무엇을 하고 있었는지를 기억하지 못하는 경우가 있다. 나이가 들면 특별한 병적인 기억장애가 없어도 최근의 사건을 잘 잊어버리곤 한다. 그러나 오래전의 일은 확실히 기억해 낼 수 있다.

이러한 사실은 기억으로써 저장된 시간의 차이가 기억의 안정화에 어떤 영향을 주고 있다는 것을 의미한다.

장기 보존이 필요한 기억과 잊어버려도 좋은 기억을 일정 시간에 걸쳐서 대뇌가 선별하고 있는 것일지도 모른다. 어떤 파티의 출석 여부를 표시한 엽서를 우체통에 집어넣은 것을 평생 기억하고 있을 필요는 없다. 그러나 그 파티에 참석했던 것 자체는 계속 기억해 둘 필요가 있을 수 있다. 이 차이는 자발적인 상기횟수의 차이일지도 모른다. 개체에 있어서 중요한 사건은 내발(內發)적으로 상기(의식으로 출력)되고, 그 상기 내용이 다시 입력(재입력)되어 강화된다. 그러나 일상에서 계속 반복되는 사사로운 사건은 자발적 · 내발적 상기가 일어나지 않기 때문에 사라져 가는 것일지도 모른다.

생활기억에서는 내용에 따른 구별도 필요하다. 즉 자신이 직접 경험한 기억과 어떤 정보매체(미디어)를 통해서 간접적으로 경험한 기억이 있다. 전자는 자전적 기억, 후자는 사회적 일화기억이라고 부른다. 자기가 시공간 속에서 신체를 움직여서 경험한 기억과 눈이나 귀를 통해서만 입력된 기억은 성립기반이 상당히 다를 가능성이 있다. 전자에는 전체정보를 포함한 전 감각정보가 동원되나, 후자에는 신피질의 원격정보 수용기구(청각, 시각, 언어계)가 주로 동원된다. 전자는 진정한 의미의 사건으로 생활 속에 포함되어 기억되지만, 후자는 사건으로써만 기억된다.

생활기억은 사건에 시간과 공간 정보가 동반된다. 내용(사건 그 자체)과 문맥(언제, 어디서 경험했는가)은 분리되어 버리는 경우가 있다. 기억장애를 가진 사람에게는 자주 일어나는 현상이나, 정상인에게도 내용은 기억이 나도 문맥이 기억이 나지 않는 경우가 있다. 전자를 내용기억(memory for items), 후자를 문맥기억(memory for context)이라고 한다.

① 예정기억(prospective memory)

생활기억 중에서는 장래의 행동에 관한 기억이 있다. 예를 들면, '어젯밤에 쓴 엽서를 우체통에 넣기'라는 것은 엽서를 썼다는 것은 최근기억이나, 우체통에 넣는다는 것은 우체통에 집어넣기 전까지는 끝나지 않은 기억이다. 이를 기억하기 위해서 즉시기억 기능을 동원하여 우체통에 집어넣는다, 우체통에 집어 넣는다라고 우체통에 집어넣기 전까지 반복해서 중얼거릴 수는 없다. 우체통에 집어넣기 전까지 여러 가지 것들을 하지 않으면 안 되므로, 즉시기억이 우체통에 집어넣는다는 기억으로 가득할 수는 없다. 즉, 무슨 일이 있어도 일단 즉시기억(의식)에서 나가지 않으면 안 된다. 그러나 이상하게도 일단 의식에서 벗어나도 완전히 잊어버리는 일은 없다. 우체통 근처에 가면, 어떻게든 떠올라서 엽서를 집어넣는 것이 가능하다. 예정기억은 과제 달성 시까지 유지시키는 기억이라고 볼 수 있다.

② 의미기억

의미기억(semantic memory)은 지식을 의미한다. 저 사람은 해박한 지식을 가지고 있다는 표현이 있다. 그 사람이 지적기억을 아주 많이 가지고 있는 것을 말하는 것이다. 생활 속에서의 일화기억을 세부적인 것까지 기억하고 있는 사람에게는 "해박한 지식을 가지고 있다."라는 표현을 쓰지 않는 것처럼 우리들은 암묵적으로 일화기억과 의미기억을 구분하고 있다. 의미기억은 언어사용에 필요한 기억이다. 즉 일종의 심적 사전인 것이다. 그 안에는 단어와 언어적 기호, 그리고 그러한 기호, 개념, 관계를 조작하기 위한 규칙, 공식, 알고리즘에 대해 개인이 가지고 있는 지식이 조직화 되어 있다. 의미기억은 입력의 감각특성을 갖지 않으나, 입력기호가 나타내는 인지적 지시대상을 갖는다.

일화기억은 이른바 연속적으로 일어나는 사실의 기록이지만, 의미기억은 보다 추상화된 그야말로 의미에 관한 기억이다. 의미라고 하는 심리현상은 어떤 사건(event)이 이 자체는 한 번 일어나는 성질을 가지고 있으나, 각각 미묘하게 다른 문맥 속에 포함되어서 반복 발생할 때 그 공통속성만이 심리 표상화 되는 것에 의해 성립된다. 시간, 장소, 감정 등의 일회성 사건을 특징짓는 것은 주요 속성이 되지 못한다.

의미기억은 어휘처럼 사전에 정리 가능하다는 점에서 볼 때 사회적으로 공유 가능한 것이라는 특징이 있다. 그러나 개인이 가지고 있는 모든 의미기억이 사회적으로 공유 가능한 것은 아니다.

③ 잠재기억

서술기억은 모두 의식화 가능하다고 하였으나 의식화되는 부분과 의식화되지 않는 부분의 경계는 매우 모호하다. 여러 정보는 의식되지 않은 채 처리되고 있다. 오감으로부터 받은 대량의 정보 모두가 의식 수준으로 올라온다면 뇌도 힘들어서 작동을 하지 못할 것이다. 의식 수준으로 올라오는 것은 길고 복잡한 신경과정의 최종단계에 올라선 것이며, 그때 그 개체에게 있어서 매우 중요한 부분만이 의식 수준으로 올라올 수 있다. 그 외의 부분에서는 의식이라는 속성(기능)이 부여되지 않는다.

의식으로 올라오지 않는 고차의 인지활동에는 여러 가지가 있다. 잘 알려진 임상사례로는 뇌량이 모두 절단된 환자의 우반구(언어기능의 우위성이 좌반구에 편향되어 있는 경우에만 해당)는 대상을 바르게 지각하고 그것과 같은 대상을 여러 선택지로부터 골라낼 수 있다. 그러나 본인은 바른 인지행동을 하고 있다는 것에 대해서 어떤 지각도 하지 못하며, 기억하고 있지도 않다.

심리학에서는 이전부터 점화(priming)라는 현상이 알려져 있다. prime이란 사전을 찾아보면 '마중물을 붓다.'라고 설명이 되어 있다. 마중물이란 펌프의 물이 잘 나오지 않을 때 물을 부어주면 물이 다시 나오게 되는 현상을 말한다. 또는 '총 발사 준비를 하다.'라는 설명도 있다. 인지심리학에서 prime이란 어떤 특정 단서를 사용하여 특정 기억을 불러내는 것이라고 정의한다.

점화에는 직접 점화와 간접 점화가 있다. 직접 점화는 선행자극과 후속자극이 같으며, 간접 점화에서는 선행자극과 후속자극이 어떤 관련을 갖고는 있으나 동일하지는 않다.

점화는 지각적인 이미지이며, 자각적으로 경험할 수 있는 현상이 아니다. 실험에 의해서만 그 존재가 설명되는 현상이다. 실험에는 두 가지 단계가 있다. 첫 번째 단계에서는 피검자에게 자극을 제시한다. 이때는 자극을 단순히 보이기만 하며 기억시키지는 않는다. 자극으로써는 그림이나 단어, 얼굴 등 여러 가지 것들이 사용된다(선행자극의 제시). 두 번째 단계에서는 선행자극을 제시하고 잠시 후 선행자극의 정보를 줄인 것, 즉 알기 어렵게 만든 자극을 제시한다(후속자극의 제시). 피검자는 그 자극(과제자극)이 무엇인지를 맞추거나, 한 카테고리 안에 분류해야만 한다. 예를 들면, 선행자극이 개의 그림이었다고 한다면, 과제자극은 그 그림의 선을 잘라서 몇 군데 삭제한 것이 될 수 있다. 또는 단어의 경우라면, 단어의 일부 글자를 빼버린 것이다(직접점화의 경우). 그렇게 하면 과제자극이 무엇인지를 찾을 수 있는 확률이 커진다. 이것이 점화효과이다.

3) 행동화된 기억(서술 불가능한 기억)

서술 가능한 기억과는 달리 절차기억(procedural memory)이라는 기억이 있다. 이미지나 말로써(서술)는 재생할 수 없으나 행동으로 재생되는 기억이다.

야구에서 타자는 시속 140km의 속도로 날아오는 공을 길고 가는 야구 배트의 중심에 맞춰서 멀리 날려 보낼 수 있다. 날아오는 공의 궤적으로부터 휘둘러야 하는 배트의 궤적이 계산된다. 지각압력과 그에 대한 운동반응이 보통 사람보다 월등히 정밀화되어 있다. 감각과 운동이 고도로 통합되어 있다는 것이다. 이러한 능력은 태어났을 때부터 갖춰져 있는 것이 아니라 긴 연습(학습)이 쌓여서 획득된다. 즉 이러한 것들도 기억이다.

2. 생활기억의 장애

1) 기억의 세 과정

기억은 새로운 정보를 받아들이고(경험의 성립), 받아들인 정보를 저장하고, 저장된 정보를 재생하는 세 단계의 과정을 포함하는 인지기능이다.

(1) 등록(registration)

부호화(encoding)라고도 한다. 정확한 등록에는 정상적인 입력이 요구된다. 정상적인 입력에는 정상적인 정보처리기능과 정상적인 주의기능이 필요하다. 인간의 경우 정보처리기능에 청각, 시각 등 여러 가지 감각정보처리와 언어정보처리를 구별하여 생각하는 것이 좋다. 입력성 정보처리에 장애가 생기면 정상적인 경험이 성립되지 않는다. 청각장애가 있으면, 청각으로부터의 정보가 제한된다. 감각기능에 장애가 없어도 실어증과 같이 이해에 장애가 있으면, 언어에 의한 정보가 처리되지 못한다.

주의는 의식을 일정한 처리과제에 집중시키고, 그 처리를 효율화하는 기능이다. 주의에는 시간적인 집중과 공간적인 집중이 있다. 둘 다 동전의 양면과 같은 것으로서 둘 다 동시에 움직이나 뇌손상에 의해서 분리되어 장애를 나타내는 경우가 있는 것으로 보아, 그 신경기능구조는 다른 것으로 생각된다. 시간적 주의(temporal attention), 즉 지속성 주의는 일반화된 주의(generalized attention)라고도 한다. 공간성 주의(spatial attention)는 방향성 주의라고도 한다.

공간성 주의는 주의를 공간에 치우침 없이 분배하고, 대상의 변화를 획득하는 기능이다. 시각성과 청각성이 있으나 많은 연구가 이루어진 것은 시각성 공간 주의이다. 이 주의가 저하되면, 공간의 일부로부터의 정보가 입력되지 않는다. 좌반구의 손상에 의해서는 오른쪽 공간으로부터의 정보가 입력되지 않으며, 우반구의 손상으로는 왼쪽 공간으로부터의 정보가 들어오지 않는다.

먼저 하나는 전방의 시각 공간 전역에 대한 주의에 관한 것인데, 이것이 문제가 생기면, 본인이 보고 있는 왼쪽 또는 오른쪽의 정보가 모두 무시된다. 이는 신체기준성 무시(body-based neglect)라고 한다. 다른 하나는 개별대상에 대해서 어느 쪽인가가 무시되기 때문에 대상기준성 무시(object-based neglect)라고 한다. 예를 들어, 다섯 명이 서있는 인물 사진을 보고도 왼쪽의 두 사람에 대해 무시를 하는 것은 대상이 있는 전방공간의 좌측 전체에 대한 부주의 때문이다. 각각의 인물 전체를 보고서도 그 인물들의 각각의 좌측을 무시하는 것은 그 대상에 한정된 좌측 부주의 때문이다. 이 두 가지 주의장애는 함께 나타나는 경우도 있으며, 분리되는 경우도 있다. 이처럼 주의에 장애가 생기면 정보 등록단계에 이상이 발생한다. 또한 의식이 혼탁해진 경우에도 정보가 바르게 처리, 등록되지 않는다.

그러므로 감각성 정보처리장애, 언어성 정보처리장애, 주의장애, 의식장애에 의한 것은 기억 이전 단계의 장애이다.

(2) 파지(retention, store)

등록된 기억은 어떤 형태로 신경계에 보존된다. 이 파지 과정이 어떻게 되어 있는가에 대해서는 더 알고 싶은 부분이기는 하나, 가장 알기 힘든 부분이라고 할 수 있다. 이러한 이유는 우리의 기억이라고 하는 현상의 유무를 재생이라고 하는 형태로밖에 확인할 수 없기 때문이다.

기억은 적어도 의식된 형태로 저장되지 않는 것임이 분명하다. 의식의 용량은 한정되어 있어서 우리가 어떤 한 시점에서 경험하면서 떠오른 모든 것들을 심리현상이라는 형태로 저장할 수 없다. 그러므로 우리가 지금 현재 의식하지 못한 표상은 비인식적인 형태로써 저장되는 것임에 분명하다. 즉, 경험은 의식적인 현상으로써 입력되고, 비의식적인 형식으로써 보존되며, 필요에 따라서 다시 의식적인 형식으로 보존된다.

저장과정에서 우리가 알고 싶은 것은 이 비의식적 · 신경학적 저장형태이다. 이 부분은 일반적으로 기억흔적(engram)이라고 하는 이름으로 불릴 때가 많다. 기계적으로 확실하게 조작된 구체적인 인상을 떠올리게 하는 용어이지만, 그 실태가 무엇인지는 아직 알 수 없다. 기억흔적이 시냅스 변화로서 형성되는 것인지, 네트워크 결선(結線)의 변화로 형성되는 것인지, 또는 의식 하의 특수한 표상으로서, 별개의 심리과정으로서 저장되는 것인지 여러 가능성이 있으나 아직 알 수가 없다.

단지 대뇌의 전기자극 또는 뇌전증성 발작이나 꿈, 의식장애시의 환각 등 특수한 조건 하에서 그때까지 표출되지 않았던 심리표상이 외부로 누출되는 경우가 있다. 이러한 현상을 분석하는 것으로 기억 파지의 구조를 조금이나마 추정할 수가 있다.

(3) 재생(recall, retrieval, decoding)

재생은 크게 네 종류로 구별할 수 있다. 자발(자연)적 재생(spontaneous recall), 단서재생(cued recall), 의도적 재생(intentional recall), 재인 재생(recognition)이다.

자발적 재생은 때와 장소, 필요에 따라 자연스럽게 떠오르는 것이다. 또는 그런 맥락과 전혀 관계없이 떠오르는 경우도 많다. 우리의 의식은 외부 세계에 대해 열려있을 뿐만 아니라 내적인 상태에 대해서도 열려있다. 주의가 외부를 향해 있지 않을 때에는 내적인 심리과정에 주의를 집중시킬 수 있다. 이 상태에서는 지금까지 저장된 기억이 자발적으로 떠오른다.

단서재생이란 의도적으로는 떠오르지 않지만, 어떤 단서를 주면 떠오르는 것을 말한다. 누군가의 이름을 떠올리지 못할 경우에 이름의 일부를 알려주면 생각이 난다. 또는 그 사람의 친구나 가족의 이름에서부터 떠올려보면, 그 사람의 이름도 떠오른다. 확실히 떠오르지 않지만 이야기를 하고 있는 중에 점점 떠오르는 경우 등도 있다. 앞에서 기술하였던 점화도 단서재생의 일종이다. 자발적 재생에서도 단서에 의한 재생 요인이 큰 영향을 미친다.

의도적 재생은 의도를 가지고 특정 사건 현상을 떠올리는 것이다. 검사 장면에서 질문을 받고 대답을 할 수 있는 종류의 기억은 모두 단서(질문)에 의도적 재생을 포함한 재생이다.

재인은 본 것, 들은 것, 만진 것, 냄새 맡은 것, 맛본 것을 자신이 이전부터 알고 있는 것이라고 인지하는 기능을 말한다. 우리가 매일 아무런 불안감 없이 생활할 수 있는 것은 아침에 일어나서 보이는 것, 들은 것, 만진 것이 모두 전부터 계속 이어진 것이라고 확신을 하고 있기 때문이나, 그 확신은 이 모든 것들이 전부터 경험한 것이 있는 것이라는 인식(재인)에서 유래한다. 주변으로부터의 자극이 과거의 심리표상과 자동적으로 조합되는 것이다. 이 재인 재생이라고 하는 기능이 작용을 하기 때문에 어제와 오늘이 연결된다. 만약 눈을 떴을 때 주변이 전혀 다르게 보이며 아무것도 재인할 수 없다면 얼마나 놀라겠는가. 재인 재생은 내용이 바르게 상기되지 않는 경우, 숙지감(熟知感) 또는 기지감(旣知感, familiarity)이라는 형태로 자극을 인식한다. 반대로 기억에 없는 것들과 마주치게 되면, 기이감 또는 위화감(unfamiliarity)이라는 형태로 자극을 판단한다.

2) 전향성, 후향성 및 외상 후 기억상실

(1) 전향성 기억상실(anterograde amnesia)

기억장애는 대뇌의 기능장애에 의해 생긴다. 즉 '발병'이라고 하는 시간적 계기가 존재한다. 발병 후의 여러 가지 사건에 대한 기억상실을 전향성 기억상실이라고 부른다. 그러나 최근에는 조금 바뀌어 현재 일어나고 있는 일에 대한 기억장애를 전향성 기억상실이라고 부르게 되었다. 즉 새로운 것을 기억하지 못하는 것이 전향성 기억상실이다.

(2) 후향성 기억상실(retrograde amnesia)

후향성 기억상실은 전향성 기억상실에 대응되는 개념으로서 기억장애가 발생하기 이전의 사건에 대해 기억하지 못하는 장애를 말한다. 후향성 기억상실에서는 기억상실의 방향이 글자 그대로 전향성 기억상실과 반대된다. 일반적으로 뇌 손상에 의한 후향성 기억상실은 발병 시점에 가까운, 보다 최근의 사건이 떠오르지 않으며, 발병 시점에서부터 먼, 보다 오래된 사건일수록 쉽게 떠올릴 수 있다. 이와 같이 보다 퇴근의 일이 떠오르기 어려우며, 보다 오래된 사건이 떠오르기 쉬운 상태를 시간기울기(time gradient)라고 부른다.

후향성 기억상실의 기간은 두부외상 등에서는 몇 초 정도인 경우가 많으나, 손상

정도가 심하면 10년 이상인 경우도 적지 않다. 전향성 기억상실의 발병 시기를 알 수 없고 수년 전부터 진행되어 온 경우에는 후향성 기억상실과 전향성 기억상실의 구별에 각별한 주의가 필요하다. 후향성 기억상실에 대한 회상장애로 보이는 부분이 실제로는 전향성 기억상실에 의한 기억형성장애로 인한 것일 가능성이 있다.

후향성 기억상실에 항상 시간 기울기가 나타나는 것은 아니다. 시간 기울기가 없는 경우도 있으므로 주의가 필요하다.

(3) 외상 후 기억상실(posttraumatic amnesia)

전향성 기억상실과 구분이 어려우나 약간 의미가 다르다. 전향성 기억상실이라는 용어는 현재 진행성의 기명력 장애를 나타낼 때 사용된다. 즉, 의식장애가 있으면 사용하지 않는다. 이에 반해 외상 후 기억상실이라는 용어는 회복한 후 과거를 회상할 수 있는 상태에서 외상을 입은 이후의 사건이 기억나지 않는 기간 전체를 포함한다. 즉, 전향성 기억상실은 현재진행형의 상태에서 사용되며, 외상 후 기억상실은 주로 외상 후의 경과를 정리할 때에 사용된다.

3) 작화(confabulation)

기억장애에서 자주 나타나는 증상이다. 기억상실 환자가 모두 자신의 기억상실을 자각하고 있는 것은 아니다. 질문에 답하는 기억상실 환자의 이야기 내용을 검토해보면, 실제로 일어나지 않았던 일들이 섞여 있는 경우가 있다. 이것이 작화이다. 없었던 이야기를 확신을 가지고 반복하는 것이 아니라, 장소나 시간에 따라 이야기도 변한다. 이와 같이 사실도 아니고, 확신도 없고, 장소에 따라 달라지는 만들어낸 이야기를 작화라고 한다. 사실에 근거한 것이 아니라도 지각에 근거한 이야기는 환각(hallucination)이라고 하며, 확신에 근거한 경우에는 망상(delusion)이라고 한다.

작화는 크게 두 종류가 있다. 당혹작화(embarrassment confabulation)와 공상작화(fantastic confabulation)가 있다.

당혹작화는 상대방으로부터 들은 것에 대한 기억이 아니라 과거에 '그것을 기억해내지 못한다는 것조차도 기억해내지 못하는' 상태에서 발생한다. 즉, 무언가를 기억해내지 못한다는 사실조차 알지 못하므로 대화 속의 정보 공백을 자동적으로 보완하는 형태로 생산된다.

공상작화는 좀 더 계통적 · 생산적인 것으로 현실을 벗어난 이야기가 많다. 자신이 원하는 것을 충족시키기 위한 측면이 크다.

기억상실 환자가 반드시 작화를 보이는 것은 아니므로 작화에는 기억상실에 더한 무언가 다른 요인이 있는 것으로 생각된다.

작화는 기억상실 증상이라고 만은 할 수 없다. 특정 감각영역에서부터 언어영역으로의 입력이 끊기면 그 정보결손을 보충하기 위해 언어영역이 스스로 활동을 하게 되고 작화를 만들어 내는 경우가 있다.

4) 기억착오(paramnesia)

착오기억이라고도 한다. 과거의 경험이나 사건을 잘못된 맥락 속에서 회상하는 상태를 말한다. 있지도 않았던 일을 말하는 것이 아니라 과거의 사실이 틀린 시간축이나 틀린 상황에 결합되어 있다.

5) 지남력 장애(disorientation)

지남력(orientation)이란 자기자신이 큰 시간 공간적 환경 속에 어느 위치에 있는지를 바르게 아는 능력으로, 시간 지남력(orientation for time)과 장소 지남력(orientation for place)이 있다.

시간 지남력은 지금 자신이 있는 곳의 시간을 년, 계절, 월, 일, 시각에 걸쳐 아는 능력이며, 장소 지남력은 지금 자신이 있는 장소를 아는 능력이다. 구체적으로 시, 동, 건물이라는 형식으로 표현된다. 심한 기억상실인 경우엔 시간, 장소 지남력 모두에 문제가 있는 경우가 많다. 지남력 장애의 원인은 다양하므로 지남력 장애가 기억장애의 단순한 표현인지, 기억장애가 관여되어 있기는 하나, 무언가 다른 장애가 더 있기 때문에 나타난 결과인지는 잘 판단해야 한다.

시간 지남력 장애에는 년, 월, 일만을 틀리는 경우에서부터 낮, 밤의 구별이나 계절의 구별이 불가능한 경우까지 그 정도가 다르다. 년, 월, 일의 숫자만 틀리는 경우에는 기억장애에 속한다고 할 수 있으나 정도가 심해지면 상황에 따른 판단장애가 더해진다. 눈이 쌓여있는 창밖의 경치를 보고도 '지금은 여름입니다'라고 주장하는 경우 등 기억장애만으로는 설명할 수 없는 경우가 있다. 이러한 경우에는 상황의 의미에 대한 판단장애도 함께 생각하지 않으면 안 된다.

공간 지남력에는 실제로 길을 걷는 도중에 자신이 어디를 어떻게 걷고 있는지를 모르는 경우가 있다. 주변의 건물이나 도로를 인식하는 것에는 문제가 없으나 자신과 환경공간과의 관계를 파악하지 못하고 헤매는 경우가 있다. 기억상실에서도 나타나는 증상이나 기억상실이 없어도 나타나는 경우가 있다. 이것이 지지적(地誌的) 지남력 장애 또는 도순(道順)장애(route finding difficulty, navigation disorder)로 불린다.

6) 보속(保續, perseveration)

보속이란 한 번 사용한 적이 있는 언어나 행동이 적절하지 않은 상황에서 다시 반복되는 것을 말한다. 어떤 행위를 시작하려고 할 때, 또는 무언가를 이야기하려고 할 때 이전에 한 번 사용한 적이 있는 행동, 언어, 개념이 불수의적으로 부적절한 상황에서 나타나는 것이다.

보속은 언어활동 중에 가장 검사가 쉬우나 비언어성 인지나 행위에서도 자주 나타난다.

7) 망각(forgetting)

건망이라는 것은 일반인의 경우엔 잘 잊어버린다는 의미로 사용되고 있다. 잊어버린다, 또는 망각이라고 하는 단어는 기억장애에 있어서 가장 중요한 단어이다. 그러나 이 단어는 너무 넓은 의미로 사용되어서 전문용어로 사용하기에는 무리가 있기도 하다.

(1) 깜박 잊어버림

기억하고 있다는 사실은 확실히 알고 있으나, 그 기억정보가 필요할 때에 아무리 해도 떠오르지 않는 상태를 말한다. 우리는 "그때 깜박 잊어버리는 바람에 얼마나 당황했는지 몰라"라는 식으로 말하곤 한다.

예를 들어, 직장 동료로 몇 년 동안 매일 얼굴을 마주하는 상대방에게 'ㅇㅇ씨!'라고 부르려 했으나 이름이 기억나지 않는 것을 깜박 잊어버림이라고 한다. 이름을 알고 있는 것은 분명하나, 그 이름이 떠오르지 않는다.

(2) 상기(想起)의 망각

우리는 일상생활 속에서 여러 가지 것들을 상황에 맞춰 기억해낸다. 예를 들면, 편지를 부치겠다고 생각했다고 하자. 아침에 신발을 신고 집을 나선 후에는 잊어버린다. 그러나 우체통 근처에 왔을 때, 혹은 우체국이 있는 길목 근처에 오면 다시 편지를 부치기로 한 것을 떠올리고 편지를 부친다. 또는 누군가 만날 약속을 한다. 일을 하는 도중에는 잊어버리고 있다가 약속 시간이 가까워지면 약속했던 것을 떠올린다. 이런 경우에 열쇠가 되고 있는 것이 'remember to remember'라는 기능이다. 즉 상기에 대한 상기이다.

즉, 기억해내지 않으면 안 되는 것을 떠올리는 기능이다. 시간이나 장소, 사건 등 여러 가지 단서로 인해 '뭔가 해야만 하는 것이 있었는데, 뭐였지?'라는 벨이 울리기 시작한다. 그리고 그 내용 '아, 편지!'를 생각해 낸다. 전자는 '상기에 대한 상기'이며, 후자는 '내용에 대한 상기'이다. 무엇보다도 실제로는 전자의 기능은 무의식적으로 작동하며, 후자의 내용만이 떠오른다.

8) 코르사코프 증후군(Kosakoff syndrome)

코르사코프(1854~1900)는 러시아의 정신과 의사로 처음 특정 신경질환과 기억장애의 연관을 지적한 의학자로 기억되고 있다.

코르사코프는 1887년부터 1889년에 걸쳐, 말초성다발신경염과 정신활동장애와의 관계를 논한 세 편의 논문을 발표하였다. 이 세 편의 논문에서 알코올중독 등에서 자주 말초성다발신경염과 기억장애, 초조함 등의 정신 증상이 함께 나타난다는 것, 그리고 이러한 증상은 같은 병에 의해서 발생한다는 주장을 하였다.

이후 알코올에 의한 제3뇌실 주변을 중심으로 한 뇌증상과 다발신경염을 코르사코프 베르니케 뇌염이라고 부르게 되었으며, 그 원인은 비타민 B1(티아민)의 결핍이라는 사실이 알려지게 되었다.

코르사코프의 기억에 대한 기록은 놀랄 정도로 자세한 것으로 가끔 매우 순수한 기억장애가 발생한다는 것, 그리고 그러한 경우에는 최근의 기억에 문제가 생기며, 오래된 기억은 잘 기억할 수 있다는 점을 지적하고 있다. 잊어버리는 것은 병에 걸린 이후의 기억과 발병 전 단기간의 기억이라는 것도 설명하고 있다. 또한 과거의 기억이 잘못된 상태로 떠오른다는 점과, 오래된 기억을 현재의 새로운 기억과 혼동하는 경우도 있다는 것을 지적하고 있다.

코르사코프는 기억증상만이 아니라, 다른 여러 가지 정신증상이 다발신경염에 동반된다는 것을 지적하고 있으나, 그 자신이 다른 무엇보다도 주목하고 있었던 것은 기억장애였다. 현재 기억장애를 중심으로 한 증상만을 코르사코프 증후군이라고 부르고 있다.

코르사코프 증후군의 특징은 다음의 다섯 가지 증상으로 정리할 수 있다.

① 현재 진행 중의 사건에 대한 기명장애(전향성 기억상실)

② 후향성 기억상실

③ 지남력 장애

④ 작화

⑤ 병에 대한 의식의 결여

코르사코프 증후군의 병인에는 여러 가지가 있다. 중요한 것은 뇌종양, 뇌염, 뇌외상, 뇌혈관장애, 소화관장애, 만성알코올중독 등이다. 특히 알코올중독에 의한 경우가 많으며, 이로 인해, 알코올이 원인인 경우에 알코올성 코르사코프 증후군이라고 부르기도 한다.

9) 순수 기억상실 증후군(pure amnesia syndrome)

코르사코프 증후군은 때로는 코르사코프 정신병이라고 불렸던 것처럼 중심 증상이 기억상실이기는 하나, 공상 작화에서 보이는 듯한 거짓 기억의 생산이나 지남력 장에서 보이는 환경오인(環境誤認) 등 기억장애만으로는 설명할 수 없는 증상이 포함되어 있다. 그러나 드물기는 하나 이러한 수반 증상을 거의 동반하지 않는 순수한 건망증후군이 존재한다. 이러한 증후군을 코르사코프 증후군이라고 부르는 것은 혼란을 초래하기 때문에 '순수 기억상실 증후군'으로 구별하게 되었다.

즉 코르사코프 증후군의 특수한 형태이며, 다음의 네 가지로 정리할 수 있다.

① 즉시기억의 보존

② 최근기억의 장애(정향성 기억상실)

③ 원격기억의 상기장애(후향성 기억상실)

④ 지적능력의 보존

여기서 코르사코프 증후군의 정의와 미묘한 차이점은 보존되는 능력을 강조하고 있다. 우선 즉시기억능력이 보존되어 있다. 또한 지적능력(지능)도 정상 또는 정상에 가깝다.

(1) 내측측두엽성 기억상실(mesial temporal amnesia)

순수 기억상실 증후군의 가장 유명한 사례는 H. M.이라는 환자로, 뇌전증증상으로 인해 27세에 양측 해마를 포함한 양측 측두엽 내측면이 측두엽 앞부분 끝에서부터 뒤로 약 8cm에 걸쳐 절제되었다.

그러나 수술 후 심한 기억장애가 발생하여 생활에 케어가 필요한 상태가 되어버렸다. 그의 증상을 정리하면 다음과 같다.

① 즉시기억은 정상이다. 수술 직후의 숫자 따라 말하기(digit span)는 7이었으나, 24년 후부터 5로 떨어졌지만 정상범위에 속하였다. 시각성 단기기억도 정상범위였다.

② 최근기억이 떨어진다. 식사의 내용, 케어를 해주고 있는 사람, 새로 만난 사람, 받았던 검사 등을 바로 잊어버린다. 웩슬러 기억검사(Wechsler Memory Scale, WMS)를 몇 번이나 실시하였으나, 지수는 63~64점으로 매우 저조하였다.

③ 후향성 기억상실은 처음 2년 정도라고 생각되었으나, 30년 후의 평가에서는 11년으로 늘어났다. 이는 수술 전에서부터 기억하지 못하는 과거의 기간으로 그 보다 오래된 기억은 기억하고 있다.

④ 지능검사도 몇 번이나 실시하였으나, IQ가 최저 98, 최고 118점이며, 가장 최근(수술 후 30년)의 검사 결과 108점이었다. 수술 전이 104점이었으므로 거의 변하지 않았다.

지능지수가 정상이라고 해서 일상생활에 문제가 없는 것은 아니다. 그는 수술 후 계속 가족의 보호에서 생활하였으며, 목욕이나 샤워를 할 때에는 도움이 필요하나, 옷을 입는 것은 혼자서 할 수 있다. 면도, 양치, 머리 빗기 등은 말을 해주지 않으면 잊어버린다. 말 넣기 퍼즐을 하거나 TV를 보면서 지내는 시간이 많으나, 시설의 행사에 참여하여 시를 읽거나 공작을 하거나, 게임을 하면서 즐기기도 하였다.

(2) 간뇌성 기억상실(diencephalic amnesia)

알코올을 장기간 다량으로 섭취할 경우 비타민 B1(티아민)이 결핍된다. 이 상태가 계속되면, 다발신경염, 시상 중뇌의 중추부를 중심으로 작은 출혈이나 염증이 발생한다. 이로 인해 사지의 탈력(脫力), 심부 반사 손실, 지각저하 등의 말초신경증상과 주시마비(注視麻痹), 안진(眼振), 운동실조, 의식장애 등의 중추신경 증상이 발생한다. 베르니케 뇌염이라고도 불린다. 이 증상이 가라앉으면, 기억장애를 중심으로 한 코르사코프 증후군이 분명해진다. 즉 신경심리증상만 본다면, 우선 의식장애가 나타나고 이 장애가 개선되면, 숨어있던 기억장애가 표면에 떠오르게 된다.

원인은 티아민 결핍 등으로 반드시 다량의 음주만이 원인이 아니라 영양장애, 소화관으로부터의 비타민 흡수장애로도 발생한다. 이를 베르니케 코르사코프 증후군이라고 부른다.

간뇌의 손상에 의한 기억상실은 뇌혈관 증상이나 외상에 의해서도 생길 수 있다.

알코올성 코르사코프 증후군에 한정시키면, 기억 상실의 책임 병소는 유도체나 시상 배내측핵이라는 매우 세부적인 논의가 요구되며, 다른 원인 질환에 중점을 두면 이야기는 더욱 어려워진다.

MRI의 등장 이래 경색이나 외상에 의한 간뇌성 기억상실에 대한 보고가 증가하고 있으나, 측두엽과 달리 시상이나 그 주변은 구조가 복잡하며, 각각의 핵이 작기 때문에 병소에서 책임 영역을 골라내는 데는 어려움이 있다.

(3) 전뇌기저부 기억상실(diencephalic amnesia)

해마를 중심으로 한 측두엽 내측면, 시상 배내측핵 유두체 등을 중핵으로 한 간뇌 외에도 기억상실을 일으키는 곳이 있다. 전교통동맥류 파열 또는 그 부분의 클리핑 수술 후 등의 경우에 자주 나타난다. 이 경우 전뇌엽 복측면 내측의 뒤에서부터 대뇌기저핵의 앞부분에 이르는 영역이 손상을 입게 된다. 이 영역은 전뇌기저부라고 총칭된다. 다마지오(Damasio, 1985) 등은 이 영역의 손상에 의한 기억상실증후군의 특이성에 주목하였는데, 전뇌기저부 손상에 의한 기억상실의 특징을 다음과 같이 정리하였다.

① 개별적인 정보는 기억하고 있으나, 그 각각의 정보를 동시에 상기시켜 상호관계 있는 것으로 기억하는 것은 불가능하다. 즉 하나의 통합된 사건으로 기억하는 것은 불가능하다. 예를 들면, 매일 만나는 주치의 등 병원관계자의 이름, 얼굴, 목소리, 신장 등은 비교적 잘 기억하고 있으나, 그것들이 동일인의 속성으로는 정리되지 못한다.

② 기억한 것에 시간 표시를 하지 못한다. 만난 적이 있는 사람은 기억하고 있으나, 언제 만난 사람인지는 기억하지 못한다.

③ 작화가 심하다. 코르사코프 증후군의 작화는 매번 내용이 어느 정도는 정리되어 있으나, 본 증후군에서는 내용이 뒤섞여 서로 관계없는 과거의 사실, 즉 최근의 이야기나 TV에서 본 내용 등의 정보가 섞여 있어 꿈 이야기에 가깝다.

④ 후향성 기억상실이 심하나, 단서를 주면 기억해 내기도 한다. 예를 들면, 수의적으로는 자신이 결혼을 했다는 것도 기억하지 못하나, 잘 유도하면 결혼 사실뿐만 아니라 아내의 이름에서부터 아이들의 이름까지 정확하게 떠올리기도 한다.

이 유형의 건망은 내측측두엽성 기억상실이나 간뇌성 기억상실과는 달리 개별적인 사실은 기억하고 있는 것 같다. 그러나 그것이 발생한 시간이나, 무엇과 동시에 발생하였는지는 기억하지 못한다. 기억이 구조를 잃어버린 상태라고 할 수 있다.

10) 일과성 전기억상실(transient global amnesia)

순수 기억상실 증후군을 일으키는 병태 중에는 원인이 명확하지 않은 병태가 있는데, 1956년 Bender가 최초로 이 병태에 대해서 보고하고 있다. 환자는 50세 이상으로 증상은 갑자기 발생하였다. 심한 즉시기억 장애를 보였으며, 같은 질문을 몇 번이고 반복하였고, 불안상태에 빠졌다. 심한 지남력 장애가 있었다. 의식에는 이상이 없었으며 회화도 가능하였다. 이 상태가 24시간 후에는 사라졌다. 길어야 48시간을 넘지 않는다. 재발하지 않는다는 것이 특징이며, 병의 원인이 확실하지 않다.

이 증후군은 갑자기 즉시기억(immediate memory) 및 최근 기억(recent memory) 장애에 의한 지남력 장애가 발생하나 주의는 유지되며 반응성도 좋고 복잡한 인지 작업을 수행할 수 있다. 증상은 몇 시간 정도며, 증상이 사라진 후에는 인지기능에도 신경기능에도 전혀 문제를 남기지 않는다.

증상이 단기간이므로 병태의 파악이 쉽지는 않으나 유증상 시의 기억상실의 특징은 다음과 같다.

① 증상이 갑자기 발생한다.
② 의식에는 문제가 없다.
③ 즉시기억은 정상이다.
④ 전향성 기억장애가 매우 심각하다. 기억한 것이 30초 후면 모두 사라진다. 대화는 가능하나 상대방이 사라지면 대화를 나눈 적이 있다는 사실조차 잊어버린다.
⑤ 유증상 전의 일화에 대한 후향성 기억상실을 보인다. 그 길이는 2~15년이다.
⑥ 실어, 실행, 실인 등 기억상실 이외에 인지장애는 없다. WAIS 등은 질환의 성격상 검사가 불가능하며, 지적수준이 어느 정도인지는 확실히 알 수 없다.
⑦ 유증상 이후, 유증상 시의 기억이 상실된다. 후향성 기억상실은 축소되어 거의 남지 않으며 남는다고 해도 그 길이가 짧다.

일과성 전기억상실의 경우에는 기억의 신경기능 구조에만 선택적인 일과성 기능장애가 발생하는 것이나, 그 원인은 아직 확실하지 않다.

11) 자전적 기억과 사회적 일화기억

후향성 기억상실에서 흥미로운 것은 모든 사건 기억에 문제가 생기는 것이 아니라는 것이다. 자신과 연관된 사건과 사회에 관한 사건에 차이를 보이는 경우가 있다. 자전적 사건의 상기장애가 심함에도 불구하고, 사회적 사건 기억은 보존되어 있다거나, 사회적 사건은 그다지 기억하지 못하면서 자전적 기억은 별로 손상되지 않는 경우가 있다.

자전적 사건은 자기가 주인공이며, 인지계뿐만 아니라 운동계(행위 경험)에서부터 변연계(정동 경험)까지 신경계 모두가 참여하는 경험이나, 사회적 사건은 무언가 매개체(뉴스미디어 또는 소문)를 통해서 간접적으로 들어오는 지식으로 등록되는 방법에 질적 차이가 있을 가능성이 있다. 이러한 차이가 기억으로 구조화될 때의 차이에 반영되고, 그것이 다시 상기 구조에 차이를 주어 생기는 현상일 것이다. 전자는 보다 본래적인 사건 기억의 특징을 가지고 있으며, 후자는 사건이라고는 해도 보다 지식(의미기억)에 가까운 형태로 처리될 가능성이 있다.

12) 축소 후향성 기억상실(shrinking retrograde amnesia)

대부분의 후향성 기억상실(특이한 고립성 후향성 기억상실의 경우를 제외하고)의 경우, 전향성 기억상실이 함께 나타난다. 이러한 경우 전향성 기억상실이 개선되면서 후향성 기억상실의 기간이 축소되는 경우가 있다. 이때 보다 오래전의 사건에서부터 축소가 시작되는 것이 원칙이다.

13) 기억상실성 발작(amnesic attack): 발작성 기억장애

측두엽 내측면을 중심으로 한 복잡한 부분발작 중에서 순수 기억상실성 발작이 발생하는 경우가 있다.

팔미니(Palmini) 등의 엄밀한 정의에 따르면, 순수 기억상실성 발작(pure amnesic seizure)은 발작 시의 사건에 대한 선택적 기억상실을 보이는 경우로 주변에서 보기에는 그 반응성이나 행동에 이상이 없는 것 같은 발작이다. 보통 발작은 발작 시에 무반응상태 또는 의식장애상태(confusion)에 빠지기 쉬우나, 이러한 발작을 전혀 보이지 않는다. 즉 발작 시에만 선택적인 전향성 기억상실만을 보이는 상태를 말한다(Palmin et al., 1992).

14) 중복 기억착오(reduplicative paramnesia)

'같은 장소가 다른 곳에 또 하나 있다', '또는 같은 사람이 다른 곳에 또 한 명 있다'라고 주장하는 기묘한 인지장애이다. 장소나 사람에 대한 기억이 현재의 장소나 인물과 겹쳐서 재생되는 것으로 보인다.

15) 양식특이성 기억상실

기억상실 중에는 양식특이성을 나타내는 경우가 있다. 언어성 테스트에서는 성적이 떨어지는데, 비언어성 테스트에서는 기억능력이 정상이거나, 혹은 언어성 기억테스트에서는 성적이 좋은 데 비해 비언어성 테스트에서 성적이 저하되는 경우가 있다. 적어도 언어성 정보와 비언어성 정보가 다른 기억기능구조에 의해 처리되고 있다는 것은 확실하다.

(1) 언어성 기억상실

측두엽 절제술을 받은 사례 100명 이상에게 심리학적 검사를 실시한 경험이 있는 밀러(Miller)에 의하면, 좌측 측두엽 절제 사례에서는 언어적 기억은 저하되었으나, 그림이해능력은 저하되지 않았다(Milner, 1958). 한편 우측 측두엽 절제 사례에서는 언어적 기억능력은 저하되지 않으나, 그림 이해능력이 저하되었다. 이후에도 언어 우위반구의 측두엽 절제에 의한 항구적인 언어기억능력의 저하가 확인되었다.

시상 손상에서도 왼쪽에만 손상이 있는 경우에는 언어성 기억에만 장애를 보이는 것이 보고되었다(Speedie et al., 1982).

(2) 비언어성(시각성) 기억상실

밀너(Milner)는 우측 측두엽 손상으로 인해 언어성 기억은 저하되지 않으나, 시각성 기억은 저하된다고 보고하였다(Milner, 1968).

16) 전두엽 손상과 기억상실

전두엽 손상이 기억상실을 발생시키는가에 대해서는 여러 가지 의견이 있으나, 적어도 일상생활에 영향을 줄 정도의 분명한 기억상실은 나타나지 않는다.

최근의 기능화상연구를 보면, 각종 기억과제에서 여러 가지 전두엽 영역이 활동한다는 것을 보여주고 있다. 이는 무시할 수 없는 사실이다.

(1) 자전적 기억의 장애

배들리(Baddeley) 등은 양측 전두엽 손상 환자로 확실한 기억상실을 보인 예를 보면, 그 특징이 자전적 기억 장애와 작화에 있다고 보고하였다(Baddeley et al., 1988). 그들의 사례는 과거의 경험(자전적 기억)을 물어보았을 때에는 매우 자세하게 대답하나, 같은 것을 다시 물어보면 전혀 다른 대답을 하였다고 한다. 더욱이 전두엽성의 실행기능장애(executive disorder)가 나타났다. 그들은 이 기억장애를 자전적 기억의 혼탁(clouding)과 주의 제어장애(관리장애)에 의한 특수한 기억상실 증후군이라고 해석하였다.

(2) 최신성 식별장애(disturbance of recency discrimination)

최신성 식별장애는 계속적으로 받은 복수 자극(단어 또는 그림)의 순서를 기억하는 능력의 장애이다. 받은 자극 중에서 두 개를 선택하고 어느 쪽이 더 나중에(보다 최근에) 본 자극인가를 선택하는 방식의 검사인데, 최신성 식별(recency discrimination) 또는 최신성 판단(recency judgement)이라고 한다.

좌측 전두엽 손상으로는 단어계열의 최신성 판단만이 손상을 입으며, 그림 판단에는 문제를 보이지 않는다. 우측 전두엽 손상에서는 추상화의 경우에 가장 심한 손상을 보이며, 사진에서도 심한 문제를 나타낸다. 단어에서도 좌반구 손상에서처럼 심한 장애를 보인다. 즉 최신성 판단은 우측 전두엽 손상일 경우 심각한 장애를 보인다.

(3) 발생원 기억(source memory)

일화기억에는 사실(내용)기억과 그 사실이 누구에 의해, 어디서, 어떻게, 언제 발생했는지라는 발생원(發生源)에 대한 기억이 해리되어 문제를 보이는 경우가 있다. 이 발생원 기억장애는 전두엽 손상과 관계가 깊은 것으로 보인다. 또한 노화에 의해서 나타나는 경우도 있다.

(4) 단어 열거 능력(word fluency)

좌측 전두엽 절제(단, 브로카 영역 또는 그 주변은 남아있는 경우) 환자의 경우, 실어는 나타나지 않으나, 일정 시간 내에 주어진 조건에 맞는 단어를 가능한 한 많이 생산하는 능력이 저하된다. 그러나 우측 전두엽 절제에서는 저하되지 않는다.

(5) 작업기억(working memory)

작업기억은 동물실험이나 기능화상연구 등에서 전전두엽 영역(prefrontal area) 배외측부와 관계가 있는 것으로 보이고 있다. 작업기억은 기억이라고는 하나 생활기억보다는 의식이나 주의, 개념조작 등 현재 진행 중인 인지과정과의 기능적 관련성이 강한 것이라고 생각된다.

(6) 예정기억(prospective memory)

예정기억도 전두엽과 관계가 있는 것으로 보인다. 한 연구를 보면 세 명의 외상성 전두전야 손상환자에게 예정했던 행동(예: 몇 가지 물건을 사는 것, 일정 시간 후에 지정장소에 가는 것 등)을 간섭과제를 받은 후에는 할 수 없게 되었다. 즉 예정기억이 장애를 입었다고 보고하였다(Shallice et al., 1991).

(7) 기억의존행동(memory dependent behavior)

한 사례를 보면(자동사 사고에 의한 두부외상), 운동, 언어, 기억 등 일상행동에는 큰 장애가 없었으나, 아내가 경영하고 있는 일용잡화점을 지키고 있는 것 정도는 가능하며, 물건을 주고 돈을 받는 것도 가능하였다. 그러나 매일 출근을 하거나(퇴직한 지 꽤 오래되었다. 직장에 도착, 사람들과 인사를 하고 나면 그것으로 만족하고 돌아온다.), 시합예정을 보지 않고 야구장에 야구를 보러 가거나(야구시합이 없으면 그것으로 만족하고 돌아온다.), 꽃에 물을 주는 일(비가 와도 물을 준다.) 등을 습관적으로 행동한다.

(8) 단어 리스트의 기억장애

스터스(Stuss) 등은 전두엽 손상으로 인한 단어리스트 학습(California Auditory Learning Test)에 문제가 나타날 수 있다고 보고하였으며, 전두엽 기억상실이라는 것은 존재하지 않으나, 특정 전두엽 영역 기능과 관련된 특정 처리장애에 의한 전두엽성 기억장애는 존재한다고 주장하였다(Stuss et al., 1997).

PART

5

정신건강 관련 서비스

Chapter 01

정신건강증진시설

정신건강증진시설이란 「정신건강복지법」에 명시되어 있는 정신의료기관, 정신요양시설, 정신재활시설을 의미한다. 2018년 현재 우리나라에서는 중증 정신장애인에 대한 정책 목표를 지역사회 통합으로 삼고, 조기 집중치료를 통한 만성화 방지와 중증·만성 질환자의 삶의 질 향상 그리고 인권 강화를 핵심전략으로 삼고 있다(보건복지부, 2018).

먼저 정신건강복지센터는 지역사회 정신건강 사업을 기획·조정하고 정신건강증진시설 간 연계체계를 구축하고 지역 내 중증정신장애인의 전반적인 사례관리를 담당하고 있다.

정신건강증진시설은 정신건강복지센터와 함께 정신질환의 예방·치료, 정신질환자의 재활 등의 정신건강증진사업을 수행하는 시설이다.

정신의료기관은 의료법에 따라 설치된 병원 또는 의원이며 입원을 통한 집중치료 또는 지역사회 안에서 외래진료를 담당하고 있다.

정신요양시설은 증상 정도가 심한 만성 정신장애인의 요양과 보호를 담당하고 있으며, 정신장애인의 사회복귀를 위한 재활프로그램 또한 운영하는 시설이다.

정신재활시설은 정신의료기관이나 정신요양시설에서 퇴소한 장애인을 포함한 지역사회 내 정신장애인의 사회적응을 위한 각종 훈련과 생활지도를 하는 시설로서 생활시설이나 공동생활가정과 같은 주거시설, 낮 동안 기관을 이용하여 사회복귀를 위한 기능재활프로그램을 하는 주간재활시설, 직업기능의 회복 및 개발을 위한 직업훈련을 실시하는 직업재활시설 등이 있다(복건복지부, 2018). 정신건강증진시설의 현황과 특징을 보면 다음과 같다.

〈표 1-1〉 정신건강증신시설의 특징

<table>
<tr><th colspan="2">구분</th><th>기관수</th><th>주요기능</th><th>공통목표</th><th>차이점</th></tr>
<tr><td colspan="2">정신건강복지센터</td><td>243</td><td>• 지역사회 내 정신장애 예방, 정신장애인 발견·상담·정신재활훈련 및 사례관리
• 정신건강증진시설 간 연계체계 구축 등 지역사회 정신건강사업 기획·조정</td><td rowspan="5">중증 정신장애인의 지역사회 통합</td><td>사례관리 중심의 조정기관</td></tr>
<tr><td rowspan="2">정신 의료기관</td><td>국·공립</td><td>18</td><td>• 정신장애인 진료, 지역사회정신건강증진사업 지원</td><td rowspan="2">의학적 접근, 외래, 입원치료 병행</td></tr>
<tr><td>민간</td><td>1,431</td><td>• 정신장애인 진료</td></tr>
<tr><td colspan="2">정신요양시설</td><td>59</td><td>• 만성 정신장애인 요양·보호</td><td>수용 중심시설, 변두리 지역 위치</td></tr>
<tr><td colspan="2">정신재활시설</td><td>341</td><td>• 병원 또는 시설에서 치료·요양 후 사회복귀 촉진을 위한 훈련 시설</td><td>지역사회 근거한 재활-주거시설</td></tr>
</table>

출처: 김형덕(2019)

1. 정신재활시설

정신재활시설은 정신질환자 등의 사회적응을 위한 각종 훈련과 생활지도를 하는 시설이며, 시설의 유형에 따라 생활시설과 재활훈련시설로 나누고 재활훈련시설은 다시 사회재활시설과 작업시설로 나누고 있다.

이들 시설의 활동은 시설의 유형마다 차이가 있으나 크게 사회재활활동과 직업재활활동을 제공하고 있다. 사회재활활동은 정신장애인의 일상생활관리나 사회적응능력의 향상 또는 대인관계증진 등을 위한 개별지도 또는 집단 활동을 말하며, 직업재활활동은 작업능력이 있는 정신질환자의 작업능력 향상과 직업재활을 위하여 실시하는 활동으로 작업훈련뿐만 아니라 취업알선과 유지, 관리활동까지도 포함하고 있다(권진숙 외, 2013).

우리나라의 정신재활시설이 처음 생긴 것은 1986년 태화 샘솟는 집으로, 1985년 강화지역 지역사회정신보건 시범사업이 진행된 다음 해에 만들어졌다. 1990년에는 「장애인고용법」과 1995년에는 「정신보건법」이 제정되었는데, 「장애인고용법」은 장애인을 단순 보호 · 격리해야 하는 약자가 아니라 능력에 맞는 직업생활을 통하여 사회 구성원으로 살아갈 수 있는 존재로 보고 고용촉진, 직업재활 및 직업안정을 추구하고 있다. 정신보건법은 지역사회정신보건의 가치를 법률에 명문화하고 있으며, 이후 요양시설 및 의료기관 입소 환자의 지역사회 전환 노력과 함께 정신장애인들의 성공적인 지역사회 정착의 기반을 마련하기 위해 정신재활시설이 점차적으로 증가하게 되었다.

정신재활시설의 목표는 정신장애인들의 성공적인 지역사회의 정착이다. 탈시설화와 지역사회정신보건의 확대로 지역사회 정신장애인의 수는 점차 증가하고는 있지만 사회적응 과정에서의 어려움으로 인해 정상적인 생활을 하지 못하고 사회복귀에 실패하여 재입원하는 비율이 높다(김재순, 2011). 이는 정신장애의 만성화와 되풀이되는 입 · 퇴원으로 감소되는 신체능력, 그리고 그로 인한 대인관계, 가족관계, 직장생활 및 일상생활 등 전반적인 사회적 기능의 저하에 기인한다고 볼 수 있다. 정신재활시설은 정신재활, 교육, 사회적응훈련 등을 통해 정신장애인의 긍정적 자기지각을 포함한 삶의 질을 증대시키며, 재활동기, 사회기능향상 등 프로그램의 효과가 다수의 연구를 통하여 검증되어 왔다(김형덕, 2019).

2. 정신의료기관

정신의료기관은 가장 전통적인 형태의 정신보건 전달체계이며, 우리나라의 「정신건강복지법」에서는 의료법에 의한 의료기관 중 정신질환자의 진료를 행할 목적으로 설립된 기관으로 정신병원 · 정신과의원 및 병원급 이상의 의료기관에 설치된 정신과를 포함하는 것으로 규정하고 있다. 현재의 정신보건 전달체계는 정신의료기관을 통해 급성정신질환자를 입원 또는 외래 치료함으로써 재활 및 사회복귀를 도모하고자 한다.

또한 정신의료기관은 급성 정신질환자를 대상으로 입원 또는 외래치료를 제공하여 재활 및 사회복귀를 도모하는 기관으로서 의료법에 의한 의료기관 중 「정신건강복지법」상 시설기준에 적합하게 설치된 정신의료기관, 정신과 의원 및 병원급 이상의 의료기관에 설치된 정신과를 의미한다.

정신병원은 국가와 민간에 의해 설립된 보편적인 형태의 정신의료기관이며, 정신요양병원은 우리나라의 특수한 정신건강증진시설의 토대 위에 만들어진 기관이다. 정신요양병원은 타 정신의료기관에서 의뢰된 정신질환자를 대상으로 운영되는 요양 · 의료시설로서 정신요양시설에 비해서는 의료시설의 성격이 강하고 기존의 정신의료기관에 비해서는 요양의 성격이 강한 시설이다. 1995년 「정신보건법」을 제정하면서 정부는 지역사회정신보건의 측면에서 많은 비판을 받았던 정신요양시설을 정리하고자 정신요양시설에 7년의 기한을 주고 정신요양병원 또는 사회복귀시설(정신재활시설)로 운영을 변경하도록 하였으나, 현실적으로 정신요양시설을 곧바로 정신병원으로 바꿀 수가 없었기 때문에 정신요양병원이라는 특수한 운영 형태를 만들어내게 된 것이다.

정신의료기관은 입원과 외래의 두 가지 속성을 갖고 있는데, 입원은 정신의료기관이 오래전부터 갖고 있던 속성으로서 서구사회에서는 19세기부터 시작이 되었다. 19세기 이전의 서구사회에서는 정신장애인은 비도덕적 · 비이성적인 인간으로 단죄

되어 빈민, 부랑인 등과 함께 수용소에 감금되기도 하였다. 19세기 미국에서는 이러한 정신장애인의 사회적 방치에 대한 항의가 일어났으며, 주립병원설립운동을 통해 정신장애인은 정신병원에 입원하는 환자가 되었다. 우리나라에서도 1980년대 미인가 부랑인시설에 대한 비인권적 처우문제가 사회적 쟁점이 되고 정신과 전문의 양적 증가가 이루어지면서 정신병원에서의 정신장애인 수용이 급격하게 강화되었다. 외래치료는 탈시설화와 관련이 있는 속성으로서 20세기 중반 미국에서 정신 약물의 등장으로 탈시설화가 가능해짐에 따라 정신장애인의 지역사회 보호가 시작되었다. 즉 정신약물의 이용으로 지역사회 내에서도 증상조절과 통제가 가능하게 되었기 때문에 무조건적인 입원치료 대신 외래치료가 가능해진 것이다(양옥경, 2006).

「정신보건법」에서는 기본이념으로 당사자의 자기결정권을 존중하고 있지만, 정신장애인의 의사와 무관하게 가족에 의한 강제 입원, 시 · 군 · 구청장에 의한 입원 등이 오랫동안 높은 비율을 차지해 인권적 측면에서 비판을 받아왔다.

정신의료기관은 지역사회 내에서 거주하면서 외래치료를 받는 기관이면서 동시에 입원시설로서의 기능을 갖추고 있는 복합적인 기관이다. 그러므로 정신의료기관에 대한 선호는 지역사회 내에서의 외래치료에 대한 선호를 의미하는 것일 수도, 입원 · 수용 상태를 선호하는 것일 수도 있다. 그렇지만 탈시설화 이후 정신의료기관 입소자 수와 재원기간이 급격하게 감소한 서구와는 다르게 우리나라는 「정신보건법」 제정 이후에도 병상 수와 재원기간이 오히려 증가한 사례를 감안했을 때 정신의료기관에 대한 선호는 치료적 요소가 강화된 시설 입소 선호로 추정할 수 있다.

〈표 1-2〉 정신의료기관 현황

구분		기관수	등록자 수	종사자 수	주요기능
정신의료기관	국 · 공립	18	5,296	1,477	• 정신질환자의 진료 • 지역사회정신건강증진사업지원
	민간	1,497	63,924	15,260	• 정신질환자 진료

출처: 보건복지부(2019). 2020 정신건강사업안내

3. 정신요양시설

정신요양시설은 만성 정신장애인들의 요양 · 보호를 위한 시설로서 정신건강증진시설 중 가장 독특하면서 모호한 성격을 가진 시설이라고 볼 수 있다. 정신재활시설과 정신의료기관이 지역사회정신보건을 위한 전달체계 안에서 독립적이고 고유한 역할을 수행하고 있음에 반해 한국의 정신요양시설은 지역사회정신보건 중심의 서비스가 실시된 이래 정체성을 잃게 되었다.

1980년대에는 정신의료기관과 정신요양시설이 입원 · 수용 중심의 정신보건 정책에 따라 역할을 분담하고 있었지만, 지역사회정신보건 서비스가 확대되면서 정신요양시설은 그 중요성을 잃게 되었다. 최초의 「정신건강복지법」이 제정되었을 때 정신요양시설은 지역사회정신보건에 맞지 않는 시설이라는 지적에 7년의 기한 안에 정신의료기관의 하나인 정신요양병원 또는 정신재활시설로의 전환을 요구받았지만, 1997년의 개정에 따라 정신요양시설의 전환 관련 조항이 개정되면서 일부의 시설만 운영 방식 변경이 이루어졌고, 여전히 59개의 시설이 정신요양시설로 남게 되었다. 이후 불가피하게 정신건강증진시설의 한 축으로 법제화 되어 '정신질환자를 입소시켜 요양과 사회복귀촉진을 위한 훈련을 행하는 시설'로 규정되었으며, 최근의 법 개정을 통해 사회복귀촉진의 항목이 빠지고 오직 '요양 서비스를 제공하는 시설'로 남게 되었다.

서구에서는 정신요양시설과 같은 장기입소시설은 거의 남아 있지 않지만, WHO (2009)는 전통적인 정신병원과 구별되는 장기보호시설과 그 안에서의 전문적인 의료서비스의 필요성 자체는 인정하고 있다. 이는 심각한 정신질환과 지적장애, 가족지지의 결여로 인해 불가피하게 주거시설에서의 장기간의 보호가 필요할 수 있기 때문이다. 그렇지만 우리나라의 정신요양시설과 WHO가 제시한 장기보호시설 사이에는 차이가 있는데, 가장 큰 차이는 우리나라의 정신요양시설에는 적절한 의료나 전문재활서비스를 제공할 여건이 갖추어져 있지 않아 최소한의 증상관리와 보호만을 제공하고 있다. 우리나라의 정신요양시설 인력 기준을 보면, 정신요양시설에는 시설 당 정신건강의학과 전문의 또는 촉탁의를 한 명 이상 두게 되어 있는데, 정신요양시설의 지리적 환경이나 재정상태를 감안하였을 때 상주하는 전문의를 두는 것이 어렵기 때문에 모든 시설에서는 촉탁의를 두고 있다. 촉탁의는 월 2회 정도 기관을 방문해 진료를 보기 때문에 사실상 치료의 효과를 갖기가 힘들다.

이와 같은 정신요양시설에 여전히 1만 명이 넘는 입소자가 정신요양시설에서 생활을 하고 있는데, 시설 생활자의 상당수가 지역사회로 돌아갈 지지기반이 없는 무연고자이거나, 입 · 퇴소에 큰 영향력을 갖고 있는 보호자가 다양한 이유로 퇴소를 원치 않기 때문으로 보고 있다.

4. 재활프로그램

1) 재활프로그램의 개요

정신질환은 원인 자체가 뚜렷하지 않으며, 일단 발병하게 되면 치료를 하여도 재발의 위험성이 큰 특징이 있다. 그러므로 정신질환은 질병의 완치보다는 적절한 교육과 환경적 지지를 통하여 지역사회 내에서 재활이 이루어져야 한다.

재활은 정신과 신체장애의 구별이 없이 환자로 하여금 신체적, 정신적, 사회적, 직업적으로 그의 능력과 기능장애에 알맞게 가능한 충만된 생활을 하고 최대의 기능과 적응을 할 수 있도록 하는 모든 형태의 재훈련과 적응방법이라고 말한다(원인숙, 2012). 즉 정신질환의 재활은 신체질환과 동일하게 급성 상태의 손상이 진정된 후에 시작되며, 기능장애를 개선하고 불이익(handicap)을 보상시켜 준다. 그러므로 만성정신질환자의 재활은 사회복귀를 위해 퇴원 후 사회생활에 익숙할 때까지 정신건강교육, 사회적응력 강화 및 훈련 프로그램을 통하여 실시된다.

재활프로그램은 정신질환자들의 입원을 방지 또는 기간을 단축시키며 부적절한 사회기술의 향상을 위해 심리 · 사회적 지지를 제공하는 것으로 지역사회 내에서 정신질환자들이 최상의 기능을 할 수 있도록 돕는 프로그램이다. 재활프로그램은 특성상 낮 병원과 유사하나 병원과 독립되어 있으면서 사회복지적 성격이 강하고 의료적인 치료기능은 제한적이라고 볼 수 있다. 낮 병원이 치료(treatment), 치유(curing)를 강조한다면, 재활프로그램은 지지(support), 돌봄(caring)을 강조하며, 만성정신질환자의 재활을 목표로 다양한 서비스를 제공하여 경제적 측면에서도 병원보다 환자의 부담이 적다는 장점이 있다. 병원은 정신질환자에 대한 위기중재 및 진단, 증상과 치료에 관련된 프로그램을 주로 실시하는 반면, 재활프로그램은 만성질환자의 교육과 재활 및 관리에 관련된 프로그램에 초점을 두는 특성이 있다. 또한 재활프로그램은 가족 간의 긴장을 줄이고 직업 활동에 적응할 수 있도록 도와주는 지지를 강조하며 사회적인 접촉을 원하는 환자의 욕구충족을 목적으로 한다(원인숙, 2012).

2) 재활프로그램의 모형 및 세부 훈련

정신재활의 대상은 일반적으로 만성정신질환을 가지고 있는 사람들로 규정되며, '만성질환자란 어떤 정신질환이나 정서적 질환(기질성 뇌질환, 조현병, 재발이 잦은 정동장애, 망상 정신병, 기타 정신병)을 앓고 있으면서 동시에 만성적인 경과 때문에 일상생활의 주요 영역, 즉 개인위생, 자기관리, 목표지향, 대인관계, 학습 및 오락 중 세 가지 영역 이상에서 기능장애를 보이고 또 경제적으로 자립하지 못하는 사람'으로 정의되고 있다(원인숙, 2012).

재활프로그램은 참여대상자들의 다양한 욕구를 충족시키기 위한 것으로 그 치료모형은 집중적 치료모형, 만성적 치료모형, 재활모형의 세 가지로 나뉜다.

① 집중적 치료모형: 입원치료의 대안으로 입원기간을 줄이는 데 유용한 서비스

를 제공하며, 퇴행과 혼란을 최소화하기 위해 고안된 모형이다.

② 만성적 치료모형: 지속적 관리가 요구되는 환자, 지역사회 내에서 방치하면 계속 악화될 수 있는 환자, 지속적 치료프로그램이 요구되는 환자에게 적합한 모형이다.

③ 재활모형: 직업적 또는 사회적 역할수행에 심한 손상을 지니고 있는 환자를 위하여 고안된 모형이다.

이러한 모형들은 주간재활 프로그램의 운영 목적에 적용되고 환자의 치료와 재활목표에서 통합되어야 함을 강조하고 있다.

한편으로 재활프로그램은 만성정신질환자의 재활을 목표로 사회기술훈련, 재활프로그램, 작업프로그램 등 지역사회 적응을 위한 다양한 프로그램 제공으로 지역사회에서 만성정신질환자 관리에 가장 효과적이다. 또한 모든 서비스가 집단치료로 제공되므로, 공통의 증상을 가진 환자들에게 동시에 정보를 전달해 주는 편의성, 환자의 경제적 부담을 덜어주는 경제성, 치료진의 효율성 등의 이점이 있다. 아울러 재활프로그램은 만성정신질환자의 진단이나 증상보다는 신체적 · 심리적 · 사회적 기능을 향상시키고 나아가서는 현재 할 수 있는 능력과 가능성 및 잠재력에 초점을 두고 이를 개발할 수 있도록 돕기 때문에 환자의 재활에서 보다 더 사회지향적이라고 볼 수 있다.

의료기관에서 건강보험공단에 청구하는 프로그램의 종류는 두 가지가 있는데, 일반집단치료 프로그램과 작업 및 오락요법 프로그램이 있다. 일반집단치료 프로그램에는 건강증진프로그램, 스트레스관리 프로그램, 인간관계훈련, 정신건강교육, 직업재활 등이 있으며, 작업 및 오락요법 프로그램으로는 문예요법, 음악요법, 치료레크레이션, 미술요법, 연극요법 등이 있다.

① 사회기술훈련: 이 훈련은 행동주의학파의 사회학습이론 원칙에 근거하여 재활치료, 문제해결능력을 증진시키고 증상악화에 대한 방어력을 강조하며, 개인, 가족, 환경치료 및 직업훈련 상황 모두에서 효과적임을 인정받고 있다.

또한 사회기술훈련은 지역사회에서 실시될 때, 참여에서부터 자발적인 성격을 지니고 있기 때문에 프로그램 참여에 대한 동기가 강하고, 환자의 기능이 좋아지며 상황을 받아들이는 능력이 뛰어나다는 장점을 가지고 있는데, 이는 실생활에서 바로 적용이 가능하며, 다른 사람들의 피드백을 통하여 실제생활 현장에서 개인의 일상적인 사회기술들을 직접 경험하고, 이를 다시 사회기술훈련 프로그램에 적용하는 장점이 매우 뛰어나다.

② 지역사회적응훈련: 이 훈련은 학습된 사회기술훈련의 적용으로 삶의 질 향상과 심리 · 사회적 기능의 증진을 도모하는 것으로서 일상생활에서 자주 이용하게 되는 지역 내 자원이나 시설의 이용을 교육받고 현장에서 직접 실습하며 예절교육을 통하여 사회인으로서의 원만한 생활을 하도록 돕는 훈련이다.

③ 정신건강교육: 이 교육은 환자가 질병 증상과 약물에 대한 이해 및 부작용관리의 교육을 통하여 환자들의 병에 대한 인식을 강화시키고, 재발 및 재입원을 방지하며 사회적응능력 향상의 효과를 얻을 수 있다.

④ 일상생활훈련: 이 훈련은 기본적인 일상생활(개인의 위생관리, 식생활 및 요리훈련, 세탁 및 의복관리)에 포함되는 일과 스스로의 관리능력을 증진시키며, 시간 활용에 필요한 활동을 찾아내어 여가시간을 적극적으로 활용하게 한다.

⑤ 대인관계훈련: 이 훈련은 사회적 철회와 질환의 만성화로 인한 대인관계의 결핍과 사회부적응을 자기표현을 통하여 자신에 대한 이해와 타인과의 역동성을 이해하면서 대인관계를 형성하게 한다.

⑥ 예술요법: 이 요법은 미술이나 음악 등의 다양한 예술적 매체를 활용하는데, 미술은 인간 정신세계의 표현수단으로 자유롭고 편안한 치료 상황에서 환자의 잠재력을 개발하고, 행동이나 생활을 변화시켜 사회구성원으로서 개인의 역량을 발휘하도록 돕는다. 음악은 감정이완 및 안정감 제공으로 자신의 감정을 언어로 표출하고, 정신질환자들의 경우 자신에게 과도한 관심 집중의 경향

을 음악을 들으며 자신에서 주위세계로 관심을 돌려 타인과의 상호작용을 증진시켜 의사소통 및 대인관계형성에 도움을 준다.

⑦ 작업요법: 이 요법은 정신 · 병리적인 문제의 교정으로 환자들에게 집중력 있는 작업을 통하여 환각이나 망상으로부터 벗어나 정신적 퇴행을 예방하고, 에너지를 건전한 방향으로 전환시키고 건강을 유지 · 증진하도록 돕는다.

⑧ 이완요법: 이 요법은 근육을 이완시키고 긴장을 완화시키는 방법이다.

⑨ 운동요법: 이 요법은 에어로빅 등의 신체적 활동으로서 긴장의 이완과 에너지 발산, 집중력 향상을 유도한다.

⑩ 집단적응훈련: 이 훈련은 캠핑이나 야유회, 여행 등을 통하여 단체생활에서의 규칙과 예절을 배우고, 공동체 생활에서 타인과의 상호작용을 형성하게 한다.

Chapter 02

정신장애인 주거서비스

2014년 장애인실태조사에 따르면 일반장애인의 주요서비스에 대한 욕구는 소득, 의료, 고용, 거주 순으로 나타났으나, 정신장애인의 경우에는 주거, 소득, 고용, 의료의 순으로 나타났다(문용훈, 2016). 안정된 주거는 지역사회생활을 하는 데 필요하며 중요한 요인 중 하나이므로 성공적인 치료 및 회복에 필요한 서비스를 받을 수 있는 주거지원서비스가 수반되어야 한다.

그러나 지역사회에서 정신장애인에게 제공되는 주거서비스는, 외국의 경우 중간집이나 체험홈, 주거지원센터, 단기거주시설, 지원주택 등 다양하나, 우리나라의 경우 생활시설과 공동생활가정 등으로 한정되어 있다.

1. 정신장애인 주거시설의 개념

「정신건강복지법」 제27조에는 정신재활시설의 종류를 생활시설과 재활훈련시설, 그 밖에 대통령령으로 정하는 시설로 정의되어 있다. 「정신건강복지법 시행규칙」 제19조에서는 법 제27조 제1항 및 제16조에 정신재활시설의 구체적인 종류 및 사업을 명문화하였으며, 이 중 정신장애인의 주거와 관련된 정신재활시설의 종류로는 생활시설과 재활훈련시설 중 공동생활가정, 단기보호시설로 구분하고 있다. 공동생활가정은 '완전한 독립생활은 어려우나 어느 정도 자립능력을 갖춘 정신질환자 등이 공동으로 생활하며 독립생활을 위한 자립역량을 함양하는 시설'이라고 규정하고 있다. 단기보호시설은 '지역 내 정신질환자에게 일시보호서비스 또는 단기보호서비스를 제공하고, 정신의료기관에서 퇴원한 정신질환자에게 다른 정신재활시설로 연계하는 기능을 수행하며, 이를 위한 주거제공, 생활훈련, 사회적응훈련 등의 서비스를 제공하는 시설'로 명시되어 있다. 정신질환자종합시설은 정신재활시설 중 두 개 이상의 정신재활시설이 결합되어 정신질환자에게 생활지원, 주거지원, 재활훈련 등의 기능을 복합적·종합적으로 제공하는 시설이다.

〈표 2-1〉 주거서비스 관련 정신재활시설의 구체적인 종류 및 사업

<table>
<tr><th colspan="2">구분</th><th>이용대상</th><th>사업내용</th><th>허용규모</th><th>거주기간</th></tr>
<tr><td colspan="2">정신질환자
생활시설
(입소생활시설)</td><td>가정에서 생활하기 어려운 정신질환자</td><td>• 주거
• 생활지도
• 교육
• 직업재활훈련</td><td>50인 이하</td><td>3년 이내</td></tr>
<tr><td rowspan="2">정신
질환자
지역사회
재활시설</td><td>공동생활
가정</td><td>완전한 독립생활은 어려우나 어느 정도 자립능력을 갖춘 정신질환자</td><td>• 자립역량 함양</td><td>4명 이상
6명 이하</td><td>3년 이내</td></tr>
<tr><td>단기보호
시설</td><td>지역 내 정신질환자</td><td>• 단기보호서비스
• 다른 정신 재활시설 연계
• 주거제공
• 생활훈련
• 사회적응훈련</td><td>25명 이하</td><td>3년 이내</td></tr>
<tr><td colspan="2">정신질환자
종합시설</td><td>정신질환자</td><td>• 생활지원
• 주거지원
• 재활훈련</td><td>–</td><td>–</td></tr>
</table>

출처: 보건복지부(2018)

정신장애인을 위한 주거시설은 넓게는 정신장애인이 지역사회 내의 한 거주자로 보호자와 분리되어 독립생활을 하는 모든 비입원 시설을 의미한다. 또한 지역사회에 있는 주택에서 생활하는 공간을 주거시설로 정의하고 있으며, 주거프로그램 운영은 정상화 원칙과 최소한의 규제원칙을 가지고 정신장애인들이 자유로운 환경 속에서 지역주민과 어우러져 독자적으로 살아갈 수 있도록 하는 곳이다(양옥경, 2006). 이러한 측면에서 보면 주거시설의 서비스는 정신장애인의 적응력 향상과 사회통합을 위한 총체적인 재활서비스라고 볼 수 있으며, 반드시 경험해야 하는 지역사회재활과정이 아니라 재활을 위한 적절한 주거가 없을 시 필요할 수 있는 대안적 서비스라고 볼 수 있다.

2. 정신장애인 주거시설의 유형

정신장애인을 위한 주거서비스는 일반적으로 주거시설을 통하여 이루어지는데 주거시설은 크게 다음의 세 가지 유형으로 나누어 볼 수 있다(한국정신보건사회복지사협회, 2012).

① 심한 증상을 가진 사람들을 위한 치료형 거주시설
② 독립주거로 가기 전 단계인 훈련주거 혹은 체험홈
③ 독립주거

정신장애인을 위한 주거시설의 유형은 나라마다 다른데 일반적으로 도움을 많이 필요로 하는 병원 구조에 가까운 주거시설에서부터 기능이 좋아 감독인의 역할이 적고 제한이 덜한 형태의 주거시설로 나타나는 것이 일반적이다. 양옥경(2006)은 정신장애인의 주거시설을 다음의 다섯 단계로 제시하고 있다.

① 응급주거: 응급주거는 증상의 위기를 넘기기 위한 시설로서 각종 병원과 의

원, 정신건강복지센터의 응급실 등을 들 수 있다. 생활근거지로서의 주거시설이라고는 볼 수 없으나 국민기초생활보장 수급자 중 시설보호대상자들의 경우처럼 마땅한 주거지가 없어 그대로 사는 경우가 많아 치료 목적으로 분류되는 주거시설이다.

② 훈련주거: 훈련주거는 사회적응과 일상생활, 질병관리 등의 재활과 훈련서비스가 제공되는 곳으로서 일명 중간 집(halfway house)이라고도 한다. 이곳에는 정신보건전문요원들이 있으며 3교대 근무를 하고 당사자는 평균 4개월~2년까지 생활할 수 있는 곳으로 병원 외 보호와 규제의 정도가 가장 심하다.

③ 지원주거: 그룹홈이 대표적인 형태이며, 보호와 슈퍼비전이 제공되는 측면에서 위탁가정과 요양시설도 포함될 수 있다. 재활치료나 사회생활, 직업훈련을 받으면서 생활하고 1~3년까지 지낼 수 있으며, 밤에는 전문요원들이 없고 2교대 근무제를 한다. 우리나라의 경우 주거제공시설이 여기에 해당한다고 볼 수 있다.

④ 지지주거(support housing): 이 주거의 형태는 현재 선진국에서도 지역사회통합에 적합한 모델로 주목받는 모형으로서 영구적인 생활이 가능한 주거를 제공하는 것이 목적이다. 지지주거는 소비자의 선택과 조절, 자조 및 역량강화를 강조하고 전문적인 서비스와 개입을 강조하지는 않는다. 이러한 지지주거의 원칙은 주거프로그램에서 치료적 개입을 최소화하고, 이용자가 주거의 종류와 거주기간, 서비스 내용을 선택하도록 하고 있다. 궁극적으로 이를 이용하는 정신장애인이 지역사회에서 성공적으로 독립생활을 할 수 있도록 하는 것으로 서비스 제공자는 권위적인 지시보다 서비스 옹호자의 입장에서 이용자와의 관계를 맺는다.

⑤ 독립주거: 일상적인 주거 자체로써 자신의 소유나 임대 모두를 포함하는 주거형태로 보통의 집이나 아파트에서 독립적 생활을 하는 것을 말한다. 이러한 주거의 일반적 특징은 당사자 스스로가 모든 생활의 책임과 자유, 자율성이

보장된다는 점이고, 정신장애인이 격리되지 않고 지역사회의 다른 주민들과 어울려 살아간다는 것이다. 그러므로 정상화의 개념을 가장 잘 실천하는 모델이며 사회통합을 실현하기에 이상적인 모델이라고 볼 수 있다. 미국국립정신보건연구원(NIMH)은 독립적 주거란 '독립적이고 안정적인 주거환경에서 다양한 종류와 정도의 차이를 갖는 재활서비스와 지지적 서비스를 확실하게 받을 수 있도록 보장해 주는 집'이라고 말하고 있다.

3. 정신장애인 주거시설의 현황

2016년 등록장애인 수에 대한 통계청 자료에 의하면 우리나라에 등록된 장애인 수는 총 2,511,051명이며, 이 중 정신장애인의 수는 100,069명으로서 등록장애인의 4%를 차지하고 있다. 정신장애인의 특성상 등록되지 않은 정신질환자를 포함한다면 그 수는 더 많을 것으로 추정하고 있다. 그러나 이들이 이용할 수 있는 정신재활시설 중 주거 관련 시설은 전국에 181개소로서 정신장애인의 수에 비하면 매우 부족한 실정이다.

〈표 2-2〉 정신장애인 주거 관련 시설 현황

구분	생활시설	공동생활가정	주거제공시설	지역사회 전환시설	종합시설	계
서울		4	51	4	1	60
경기	1	23	10		1	35
인천			4			4
강원	1		1			2
대전	2	10	11		2	25
충남	3	2	12		2	19
충북	2		5		1	8

구분	생활시설	공동생활가정	주거제공시설	지역사회 전환시설	종합시설	계
대구		1	4		1	6
경북	3	2	3		1	9
부산			2		2	4
경남	1				1	2
울산						0
광주			1			1
전남	1		1		1	3
전북						0
제주			1			1
세종	1		1			2
계	15	42	107	4	13	181

출처: 한국정신재활시설협회 정신재활시설현황 재구성(2018)

위의 자료에 의하면 정신장애인 주거 관련 시설이 서울과 경기에 집중되어 있고 지역의 편차가 심한 것을 볼 수 있으며, 정신장애인이 선택할 수 있는 주거유형이 부족함을 알 수 있다. 이는 법적으로 주거시설을 중앙정부나 지방자치단체에서도 직접 설치 운영할 수 있으나, 현실은 비영리단체나 개인들만이 주거시설을 설치하여 운영하고 있는 실정이다.

Chapter 03
정신장애인 직업재활

1. 직업재활의 정의

1) 재활의 개념

재활(Rehabilitation)은 '사회복귀' 또는 '갱생'의 개념으로 사용되어 왔으며, 사람답게 될 권리, 자격, 존엄성이 어떤 원인에 의해서 상처받은 사람에 대하여 그 권리와 존엄 등을 회복하는 것을 의미한다(곽동식, 2006).

1981년 제네바에서 개최된 세계보건기구(WHO)의 회의에서 장애를 기능형태장애(impairment), 능력장애(disability), 사회적 불리(handicap)의 세 가지로 분류하였고, 이것과 재활을 연결하여 '재활이란 기능 · 형태장애를 지닌 장애인의 사회적 불리를 최소한에 머물게 하여 가장 유리한 상태로 사회에 복귀시키는 수단이다.'라고 하였다.

재활이라는 것은 장애로 인해 사회적 기능을 수행할 수 없게 되었을 때 그 장애를 제거하거나, 회복, 또는 잔존능력을 개발하여 그 기능을 최대한 발휘할 수 있도록 하는 모든 과정을 말한다. 여기에는 의료적, 교육적, 사회심리적, 직업재활 등이 있다. 이러한 재활과정은 독립적으로 실시하는 것이 아니라 통합적으로 이루어져야 그 효과를 극대화할 수 있다.

재활이란 장애인의 잠재능력에 대한 신뢰이며, 인간의 효율성과 적응성을 길러주는 것이라고 볼 수 있고, 자기실현을 위한 동기조성을 전제로 한다. 또한 장애인의 재활은 단지 치료·훈련하는 기술적인 의미를 넘어 심신의 장애를 가진 사람으로 하여금 한 사람으로서 전인적으로 생활할 수 있게 하는 모든 노력을 말한다. 그러므로 재활은 수많은 전문가의 협력을 필요로 하는 접근방법이며, 장애인이 가지고 있는 능력을 최대한 발휘할 수 있게 여러 가지 수단을 활용하는 시스템으로 구성되어야 할 것이다.

2) 직업재활의 개념

사람은 직업을 통하여 자신과 가족생활에의 자원을 획득함과 사회적 인정이나 평가를 받을 수 있고 삶의 보람과 성취감도 얻을 수 있다. 산업사회에서 임금의 수단이 되는 직업이 없이 자립하여 생존한다는 것은 어려우며, 장애인이 직업을 확보, 유지하는 것이 어렵기 때문에 장애인의 재활과정 중에 직업재활이 중요하다고 볼 수 있다.

장애인의 직업재활의 의의를 보면 다음과 같다(조남혁, 1989).

① 국민소득을 향상시켜 사회의 부담으로 남아 있을 장애인을 자립시켜 사회의 부담을 줄이고 나아가 납세자로서 사회에 기여할 수 있도록 하는 생산적 측면
② 개인의 직업능력을 개발하여 발전시킴
③ 직업훈련 자체가 장애의 다른 요소들을 치료하는 효과

직업재활의 목표는 한 장애인의 인생과 직업의 성공에 필요한 각 개인의 인간적 특질을 개발 또는 강화하는 것으로서 구체적으로는 지식과 숙련된 기능, 능률, 조직, 능력, 적극성, 활동력과 근면, 상호 신뢰와 정직, 장래에 대한 확신과 자신감,

진보적 통찰력, 포부와 행동력, 업적에의 동기 등의 복합적인 능력개발을 의미한다.

직업재활은 현실성, 개별성, 전문성, 포괄성, 계속성, 신축성 등의 특성을 지니고 있는데, 직업재활을 효과적으로 수행하기 위해서는 다음과 같은 원칙에 따라 이루어져야 할 것이다(이태영, 1988).

① 심신의 결핍의 범위 내에서 인생을 추구하도록 하여야 한다.

② 재활은 장애인들이 사회에서 받아들여질 수 있도록 적응력을 키워야 한다.

③ 모든 개인의 자질은 중요시되어야 하며 보호 및 개발되어야 하기 때문에 장애인의 자질도 존중되고 개발되어야 한다.

④ 심신의 장애로 인한 결핍의 한계성과 환경의 한계성을 인식하면서 현실적으로 대처하여 나가도록 도와야 한다.

⑤ 장애인의 신체적 욕구뿐만 아니라 정신적 · 사회적 · 문화적 · 경제적 욕구를 참작하여 전인적으로 도와야 한다.

⑥ 재활치료는 각 개인의 특성에 맞게 다양하고 융통성이 있어야 한다.

⑦ 문제를 인식하고 해결할 사람이 바로 장애인 자신이기 때문에 재활에는 장애인 자신이 적극적으로 참여하여야 한다.

⑧ 장애의 발생 원인을 전적으로 장애인에게 돌리기에는 사회적 책임이 너무나 크기 때문에 장애인의 재활은 사회가 책임을 져야 한다.

⑨ 직업재활은 여러 문제가 복합되어 있으므로 각 영역의 전문가와 전문기관이 서로 협력 및 보완하여야 한다.

⑩ 장애인은 도움이 필요할 때까지는 계속해서 도움을 주는 과정이어야 한다.

⑪ 장애인은 자신이나 재활 프로그램에 대하여 심리적 반응이 항상 발생하게 되므로 항상 장애인의 심리태도를 파악하여야 한다.

⑫ 재활과정이란 연속되는 복잡한 과정이므로 반드시 장애인과 함께 프로그램에 대해서 계속적으로 평가되어야 한다.

2. 정신장애인의 직업재활프로그램의 종류

1) 직업준비프로그램

정신장애인의 직업재활을 지원하기 위한 과정 중 직업준비프로그램은 매우 광범위하며, 약물치료와 정신건강교육을 통한 정신건강관리 또는 질병관리부터 구체적인 구직기술교육, 직업기능훈련까지 범위가 매우 넓어 단순히 정리하기가 어렵다.

자신의 적성과 능력에 맞는 직업을 구하고 그 직업을 유지하기 위한 준비를 한다는 것은 정신건강에 큰 문제가 없는 사람들에게도 쉬운 일은 아니지만, 이러한 기술이 사전에 준비되어야 취업이 가능하다는 의미보다 직업재활의 기본적인 요소로서 연속적이고 반복적으로 훈련하고 습득하는 과정이 중요하다고 볼 수 있다.

(1) 직업활동과 관련된 개인일상생활 및 사회기술훈련

정신장애인의 직업재활에 있어 현장에서 경험하게 되는 가장 흔한 일상생활문제는 옷차림과 개인위생문제로 볼 수 있다. 치료와 재활과정에서 사회인으로서 갖추어야 할 기본적인 예의와 태도는 증상과 관련 없이 훈련과정에서 준비되어야 하고 끊임없이 강화되어야 한다. 정신장애인들은 사회생활에 필요한 다양한 사회기술을 학습할 기회를 놓치고 일상적인 생활관리기술에도 무관심한 경우가 많아 직업재활을 준비하는 과정에서 기본적으로 관심을 갖고 훈련하여야 할 것이다.

일반적으로 직업준비집단을 통해 직업활동 시 일어날 수 있는 개인의 일상생활상의 문제들의 목록을 만들고 사회기술훈련의 형태나 집단토론, 직원이나 참가한 집단구성원의 발표나 강의를 통하여 기술훈련을 실시한다. 본인이 갖고 있는 문제의 현재 상태와 발전정도를 확인할 수 있는 점검표를 만드는 것이 효과적이며 주간재활프로그램이나 낮 병원 활동을 통해 강화될 수 있도록 하는 것이 좋다. 대인관계기술, 자기주장기술, 문제해결기술 등의 습득을 위한 사회기술훈련을 실시하는 경우 기존의 사회기술훈련과 내용면이나 방식에서 큰 차이가 없으나 참가자들이 취업준비과정으로 인식하고 참가한다는 점에서 직업활동에 초점을 맞추고 집중적으로 실시할 수 있다는 점에서 효과적이라고 볼 수 있다.

(2) 통합재활치료의 직업재활훈련프로그램

이 프로그램은 조현병 환자의 직업재활에 있어서 어려움을 호소하는 개인적 요소를 고려하여 직업재활의 단계별로 고안된 프로그램으로서 구직과정과 직업유지과정에서 필요한 사회적 · 도구적 기술을 훈련한다는 목적을 가진 목표지향적, 기능적, 심리 · 교육적인 프로그램이다. 이 프로그램은 직업선택훈련과정, 주요 구직기술훈련과정, 그리고 취업 후 적응기술훈련과정을 하나의 패키지화된 프로그램 안에 통합한 기술지향적 프로그램으로서 주 2회 60~90분씩 집단모임을 3개월간 실시한다(이만홍 외, 1999).

이 프로그램은 사회복귀시설이나 낮 병원 등에서 실제로 적용이 용이하도록 패키지화했다는데 큰 장점이 있으며, 기관이나 구성원의 특성에 맞게 변화시켜 사용하기보다는 가급적 그대로 반복 활용하는 것이 필요하다.

〈표 3-1〉 통합재활치료의 직업재활 프로그램

단계		제목	목표 및 내용
준비단계	평가	사전평가	• 프로그램 효과성 측정을 위한 사전평가
	오리엔테이션	마음을 열고	• 회원 응집력과 유대감 촉진 • 프로그램에 대한 기대와 관심 환기 • 프로그램 목적과 진행방식 소개
취업 전 단계	직업선택 과정	개인정보의 수집과 평가, 시간계획 유지방법	• 개인의 능력 및 적성평가 • 구직경험 나누기 • 메모수첩 이용기술의 숙달
		직장생활의 장 · 단점	• 직장생활의 장 · 단점 파악
		나의 희망직업선택	• 직업에 대한 개인적인 기준과 희망직업 조건의 조사 • 희망직업 선택

단계		제목	목표 및 내용
		정보수집 및 평가, 현실적인 희망직업선택	• 구직활동에서 고려해야 할 사항 수집과 상황에 대한 평가 • 정보를 기초로 세 가지 희망직업 선택
	구직 활동 과정	구인광고의 이용과 전화 문의 연습	• 활용하는 기술습득 • 전화 문의 연습
		구직광고, 자기소개서 이력서 작성	
		취업알선기관 방문 준비	• 취업알선기관 방문 준비 후 과제 제시
		채용 면접 준비	• 문제해결 5단계 소개 • 채용 면접 준비
		구직활동 문제해결	• 지금까지의 구직과정에서 가진 어려움에 대한 문제해결
취업 후 적응단계	직장 적응 과정	동료와의 갈등문제해결	• 갈등 다루는 준비
		상관과의 갈등문제해결	
		직무수행 중 발생하는 문제해결	• 직무 수행 중 발생 가능한 어려움 해결
	생활 변화의 대응 과정	증상, 약물관리	• 취업 후 증상·약물관리 문제해결
		사교생활 변화로 인한 문제해결	• 취업 후 사교생활 변화에 적응하는 방법
		금전관리 문제해결	
	평가	사후 평가	• 프로그램의 효과 측정을 위한 사후 평가
	종결	종결 모임	• 프로그램 평가, 자신의 계획 발표, 파티

출처: 곽동식(2006)

3. 보호작업장

보호작업장 또는 보호고용(Sheltered Employment) 프로그램은 경쟁적인 고용에 뛰어들 준비가 되지 않은 사람들이 일을 경험할 수 있게 하는 프로그램이다. 직장에서 매일 겪게 되는 긴장의 감소, 근무시간의 단축, 업무의 단순화, 구조화되고 긍정적인 작업환경이 제공된다면 정신장애인들은 장기간 생산적이고 효율적인 활동에 임할 수 있게 된다.

보호고용프로그램은 작업이 필요한 물품을 외부산업체에서 작업장으로 가져와 직업재활전문가의 지도감독 아래 장애인들이 작업하고, 그 작업량에 따라, 혹은 근무시간에 따라 급여를 제공하게 된다.

보호작업장은, 장애가 심하지 않은 정신장애인들을 위해서 또 다른 유형의 기회를 제공하는데, 구조화된 작업 세팅에서 이루어지는 다양한 사회적 상호작용으로, 장애인들이 고용에 필요한 사회기술을 연습해 볼 수 있는 장이 되기도 한다.

한편 보호작업장과 같은 전통적인 직업재활서비스는 직업적으로 무의미하고 정신장애인에게 적절한 사회적, 정서적 및 직업적 기술들을 가르치지 않기 때문에 대다수의 정신장애인의 재활에 도움이 되지 않고 보호작업장 자체가 낙인감, 절망감, 사회적 격리를 심화시킬 수도 있다는 연구결과도 있다.

대부분의 정신요양시설에서 작업치료 또는 단순작업이 실시되고 있으며, 일부 병원에서는 작업치료의 형태로 실시되고 있고, 지역사회재활프로그램의 경우 일부 사회복귀시설에서 직업준비 및 재활과정의 프로그램으로 하청을 받아 보호작업을 실시하고는 있으나 물량확보는 물론 낮은 급여, 판매망 확보 등의 여러 가지 어려움을 겪고 있다.

4. 임시취업

임시취업(Transitional Employment)은 취업의 기회가 부족하고 독립취업 준비가 되지 않은 정신장애인들에게 지역사회에서 취업의 기회를 제공하기 위한 직업재활 프로그램이다. 임시취업은 클럽하우스모델의 기준에서 제시하는 임시취업의 기본적인 내용을 보면 다음과 같다(최희철, 2000). 클럽하우스는 회원들이 사무직이나 생산직에서 일해 볼 기회를 보장하기 위해 임시취업프로그램을 실시하는데, 이 프로그램의 특징은 임시취업 회원이 결근하게 되면 모든 취업장에 대해 클럽하우스가 그 일을 책임지고 보충해주는 것이다.

① 일하고자 하는 욕구가 취업할 기회를 결정하는 가장 중요한 요소이다.

② 이전의 취업성공 여부와 관계없이 회원의 취업기회는 계속 주어져야 한다.

③ 회원들은 고용주의 사업장에서 일한다.

④ 회원들은 고용주로부터 직접 임금을 받는다. 단 최저임금 이상이어야 한다.

⑤ 다양한 종류의 임시취업장이 있어 다양한 취업의 기회를 제공하여야 한다.

⑥ 일할 회원의 선발과 훈련은 클럽하우스의 책임이며 고용주의 책임이 아니다.

⑦ 클럽하우스의 직원과 회원은 취업한 회원이 활용할 수 있는 취업장에 대한 기록을 준비한다.

⑧ 임시취업은 임시취업 전문가가 아닌 클럽하우스의 회원과 직원이 함께 관리하여야 한다.

⑨ 클럽하우스 내에서의 임시취업은 없다. 임시취업장은 반드시 클럽하우스 밖에 있어야 하며 위의 모든 지침을 충족할 수 있는 곳이어야 한다.

임시취업의 단계를 살펴보면 임시취업에 적합한 일거리가 있는 취업장을 개발하는 일부터 시작된다. 임시취업에 적절한 업무는 회원들이 자주 교체되어도 새로운 회원이 쉽게 업무를 익힐 수 있는 단순하고 업무의 한계가 명확한 업무가 적절하다.

PART

6

죽음

Chapter 01

죽음

1. 죽음에 대한 정의

1) 죽음의 정의 및 개념

죽음은 살아 있는 상태의 종결을 의미하는 것으로 생존능력을 상실하고 죽어가는 과정이 끝나는 순간을 의미한다.

죽음에 대한 정의는 학자들이나 기준에 따라 다소 차이가 난다. 세계보건기구(World Health Organization, WHO)는 '소생할 수 없는 영원한 삶의 종말'이라고 정의하고 있으며, 한국어대사전에는 '사(死), 입몰, 사망, 사세, 끝장, 죽는 일, 생물의 생명이 없어지는 현상, 세포 내의 생리적인 변화가 불가역적으로 되어 정지되는 상태'로 정의되고 있다.

한편, 죽음의 의미는 다음 네 가지 유형으로 분류될 수 있다.

① 영혼적 죽음: 신으로부터 이탈을 의미

② 생물학적인 죽음: 뇌나 심장 등 인간의 생명과 관계되는 장기의 기능이 멈추는 것을 의미

③ 정신 · 심리적 죽음: 회복될 수 없는 혼수상태에 빠지는 것을 의미

④ 사회적 죽음: 사회환경에 더 이상 적응될 수 없는 상태로서 현실세계로부터 완전히 위축된 경우를 의미

카스텐바움(Kastenbaum, 1972)은 죽음의 개념에 대해 다음과 같이 정의하고 있다.

① 죽음의 개념은 항상 연계적이다. 즉 발달 수준과 관계가 있다.
② 죽음의 개념은 아주 복합적이어서 한두 마디로 설명하기에는 불충분하다.
③ 죽음의 개념은 계속적으로 변화한다. 특정 시간에 어떤 사람이 죽음에 대한 개념을 정의하였을 때, 이러한 정의가 지속적으로 변화되지 않는 사실이라고 인정할 수 없다.
④ 죽음의 개념은 환경의 영향을 받는다.
⑤ 죽음의 개념을 체계적인 발달을 하지 않으며, 항상 계속 발달하고 있다.

일반적으로 사람은 죽음이라는 자연현상을 문화적, 사회적으로 다룸으로써 이에 의미를 부여하고, 죽음에 대한 불안과 공포에 대처하게 된다. 죽음의 의미를 이해하려는 노력은 임종자를 돌보는 데 있어 매우 중요하며, 죽음을 이해하는 것은 삶을 위해서 뿐만 아니라 죽음을 맞이하는 준비를 위해서도 중요하다. 더욱이 죽어가는 이를 돌보는 소명을 지닌 사람들은 자신을 위해서는 물론 임종자의 편안한 죽음을 도와주기 위해 죽음에 대해 보다 깊은 이해가 요구된다(이병수, 2007).

2. 죽음에 대한 관점

1) 의학적 관점

의학적 관점에서는 죽음이란 신체적인 죽음을 의미한다. 이는 구체적으로 임상

적 죽음과 생물학적 죽음으로 구분할 수 있다.

임상적 죽음은 호흡이 없고 심장이 정지된 상태이며, 뇌의 활동이 중지된 상태를 말한다. 그러나 불가역적인 경우가 아니고는 죽은 지 얼마 되지 않은 경우 소생을 주도하고, 치료가 적절히 수행되면 정상적인 뇌 기능을 포함하여 모든 신체 장기의 기능이 회복되는 경우도 있다.

생물학적 죽음은 소생술을 하지 않거나 소생술의 효과가 없을 때 필연적으로 나타나는데, 신체의 건강한 상태로부터 세포 전체가 생명현상의 정지에 이르는 점차적인 이행과정을 말한다.

의학적 관점에서의 죽음에 대한 판정기준은 죽음의 개념을 어디에 중점을 두었느냐에 따라 변화해 왔다.

대한의학협회 내 '죽음의 정의 위원회'에서는 1989년에 '심장, 폐 기능의 불가역적 정지 또는 뇌간을 포함한 전 뇌기능의 불가역적 소실'이라고 정의하고 있다. 1993년에는 '뇌사에 관한 선언'을 통해 사망이란 심폐기능의 정지인 심폐사 또는 전 뇌기능 외 소실인 뇌사로 판단한다고 하여 뇌사를 죽음으로 인정한다고 입장을 밝혔다.

뇌사란 뇌세포의 사멸을 의미하는 것이 아니라 뇌기능의 불가역적 정지를 의미한다. 그러므로 뇌사란 신체의 혈액순환이나 다른 장기의 기능은 유지되고 있지만 뇌기능의 완전하고 불가역적인 이해를 말한다. 이러한 뇌기능의 정지를 개체사로 보려는 견해가 뇌사설이다.

2) 사회문화적 관점

죽음이 지니는 의미는 일반화된 사회문화의 요소나 종교의 기능은 물론 개인이 삶의 과정에서 취득한 지위, 역할, 인생관, 성별, 사회계층, 교육수준, 인간관계 등 여러 변수들과 관련이 있다. 이는 죽음에 대한 사유나 반응은 본능적인 것이 아니라, 한 개인이 집단 속에 태어나면서부터 그가 속한 사회의 문화를 습득하는 과정에서 형성되는 사회문화적 산물이기도 하다는 것을 의미하고 있다.

노인들은 '최후의 죽음'을 맞이하기 전에 이미 여러 번 죽는다. 우리 사회의 대부분의 많은 노인들이 신체적 능력이 감소하기 전부터 사회심리적으로 죽음을 시작하는 것이다. 개인의 죽음은 어느 한 사람만의 사건으로 끝나지 않고, 그가 속한 사회적 환경과 연결고리를 갖는다. 흔히 장례식은 집단의 응집력을 나타내주고 사회의 근본적 의미를 확인할 수 있게 해주는 등의 다양한 기능을 수행한다.

전통적으로 한국적 사유 또는 민간신앙에서 죽음은 또 다른 삶의 표현, 또는 삶 그 자체이기도 하였다. 사계절의 변화에 따라 자연 만물의 생성과 성장, 그리고 소멸이 순환되듯이 한국인들은 전통적으로 죽음을 자연현상의 하나로 이해하고, 인간의 생로병사를 자연스럽게 받아들였으며, 죽음을 일상적인 사건으로 보았다.

그러나 산업의 발달과 현대과학 기술의 진보 그리고 물질문명의 풍요로움은 한국의 삶과 죽음에 대한 의식에도 많은 변화를 낳고 있다. 현대인들은 사회적 지위의 상승이나 삶의 질과 같은 현실문제에 보다 많은 관심을 갖고 있어 죽음에 대해서는 전통사회에서보다 낮은 관심을 나타낸다. 또한 오늘날에는 과학기술을 맹신한 일부 의료인들이 기계로 생명을 연장하는 일에 집착하는 경향마저 나타내고 있다.

이러한 사회적 흐름과 의료계의 경향은 임종 당사자에게는 죽음을 자신의 의지로 자연스럽게 맞이하는 것을 어렵게 만들고 있다. 그러므로 이 시대에 죽음을 맞이하는 사람들은 죽음의 고통 이외에도 사회적 무관심과 비인격화에 의한 고통이라는 문제도 아울러 극복해야 하는 상황에 놓이게 되었다.

이러한 문제에 대한 자각으로 1960년대 중반 이후 금기시되어 오던 임종과 죽음에 대한 관심이 높아지고 있다. 우리나라에서도 점차 '품위 있는 죽음', '존엄한 죽음' 등에 대한 관심이 고조되고 있으며, 죽음에 대한 준비교육과 호스피스 봉사활동을 실시하고 있다.

3. 죽음에 관한 이론

1) 공포관리이론

죽음과 관련하여 사람들이 가장 두렵게 생각하는 것은 '죽음에 대한 불안'이다. 공포관리이론(Terror Management Theory)은 죽음에 대한 불안과 이를 극복하기 위한 심리적 대처방식에 초점을 둔 이론이다(박지선 외, 2002).

공포관리이론의 핵심 가정은 '사람들은 자기 보존을 위협하는 죽음의 불가피성을 생각하게 될 때 공포를 경험하고 이로부터 스스로를 보호하기 위하여 사회적 승인에 대한 욕구가 더욱 강해진다.'는 것이다. 즉 자신이 속한 사회와 문화에서 규정한 가치와 규범체계를 철저하게 준수함으로써 그 사회와 문화에서 인정을 받을 때, 비록 죽음에 대한 불안으로부터 완전히 해방되는 것은 아니지만 어느 정도의 자유로움을 경험할 수 있다는 것이 공포관리이론의 주장이다(이병수, 2007).

공포관리이론은 Becker의 사상에 근거하는데, 그에 따르면, 정상적인 소양이 있는 사람이라면 누구나 인간의 연약함과 죽음을 깨닫게 되며, 이 깨달음은 엄청난 불안을 가져온다고 한다. 그런데 죽음에 대한 불안은 문화적 완충제(a cultural anxiety-buffer)에 의해서 조절될 수 있다는 것이다. 이러한 문화적 완충제는 개인이 속한 문화적 맥락 안에서 스스로의 가치나 자존감을 성취했을 때 가능하다. 이 이유는 어떤 특정 문화는 그 문화가 가지고 있는 문화적 가치 기준을 지키는 사람들을 보호해 주기 때문이다. 구체적으로 문화는 두 가지 방법으로 그 구성원들에게 안전감을 제공해 준다. 첫째는 이 세상은 좋은 사람들에게는 불행한 일이 일어나지 않는 공정한 세상이라는 생각을 심어주는 것이고, 둘째는 문화적 가치 기준을 지키는 사람들에게 종교적인 의미 등으로 상징적 불멸성을 부여해 줌으로써 문화적 가치 기준을 지키는 사람들의 안전을 약속해 준다. 이렇게 문화적 가치 기준을 지키는 것은 개인이 스스로를 자신이 속한 세상의 가치 있는 구성원으로 인식하고, 이는 결국 죽음에 대한 불안에 대처할 수 있게 해 준다는 것이다. 이를 뒤집어보면, 사람들에게 죽음을 생각하게 하는 것은 이러한 문화적 불안 완충제의 필요성을 높인다고 할 수 있다. 그러므로 죽음을 생각하는 사람들은 죽음에 대한 불안으로부터 자신을 보호하기 위해 문화적 가치 기준에 더욱 집착하게 될 것이다. 이것이 공포관리이론의 핵심 내용이다(이병수, 2007).

2) 사회계기판이론

사회계기판이론(Sociometer Theory)은 Mark Leary가 제시한 이론이다. 그에 따르면, '사람은 기본적으로 사회적 존재이기 때문에 자신이 사회적 관계를 잘 맺고 있는지, 그리고 자신이 그 사회적 관계에서 배척되고 있지 않은지 등을 끊임없이 점검해야 할 필요가 있다.'라고 한다. 사람들은 사회적 관계에서 성공하고 있을 때는 자존감이 높고, 그렇지 않을 때는 자존감이 낮다는 것이다. 그러므로 개인은 자신이 경험하는 자기존중의 정도를 통해서 자신이 속한 사회의 사회적 관계에서 성공 여부를 읽을 수 있다는 것이다. 마치 자동차의 연료 계기판을 통해서 연료의 양을 알 수 있듯이 주관적인 자존감을 통하여 사회적 관계에서의 성공 여부를 가늠할 수 있다는 것이다.

그러나 죽음이라는 것은 사람들이 맺고 있는 사회적 관계에서 영원한 단절을 의미하기 때문에 죽음에 대한 생각이 사람들의 자존감을 떨어뜨린다는 것이 공포 관리 이론의 가정이다. 사회계기판이론의 초점은 이와 같이 훼손된 자존감을 다시 복구하기 위해서는 거꾸로 사회 정체성을 강하게 추구하여 자신의 사회적 관계를 강화해야 한다는 데 있다(박지선 외, 2002).

4. 죽음에 대한 태도

1) 죽음에 대한 일반적 태도

죽음에 대한 태도는 복잡한 인식영역이므로 개념화하거나 적절히 측정하기가 어렵다. 이는 감정적 요소를 많이 안고 있기 때문에 연구 결과의 해석에도 어려움이 따른다. 사람들은 죽음의 태도에 모순성을 가지고 있어, 죽음의 보편성을 인정하면서도 자기자신의 죽음은 상상도 이해도 못 하는 것이다.

또한 이성적 지적으로는 죽음을 수용하면서도 감정적, 심리적으로 거부하기도 하는데, 인간은 죽음에 대해 크게 두 가지 태도를 취하고 있다. 하나는 죽음에 대한 두려움이고, 또 다른 하나는 죽음을 극복하고자 하는 죽음에 대한 불복종이다. 이를 다시 세분화시키면 다음과 같다.

① 인간도 동물인 만큼 동물성인 무의식은 죽음을 망각한다.

② 인간이 개체로 되돌아가면 그는 죽음을 의식하고 죽음에 대한 두려움에 전율하면서도 다른 한편으로는 죽음을 무릅쓴다.

③ 죽음의 두려움을 무릅쓴다.

④ 죽음의 두려움을 무릅쓰는 이는 아직도 죽음의 두려움을 버리지 못하였지만, 그래도 신념과 용기에 의하여 그 공포를 이겨낸 자이다(장미란, 1981).

죽음에 대한 관점이나 받아들이는 태도는 개인이 지닌 종교, 철학, 가치관 등에 따라 다르다. 또한 이는 사회·문화적 배경에 따라 상당한 차이를 나타낸다. 일반적으로 철저한 인식의 차원을 거쳐 죽음을 받아들이는 경우는 드물다. 즉 깊은 내적 신앙을 지녔거나 철저한 무신론자들은 죽음을 비교적 쉽게 받아들이기도 하지만, 이러한 사람들은 극소수에 불과하다. 대부분의 사람들은 죽음에 대한 공포를 지니고 있다.

죽음에 대한 불안감이나 공포는 죽음으로부터의 도피나 기피 경향을 불러일으키기도 한다. 인간이 죽음을 기피하려는 이유는 다음의 네 가지 측면으로 정리될 수 있다.

① 인간은 아무도 죽음을 직접 경험할 수 없고 죽음에 대한 근본적인 관찰과 실증이 불가능하다는 점이다. 인간은 누구나 죽음을 직접 경험해 보지 못하였다. 그러나 죽어가는 사람의 두려워하는 표정, 유가족들의 고통과 근심, 죽은 사람의 얼굴 등을 통해 죽음에 대한 초보적인 인식을 형성한다. '죽음'이라는 단어는 그 자체가 인간 생명의 종말이라는 극한성을 내포한다. 그러나 이 극한적 상황에 대해 인간은 무기력하다. 그러므로 죽음은 의미보다 무의미함을, 완성보다는 공허를, 기쁨보다는 슬픔을, 유(有)보다는 무(無)를 체험하게 만든다. 이러한 이유 때문에 인간에게 죽음은 신비롭지만 두려운 것이며, 가능하면 도피해 버리고 싶은 사건으로 인식된다.

② 죽음이란 현세 삶의 종말이라는 인식 때문이다. 의학의 발달과 생활 수준의 향상 등으로 평균수명이 연장됨에 따라 과거와는 달리 죽음은 자주 볼 수 있는 사건이 아니게 되었다. 또한 현세 중심의 생활양식과 성취지향적 생활태도는 가급적 삶의 종말과 같은 어두운 생각으로부터 도피하려는 심리를 촉발시킨다.

③ 종교의 영향이다. 죽음은 죄악의 대가이고 저주이며 재난이라는 것이다. 이는 죽음에 대한 두려움을 가중시키게 되는데, 죽음을 두려워하고, 싫어하며, 도피하려 하게 된다.

④ 심리적 이유에서이다. 이는 죽음에 대한 인간의 자세 때문이기보다는 죽음이 도저히 감당할 수 없는 공포를 주기 때문이다. 즉 죽을 때 수반되는 생리적인 고통과 함께 자신이 죽은 후에 육체가 썩어 없어질 것이라는 연상이 죽음에 대한 공포를 가중시키게 되는 것이다(이병수, 2007).

죽음에 대한 공포는 부정적 태도와 수용적 태도의 두 가지로 나타난다. 부정적 태도는 자신이 죽는다는 것을 인식하지 않으려 하는 태도이며, 수용적 태도는 자신의 종말을 인정하여 죽음을 받아들이고 그에 대비하는 것이다.

죽음에 대한 수용적 태도는 전통사회에서 강하였다. 전통사회에서는 죽음이란 인간의 삶의 자연스러운 순환이기 때문에 불가피한 것이라는 인식이 일반적이었다. 그러므로 죽음이란 인간이 거쳐야 할 생애주기의 하나라는 인식 아래 생활양식이나 문화는 어떤 방식으로든 죽음과 연결되고 있었다.

죽음에 대한 부정적 태도는 현대사회에 이르러 강하게 나타나기 시작하였는데, 의학기술의 발달로 수명이 연장되고 성취지향적 사고가 확산됨에 따라 현세의 삶에 대한 집착은 더욱 강해지기 시작하였으며, 이러한 경향은 죽음이란 삶과는 정반대로서 인간 존재의 자연스러운 부분이 아니라는 태도를 수반하기 시작하였다. 또한 이와 같은 태도는 죽음을 맞게 되는 사람들에게는 외로움을 가중시키는 한편 심리적 및 사회적인 위축과 일탈로 연결시키기도 한다.

2) 죽음의 수용 단계

정신병리학자인 퀘블러 로즈(Kübler-Ross)는 죽음의 위기에 직면해 있는 불치병 환자 200여 명을 대상으로 그들이 죽음을 받아들이는 과정을 연구하여 다음과 같은 다섯 단계로 정리하였다.

(1) 부정과 고립(denial and isolation)

환자는 자신에게 죽음이 가까이 다가오는 것을 느끼거나 알게 되면, 이 사실을 순순히 수용하지 않고 일단 부정을 한다.

이는 죽음에 대한 부정은 사실상 갑작스러운 충격에 대하여 하나의 완충장치로 작용하게 되고, 죽음의 현실에 대한 고통을 덜 느끼도록 하는 역할을 하게 된다. 또한 죽음에 직면한 현실을 심리적으로 격리시켜 의식하지 않음으로써 심리적 안정을 유지하려고 노력하는데, 이것은 부분적으로나마 죽음을 평온히 받아들일 수 있는 길을 터준다.

(2) 분노(anger and resentment)

환자는 자신의 죽음을 받아들이지 않을 수 없게 되었을 때, 건강한 사람이나 죽음으로부터 멀리 떨어져 있다고 생각하는 사람에 대해 부러워하며, 분노와 원망을 느끼게 된다.

(3) 협상(bargaining and an attempt to postpone)

죽음에 대한 부정과 분노의 시기를 거치면서 자신에게 아무런 소득이 없으며, 죽음을 모면할 길을 점차 인식한다.

이때부터는 자기에게 아직 처리해야 할 일과 과업이 남았으므로 그러한 일이 끝날 때까지만 살 수 있게 해달라는 협상을 하게 된다. 이때 협상의 대상자는 절대자일 수도 있고 의사나 혹은 자신이 걸린 병일 수도 있다.

(4) 우울과 상실감(depression and sense of loss)

네 번째 단계는 죽음에 임한 자신이 여러 가지 사물을 상실하게 됨에 따라 생기는 우울증이다.

퀘블러 로즈는 우울증의 반응을 특히 두 가지로 나누었는데, 반응적 우울증(reactive depression)과 예비적 우울증(preparatory depression)이다. 반응적 우울증은 병으로 인해 상실한 것에 대한 원통함, 수치심, 죄의식 등을 수반하는 것이 특징이고, 예비적 우울증은 죽음을 인식하고 세상의 모든 애착을 끊어버려야 하는 데에 대한 슬픔을 미리 나타내는 것이다.

이러한 '죽음에 대한 준비'로서의 우울증 경향은 일생 동안 자신과 관련지어 왔던 모든 것들과 결별하기 위한 자연스러운 과정이라고 볼 수 있다.

(5) 수용(acceptance)

수용은 위의 네 단계를 거치면서 자신의 재기를 위해 여러 가지의 노력과 시도를 하였지만 이제는 매우 지치고 허약하게 되어 자기자신의 죽음을 인정하고 받아들이는 단계를 말한다.

죽음의 과정에 대한 위의 다섯 단계들이 반드시 하나하나 차례대로 발생하는 것이 아니라 여러 단계가 혼합되어 발생하기도 하므로 죽음을 맞는 당사자가 각 단계마다 깊은 절망의 처지에서 헤어나지 못할 수도 있다.

그러므로 죽음의 여러 단계에서 일어나는 과정은 살아 있는 동안 인간의 삶에 영향을 미쳤던 모든 것에 의하여 규정되지만, 많은 사람들의 경우에 죽음을 수용하는 적응 기간에는 상관없이 최후까지 어떤 형태로든 희망을 돕고 얻을 수도 있다.

이때 신앙심은 죽음에 대한 태도와 복합적인 관계를 지니는데, 앞에서도 언급한 바와 같이 많은 연구자들은 대부분의 경우에 신앙심이 아주 깊은 사람이 그렇지 않은 사람보다 죽음의 불안을 낮게 표현한다고 보고 있다.

5. 호스피스 서비스

1) 호스피스 서비스의 정의

우리가 현재 사용하고 있는 호스피스(hospice)라는 용어는 라틴어인 'hospes(손님)', 'hospitium(손님접대, 손님을 맞이하는 장소)'에서 기인하였으며, 손님을 돌보는 것을 의미한다.

임종환자의 고통과 죽음 준비를 돕는 서비스활동인 호스피스는, 죽음을 앞둔 말기환자와 그 가족을 사랑으로 돌보는 행위로써, 환자가 여생 동안 인간으로서의 존엄성과 높은 삶의 질을 유지하면서 삶의 마지막 순간을 편안하게 맞이하도록 신체적, 정서적, 사회적, 영적으로 도우며, 사별가족의 고통과 슬픔을 경감시키기 위한 '총체적 돌봄'을 의미한다.

인간은 고귀하게 살고 또한 그렇게 죽기를 원하는데, 대부분의 말기환자들은 고귀함을 유지하기 어려울 정도의 극심한 고통에 시달린다. 이러한 고통은 많은 경우 말기한자에 대한 체계적인 관리가 방치되었다는 점과도 관련되어 있다.

말기환자들이 자신의 고귀함을 유지하면서 죽음을 잘 수용하도록 돕기 위한 것이 호스피스 운동이라 할 수 있는데, 사회활동의 증가와 소가족 핵가족화현상 그리고 개인주의적 사고의 확산은 말기환자들에 대한 보호와 간호는 물론 그들이 자신의 존엄성을 유지하면서 죽음을 준비하고 수용하기 어렵게 만들고 있다. 여기에는 말기환자들을 돌볼 인력의 부족뿐만 아니라 말기환자들에 대한 의료진들의 인식부족도 크게 작용하고 있다(이병수, 2007).

호스피스 서비스는 치료를 목적으로 하는 의학적 진료와는 달리 말기환자가 인간답게 죽음을 맞이할 수 있도록 신체적, 정신적, 영적 지지 및 보호를 제공하는 활동이다. 그러므로 호스피스 환자는 반드시 치료가능성이 없는 말기 환자만을 대상으로 하며, 등록 시에는 환자의 의식이 분명하고 의사소통이 가능해야 하며, 치료방침의 전환에 대한 환자와 가족의 동의가 필요하다.

호스피스 환자는 불치의 진단을 받고 의료적인 측면에서 회복의 가망성이 없고, 포괄적인 돌봄이 요구되는 잔여 생존기간이 6개월 미만인 자이며, 호스피스 대상자는 더 이상 의료적인 치료가 불가능한 환자와 그의 가족과 친지를 포함한다.

2) 호스피스 서비스의 필요성

병든 사람이나 죽어가는 사람을 돌보는 역사는 인류의 시작과 더불어 발전되어 왔으며, 가족 중심의 돌봄이나 부족 중심의 보살핌은 인류의 역사와 함께 있어 왔다.

호스피스 서비스의 가장 큰 특징은, 기존의 의학 및 의료시스템에서는 임종 그 자체를 부정적으로 취급하고 있는데 반해, 호스피스에서는 임종을 자연스러운 삶의 한 과정으로 긍정적으로 수용하여 환자 개인의 존엄성을 고양하고 주어진 삶의 내용을 보다 충실히 하려는 노력이라고 볼 수 있다.

호스피스 서비스는 죽음의 문제를 부정하거나 회피하는 것이 아니라 정면으로 긍정하는 것이며, 이는 죽음에 대한 새로운 사회적 가치관과 문화를 창출하게 된다. 호스피스 운동을 촉진하는 요인은 기본적으로 환자의 죽음과 관련된 인간화 문제에 대한 각성이다. 그러나 이외에도 전반적인 사회적 경제적 구조의 변화도 호스피스를 촉진하게 하는 또 다른 요인이 되고 있다. 즉 호스피스 운동 초기에는 환자를 중심으로 한 철학적·종교적 가치관과 개념이 주가 되었으나 시간이 지남에 따라 의료자원의 효율성 문제에 더 큰 관심이 모이게 되었다. 그러므로 호스피스 운동도 호스피스 환자와 그 가족이 임종 전후에 겪는 모든 신체적, 정서적, 사회적, 경제적 어려움을 해결할 수 있도록 지원하는 것으로 그 영역이 확대되기 시작하였다.

환자의 증상은 신체적인 것뿐만 아니라 정서적, 영적, 사회경제적인 제반 문제점을 포함하는데, 환자는 만성질환에 따른 극심한 통증과 호흡곤란, 구토 등의 지속적인 증상에 의해 고통을 받게 되며, 이와 같은 신체적 고통의 완화는 호스피스 간호의 일차적인 목표가 된다. 또한 환자의 정신적 고통은 자신의 병에 원인을 둔 불안과 공포, 고독감 등이고, 정도의 차이는 있으나 모든 말기환자가 이러한 정신적 증상을 가지고 있다. 또한 죽음에 대한 공포, 죽음 후의 세계에 대한 불안 등으로 환자의 마음은 심하게 흔들리게 된다.

이와 같은 고통을 달랠 수 있는 방법 중의 하나는 종적으로는 신과의 관계, 그리고 횡적으로는 신뢰에 넘친 인간관계의 확립이다. 호스피스 서비스는 이러한 방법을 통해 환자들의 고통을 덜어줄 수 있도록 노력하는 활동이다.

3) 호스피스 서비스의 유형과 특징

호스피스의 유형은 호스피스 프로그램을 담당하는 주체에 따라 분류될 수 있으며, 다음과 같이 정리될 수 있다(김수지, 2001).

(1) 병원 내의 병동형 호스피스

병원 내의 일부 병동에서 호스피스 활동을 하는 것을 말하는데, 일반적으로 병원에서는 급성질환 관리에 초점을 두며, 완화적 관리는 별로 중점을 두지 않기 때문에 어려운 문제도 발생하기도 한다.

간혹 병원의 직원이나 다른 사람들이 호스피스 병동을 '죽음의 장소'로 보는 경우가 있어 바람직하지 못한 점도 있으나, 기존 의료시스템을 사용할 수 있으며, 기존 의료 인력을 훈련시켜 이용할 수 있는 여러 가지 장점 외에도 호스피스 간호사가 너무 소진될 경우 비교적 쉽게 간호 인력을 대치시킬 수 있는 장점이 있다.

이 유형은 재정이나 의료서비스 제공은 훌륭하나 경제적으로 넉넉지 못한 환자는 서비스의 제공받을 수 없는 문제점을 안고 있다. 병동형 호스피스는 비용이 많이 들고, 가족 지지체계의 지지가 부족할 수 있다는 단점이 있으나, 말기환자들의 의료적 응급사항 등에 수반되는 문제해결이 용이할 수 있다는 장점이 있다.

(2) 병원 내의 산재형 호스피스

이 유형은 제2의 호스피스 프로그램으로 1975년 미국에서 개발되어 성루가 루스벨트병원에서 처음 시작되었으며, 병원 내에 호스피스 팀이 구성되어 간호를 수행하게 된다. 이 유형의 호스피스는 환자들이 주로 내과 병동과 암 병동에 입원하게 되나 병상이 남아 있을 경우, 빈 병상을 활용할 수 있다는 측면에서 편리한 점도 있다. 그러나 병실 내의 다른 환자들과 함께 지낸다는 것이 문제점이며, 방문시간 등도 병원의 규정에 맞추어야 하는 어려움이 있다. 또한 다른 환자가 회복되어 퇴원하는 것을 보는 것이 호스피스 환자에게 심리적 불안을 더욱 야기시킬 수도 있다.

(3) 독립형 시설 호스피스

독립형 호스피스는 별도의 건물을 가지고 별도로 호스피스만을 운영하는 것을 말하는데, 이 기관은 병원, 의원, 혹은 법인 성격의 조직 및 단체에서도 운영할 수 있다. 병원은 기존의 병원부속으로 호스피스 기관을 설치하여 병원 인력을 활용할 수 있고, 의원은 그 의원 자체가 호스피스 기관으로서 가능하며, 법인의 참여방법은 개인이나 조직이 별도의 시설을 만들어 운영하기도 한다.

(4) 가정 호스피스

오늘날 호스피스 서비스는 환자가 원하는 장소에서 임종하도록 배려하는 것이다. 이러한 가정 호스피스는 환자의 가정에서 호스피스 서비스를 받는 것으로 지역사회에 기반을 두는 프로그램이지만, 통증이나 증상에 대한 조절이 안 되는 경우에는 병원에 입원이 가능하기도 하다. 가정 호스피스는 자원봉사자 등의 활동은 비교적 용이할 수 있으나 호스피스에 대한 의료보험 수가가 결정되어 있지 않아 재정적으로 취약한 편이다. 가정 호스피스는 돈이 적게 들고 가족지지체계의 지지를 받을 수 있다는 이점이 있으나 환자의 상태에 대한 가족의 두려움, 임종에 대한 걱정, 의료적인 측면에서 쉽게 대응할 수 없다는 점이 단점으로 지적되고 있다.

이 유형은 병원의 순환을 돕고 의료비를 절약할 수 있으나, 가정 중심 호스피스 기관은 호스피스 사업의 수익성이 없다는 것을 감안하여 비영리 의료기관과 법인 단체에서 운영하는 것이 바람직하다고 볼 수 있다.

(5) 시설 호스피스

시설 호스피스는 병원 호스피스와 가정 호스피스의 중간의 시설로서 운용되는 장기요양시설의 한 형태로 볼 수 있다. 병원에 입원하기도 어렵고, 가정에서 있을 수도 없는 말기환자를 위해 가정과 같은 분위기에서 호스피스 간호를 받을 수 있도록 마련된 형태로써 간호사가 24시간 교대로 상주하며 돌보게 되고 의사는 정기적으로 방문하여 처방을 하게 된다. 시설 호스피스의 장점은 24시간 환자를 밀착 수발하여 보살펴 줄 수가 있고, 말기의 환자 돌봄에 지쳐있는 가족들에게 휴식을 제공해 줄 수 있으며, 저렴한 비용으로 높은 수준의 돌봄이 이루어지기 때문에 가족의 부양부담을 덜어줄 수 있다.

(6) 주간보호 호스피스

주간보호 호스피스는 가정에 있는 호스피스 대상자가 아침에 왔다가 저녁에는 다시 가정으로 돌아가는 형식으로 낮 동안 필요한 호스피스를 제공하는 시설이다. 낮 동안 일하거나 휴식을 취하는 것이 필요한 가족으로부터 말기환자를 돌봐줌으로써 가족의 부담을 덜어주는 장점을 가지고 있다.

(7) 혼합형 호스피스

여러 유형이 두 가지 형태, 또는 그 이상으로 혼합되어 호스피스 서비스를 행하는 형태이다. 병원 내 호스피스 병동을 운영하면서 가정 호스피스 사업을 병행하거나 산재형 호스피스를 병원 내에서 운영하면서 동시에 가정 호스피스 프로그램도 시행하는 등 다양한 형태가 있다.

(8) 교회 혹은 자선기관의 호스피스

교회의 호스피스 활동은 말기 환자들의 신앙생활을 자유롭게 유지하면서 언제든지 가족들과 대면하게 할 뿐만 아니라 교회 신도들의 자원봉사 인력까지 확보할 수 있는 장점이 있다. 호스피스 봉사자들은 행려병자들에게 진정으로 자신들을 사랑하고 받아들여 주는 사람이 있다는 것을 죽어가는 몇 시간 동안만이라도 하나님과 인간의 사랑을 통하여 느끼게 해주는 역할을 한다.

참·고·문·헌

강경미(2002). 아동의 품행장애와 행동수정. **그리스도신학대학교 교수논문집**, 198-254.

강경미, 구광현, 백경숙(2005). **아동발달**. 대왕사.

강영심(2004). 문제행동 수정 방법. **국립특수교육원 직무연수**, 7, 139-149.

강옥려, 홍성두, 이기정, 김이내, 김동일(2008). 미국의 학습장애 진단 및 판별절차에 대한 고찰. **학습장애연구**, 5(2), 107-133.

고경봉(1995). 스트레스 대응전략: 인지행동적 접근. **정신신체의학**, 3(1), 64-71.

고일선(2010). **인체의 구조와 기능**. 은하출판사.

공주대학교 특수교육연구소(2010). **특수아동교육의 이해**. 양서원.

곽동식(2006). 정신장애인 직업재활 활성화 방안에 대한 연구. 목원대학교 대학원. 석사학위논문.

곽승철(1999). **특수교육의 시설**. 교육과학사.

구본용(1997). 청소년의 집단따돌림의 원인과 지도방안: 따돌리는 아이들 따돌림을 당하는 아이들. 청소년대화의 광장(편). **청소년상담문제 연구보고서**, 7-36.

국립특수교육원(2001). 특수교육 요구아동 출현율 조사 연구.

권미선, 김영태, 김정미, 김진숙, 김향희, 배소영(2010). **의사소통장애의 이해**. 학지사.

권순균(2017). 도박중독 예방을 위한 심리치료 연구동향 분석. 선문대학교 통합의학대학원. 석사학위논문.

권중돈, 김동배(2006). **인간행동과 사회환경**. 학지사.

권진숙, 김정진, 전석균, 성준모(2013). **정신보건사회복지론**. 공동체.

권현임(2002). 품행장애 중학생의 성 인식에 관한 연구. 공주대학교 특수교육대학원, 석사학위논문.

권진숙, 김정진, 전석균, 성준모(2014). **정신보건사회복지론**. 공동체.

김경희(2010). 영유아의 성격유형과 발달에 따른 교육 방안에 관한 연구. 안양대학교 대학원. 석사학위논문.

김계현, 이윤주, 왕은자(2002). 국내 집단상담 성과연구에 대한 메타분석. **상담학연구**, 3(1), 47-62.

김교헌(2007). 중독, 그 미궁을 헤쳐 나가기. **한국심리학회지: 건강**, 12(4), 677-693.

김교현, 전겸구(1994). 스트레스 대처의 다차원적 관계분석(Ⅰ): 대학생 집단. **한국심리학회지 임상**, 13(1), 114-135.

김규수(1999). **정신보건사회사업 실천론**. 형설출판사.

김기태, 김수환, 김영호, 박지영(2002). **사회복지실천론**. 양서원.

김기현, 강희경(1997). 양육스트레스 개발. 대한가정학회지. 35(5).

김동배, 안인경(2004). 한국인의 정신건강 개념에 관한 연구. **한국사회복지학, 56**(1), 203-233.

김동일(2000). 읽기장애 아동의 진단과 지도를 위한 읽기오류 분석 연구. **아시아교육연구, 1**(1), 97-116.

김동일(2001). 학습장애 아동의 발달과 교육: 읽기발달과 읽기장애를 중심으로. **발달장애학회지, 5**(2), 1-15.

김동일, 이대식, 신종호(2016). **DSM-5에 기반한 학습장애아동의 이해와 교육.** 학지사.

김미경, 문장원, 서은정, 윤점룡, 윤치연, 이상훈(2007). **정서 및 행동장애아 교육.** 학지사.

김민정(2017). 학습장애 학생의 읽기 유창성과 읽기 이해 중재 연구 분석. 대구대학교 재활과학대학원. 석사학위논문.

김민정, 한순진, 이혜란(2011). **언어장애진단평가.** 학지사.

김선아 외(2008) **인간행동과 사회환경.** 대왕사.

김성이(2002). **약물중독 총론.** 양서원.

김수지(2001). **호스피스 총론.** 한국호스피스협회.

김애화, 김의정, 김자경, 최승국(2015). **학습장애 이론과 실제.** 학지사.

김애화, 유현실(2013). **학습장애 위험군 아동의 조기선별을 위한 읽기 검사 표준화 연구.** 집문당.

김영숙, 윤여홍(2001). **교사와 부모를 위한 특수아 상담의 이해.** 교육과학사.

김영태(2006). **아동언어장애의 진단 및 치료.** 학지사.

김영혜, 손현미, 양영옥, 조영란, 이내영(2007). 초등학생의 인터넷 게임중독과 아동이 지각한 부모자녀 애착과의 관계. **아동간호학회지, 13**(4), 383-389.

김용욱, 변찬석, 박찬웅, 우정한, 이근용(2002). **학습장애아 교육의 이론과 실제.** 대구대출판부.

김용태, 박한샘(1997). 청소년 친구 따돌림 실태조사: 따돌리는 아이들 따돌림을 당하는 아이들. 청소년대화의 광장(편). **청소년상담문제 연구보고서,** 57-84.

김유미(2003). **두뇌를 알고 가르치자.** 학지사.

김재순(2011). 정신장애인이 지각하는 사회적 차별과 사회적응에 관한 연구 -종합훈련 사회복귀시설 유, 무에 따른 비교-. **정책과학연구, 20**(2), 105-141.

김정권, 이상춘(1987). **특수학급 경영 핸드북.** 형설출판사.

김정욱(2003). 방어 성숙도와 상담자 개입이 심리증상 및 작업동맹에 미치는 영향. 서울대학교 대학원. 박사학위논문.

김정원, 신은영(2001). 청소년의 스트레스 대처방식과 성격과의 관계. **경희대학교 교육문제연구소 논문집, 17**(1), 55-69.

김정희(1987). 지각된 스트레스, 인지세트 및 대처방식의 우울에 대한 작용. 서울대학교 대학원. 박사학위논문.

김종기(1998). 상담사례를 통해서 본 따돌림의 특성과 제언: 왕따 현상에 대한 이해와 상담접근. 서울시 청소년종합상담실, 서울청소년상담연구 3.

김태홍(2006). **성격의 심리학.** 파라북스.

김현정(2012). 긍정적 정신건강 모형의 타당화 연구. 고려대학교 대학원. 박사학위논문.

김현진(2009). 학령기 ADHD 아동과 일반아동의 관용어 이해 능력 비교. 용인대학교 재활보건과학대학원. 석사학위논문.

김형덕(2019). 정신요양시설 입소자와 입소자가족의 정신장애 인식이 시설운영방식 선호에 미치는 영향. 서울대학교 대학원. 석사학위논문.

김효창(2006). 성인 자살의 특성과 자살유형에 관한 연구. 한국심리학회지: 문화 및 사회문제, 12(1), 1-19.

남전아(2009). 스트레스와 청소년 도박 행동의 관계: 충동성의 매개효과와 모 애착의 중재효과. 성신여자대학교 대학원. 석사학위논문.

남정우(2008). 일반학교 품행장애 위험학생에 대한 특수교육적 지원 가능성에 관한 연구. 단국대학교 특수교육대학원. 석사학위논문.

남진열(2011). 대학생의 개인특성과 인터넷 및 휴대전화 중독과의 관계연구. 한국청소년연구, 22(4), 5-32.

노용환, 이상명(2013). 우리나라의 자살급증원인과 자살예방을 위한 정책과제. 보건복지포럼, 200, 7-18.

대한신경정신의학회(2005). 신경정신의학. 중앙문화사.

류한소(2012). 자살예방담론에 나타난 질병으로서의 자살과 치유문화. 중앙대학교 대학원. 석사학위논문.

문동규(2012). 노인의 자살생각과 관련된 유발변인의 메타회귀분석. 노인복지연구, 55, 133-158.

문미희, 최정윤(1996). 신체증상을 주소로 하는 정신과 환자집단의 방어기제 특성. 한국심리학회지: 임상, 15(1), 117-127.

문용훈(2016). 정신보건법 개정과 관련된 토론. 춘계학술대회자료집, 한국정신보건사회복지학회. 77-86.

박경숙, 손희권, 손혜경(1998). 학생의 왕따(집단따돌림 및 괴롭힘) 현상에 관한 연구. 한국교육개발원.

박만상(2007). 총명한 두뇌 만들기. 지식산업사.

박명화(2010). 노인간호학. 청담미디어.

박병기, 박선미(2012). 학업 스트레스 척도의 개발 및 타당화. 교육심리연구, 26(2), 563-585.

박성은(2017). 조현병 대상 미술치료 연구 동향. 가천대학교 대학원. 석사학위논문.

박여은(2020). 한국 성인의 자살생각과 자살시도의 영향요인에 관한 연구. 조선대학교 대학원. 석사학위논문.

박재옥(2008). 직무스트레스의 예방관리전략에 관한 연구. 한남대학교 대학원. 박사학위논문.

박지선, 최인선(2002). 죽음에 대한 생각이 우리를 훌륭한 시민으로 만드는가? 사회 및 성격. 한국심리학회, 16(1).

박필남(2001). 기독교인들의 죽음에 대한 태도 조사 연구. 호스피스교육연구소, 5(1).

배소영(1996). 한국 아동의 자발적 발화에 나타난 음운발달 과정 및 음운장애에의 시사: 자음을 중심으로. 제1회 국제음성학술대회 자료집, 421-514.

보건복지부(2002). 2001년 정신질환실태 역학조사 보고서. 서울: 보건복지부.

보건복지부(2018). 2018년 정신건강사업 안내. 보건복지부 건강정책국 정신건강정책과.

서유진(2012). 학습장애 학생들의 정서, 사회적 문제해결을 위한 집단상담 연구 특징 분석. **학습장애연구**, 6(2), 187-214.

서지영(2007). 노인자살예방을 위한 자살생각에 영향을 미치는 요인 연구. 성신여자대학교 대학원. 석사학위논문.

서희주(2003). 학업스트레스에 대한 대처방식이 스트레스 증상에 미치는 영향. 대구가톨릭대학교 대학원. 석사학위논문.

신경림(2010). **노인간호학 입문**. 현문사.

신미경, 김우리(2015). 학습장애 학생들의 인지적 특성: 메타분석의 활용. **특수교육**, 14(3), 217-239.

신민경(2018). 대학생의 학업 스트레스 관리 프로그램 개발 및 효과성 연구: 자기조절학습을 기반으로. 서울여자대학교 대학원. 석사학위논문.

신수진(2009). 품행장애 학생에 대한 실태와 대처방안 및 교육중재 연구. 아주대학교 교육대학원, 석사학위논문.

신숙희(2017). 스트레스이론과 대처방식에 관한 연구. 대진대학교 통일대학원. 석사학위논문.

신숙희(2017). 스트레스이론과 대처방식에 관한 연구. 대진대학교 통일대학원. 석사학위논문.

신준섭, 이충환(2010). 청소년 인터넷 중독에 대한 자기통제력과 사회적 지지의 영향력 분석. **청소년학연구**, 17(8), 105-128.

신희연(2004). 영아보육교사의 근무환경과 직무스트레스에 관한 연구. 연세대학교 대학원. 석사학위논문.

심혜숙, 김정택(1993). **MBTI 성장프로그램 안내서**. 한국심리검사연구소.

심효진(2009). 배일리 영아동 발달검사 3판 수용언어 척도 한국표준화를 위한 예비연구. 연세대학교 대학원. 석사학위논문.

안동현, 김세실, 한은선(2009). **주의력결핍 장애아동의 사회기술훈련**. 학지사.

안자희(1996). 청소년의 스트레스 수준과 대처양식에 따른 문제행동 및 성격에 관한 연구. **한국학교보건학회지**, 9(2), 171-184.

양안숙(2008). 보육교사의 직무스트레스 척도 개발. 조선대학교 대학원. 박사학위논문.

양옥경(2006). **정신보건과 사회복지**. 나남.

오미향, 천성문(1994). 중학생의 학업 스트레스 요인 및 증상분석과 그 감소를 위한 명상훈련의 효과. **인간이해**, 15, 63-69.

오미향, 천성문(1994). 청소년의 학업 스트레스 요인 및 증상분석과 그 감소를 위한 명상훈련의 효과. 서강대학교 학생상담연구소 인간이해, 15, 63-96.

오병훈(2002). **치매**. 도서출판 무지개사.

오인근(2008). 노인 자살생각에 대한 경로 분석: 저소득지역의 가구유형별 차이를 중심으로. 연세대학교 대학원. 박사학위논문.

우재희(2016). 음주와 자살의 관계 연구: 가족관계의 매개효과를 중심으로. **한국가족복지학**, 21(2), 229-250.

원인숙(2012). 정신 장애인 재활프로그램의 만족도 및 개선요구도에 관한 연구. 고려대학교 대학원. 석사학위논문.

유수현(2000). 정신보건영역에서의 사회사업이론의 적용과제. **한국정신보건사회사업학회 추계학술대회 자료집**, 1-10.

유혜숙(2011). 중창 음악요법이 치매증상에 미치는 영향. 고신대학교 대학원. 박사학위논문.

윤숙희(2010). **노인간호학**. 수문사.

윤희근(2012). 유아 어머니의 양육 스트레스, 스트레스 대처방식 및 양육태도 관계 연구. 한국국제대학교 대학원. 석사학위논문.

이경남(2007). 학교에서의 집단따돌림 실태와 대응 방안. 금오공과대학교 교육대학원. 석사학위논문.

이경희(1996). 청소년의 스트레스에 관한 연구. 숙명여자대학교 대학원. 박사학위논문.

이광희(1992). 사무직 근로자의 생활사건 스트레스와 건강상태와의 관계. 연세대학교 대학원. 석사학위논문.

이근홍(2006). **인간행동과 사회환경**. 공동체.

이만홍, 유계준(1999). **통합재활치료**. 하나의학사.

이미숙(2014). 의사소통장애에 대한 학교급별 교사 인식 비교. 부산가톨릭대학교 대학원. 석사학위논문.

이민수(2005). 약물 의존자의 치료재활에 관한 연구 -운동치료 프로그램을 중심으로-. 한성대학교 국제대학원, 석사학위논문.

이병수(2007). 죽음 준비에 대한 노인들의 태도 연구. 고려대학교 대학원. 석사학위논문.

이봉건(1999). **사이버공간에서의 중독: 통신, 인터넷 중독증의 증상과 예방, 사이버공간의 심리**. 박영사.

이선주(2006). 사병의 개인적 특성과 지휘관의 리더십이 사병의 군생활 스트레스와 적응에 미치는 영향. 경남대학교 대학원. 석사학위논문.

이성봉(2006). 문제행동 지도에서의 긍정적 행동지원 전략. **진리논단**, 12, 513-529.

이소우, 김주현, 이병숙, 이은희, 정면숙(2000). **간호이론의 이해**. 수문사.

이소현, 박은혜(2006). **특수아동교육**(2판). 학지사.

이소현, 박은혜(2007). **특수아동교육**. 학지사.

이소희 외(2005). **인간행동과 사회환경**. 학현사.

이수규(2010). ADHD아동의 뇌과학적 이해와 교육적 적용. 서울교육대학교 대학원. 석사학위논문.

이수현(2007). 읽기 학습장애아의 읽기능력 향상을 위한 교수 전략에 대한 국내 연구 동향. 세종대학교 대학원. 석사학위논문.

이승환(2006). **유창성장애**. 시그마프레스.

이영분, 이은주(2003). 충청 지역의 도박중독 실태와 가족관계에 대한 연구. **한국사회복지학**, 54, 177-202.

이옥형(2002). **아동・청년발달**. 집문당.

이유진(2006). 어머니의 우울, 양육스트레스와 아동의 행동문제와의 관계, 서울여자대학교 특수치료전문대학원, 석사학위논문.

이윤정(2016). 알코올중독 입원환자의 회복에 영향을 미치는 요인에 관한 연구. 대구대학교 대학원. 석사학위논문.

이은수(2012). 학업스트레스와 인터넷중독의 관련성: 부모양육태도 중재효과 중심으로. 가톨릭대학교 대학원. 석사학위논문.

이인길(1991). 정신분열증 환자의 자아방어기제 연구. 이화여자대학교 대학원. 석사학위논문.

이인정, 최혜경(2000). **인간행동과 사회환경**. 나남.

이정균(2009). **정신의학**. 일조각.

이정모(2009). **인지심리학**. 학지사.

이정섭(2005). 신경전달학적 신경영상학. **소아-청소년정신의학**, 16(1), 26-32.

이종복, 전남련(2007). **인간행동과 사회환경**. 학현사.

이종영(2005). 청소년 인터넷 중독의 문제점과 예방 교육에 관한 연구. 고려대학교 대학원. 석사학위논문.

이태영(1988). 한국장애자 직업재활사업에 관한 연구. 한양대학교 대학원. 박사학위논문.

이한열(2010). 초등학생의 스트레스에 관한 연구: 스트레스 대처방식, 부모-자녀 간의 의사소통 유형, 학습동기와의 관련성. 경희대학교 대학원. 석사학위논문.

이현정(1997). 어머니가 인식하는 자녀 양육 스트레스와 유아의 스트레스 행동과의 관계. 이화여자대학교 대학원. 석사학위논문.

이홍림(2004). 청소년의 심리적 외상과 우울, 품행장애 성향, 반사회적 행동과의 관계. 동국대학교 대학원, 박사학위논문.

이흥표(2002). **도박의 심리**. 학지사.

이효정(2011). 청소년의 인터넷 중독에 영향을 미치는 개인적인 요인과 가족적인 요인. 경상대학교 대학원. 석사학위논문.

이희경(2003). 청소년의 게임이용요인과 개인사회적 요인이 게임중독과 게임몰입에 미치는 영향. **청소년학연구**, 10(4), 355-380.

임미영(2010). 노인 자살시도 경험에 관한 연구: Giorgi의 현상학적 방법론을 통하여. 한서대학교 대학원. 박사학위논문.

임성옥(2004). 학업스트레스대처훈련이 중학생의 학업적 자기효능감에 미치는 효과. 울산대학교 교육대학원. 석사학위논문.

임은주(2009). 의사소통장애 아동의 문제행동에 영향을 미치는 요인. 연세대학교 대학원, 박사학위논문.

임은희(2005). **인간행동과 사회환경**. 양서원.

임현숙(2006). 성격장애와 방어기제간의 관계. 충북대학교 대학원. 석사학위논문.

임혜숙, 김선(1996). **주의산만 아동에 대한 이해와 훈련프로그램**. 도서출판 특수교육.

장미란(1981). 노인의 죽음에 대한 태도. 이화여자대학교 대학원. 석사학위논문.

장하림(2015). 인터넷 게임중독 청소년의 회복과정 연구. 고려대학교 대학원. 박사학위논문.

전수미(2014). 회복패러다임에 근거한 알코올의존회복척도개발. 가톨릭대학교 대학원. 박사학위논문.

전용호(2008). **사회복지실천기술 습득을 위한 인간행동과 사회환경**. 학문사.

정경란(2001). 청소년의 인터넷 중독 경향과 가족의 심리적 환경 및 불안, 우울 간의 관계. 중앙대학교 대학원. 박사학위논문.

정대영(2005). 학습장애의 개념과 분류에 대한 고찰. **학습장애연구**, 2(2), 1-29.

정원이(2019). 알코올중독자의 단주경험에 대한 사례연구. 제주대학교 대학원. 석사학위논문.

정원주, 윤종희(1997). 한국 아동의 스트레스 대처행동 척도개발. **한국가정학회지**, 15(3), 1-15.

정원철(2000). **정신보건사회사업론–이론과 실제**. 학문사.

정현주(2018). 알코올중독자의 단주경험. 인하대학교 대학원. 석사학위논문.

조남혁(1989). 지체장애자 훈련생의 직업훈련에 대한 인식과 실태에 관한 연구. 중앙대학교 대학원. 석사학위논문.

조주연(2006). 인지과학적 발견에 기초한 주의집중 방략. **한국초등교육**, 8(2), 219-242.

주영주, 이정원, 조선유(2012). 사이버대학생들의 학업 스트레스와 성취도의 관계에서 학업적 자기효능감: 과제가치의 조절효과. **평생학습사회**, 8(1), 73-92.

차태경(1997). 고교생의 스트레스유형과 스트레스 대처방식에 관한 연구. 이화여자대학교 대학원. 석사학위논문.

천덕희(2010). A.A.를 통해 회복중인 알코올중독자들의 경험에 대한 연구. 숭실대학교 대학원. 박사학위논문.

최강혜(2006). 주의력결핍 과잉행동성 아동에 대한 뇌과학적 이해와 교육적 대처방안. 서울교육대학교 대학원. 석사학위논문.

최옥채(2007). **인간행동과 사회환경**. 양서원.

최윤정, 진혜경, 김종원(2001). 학령기 집단따돌림 피해 및 가해아동의 인격 성향에 관한 연구. **소아・청소년정신의학**, 12(1).

최진오(2008). 주의력결핍/과잉행동성장애(ADHD)의 뇌과학적 기재와 교육중재방안. **한국학습장애학회지**, 5(2), 23-42.

최한나(2010). 학습장애 학생의 절차능력 향상을 위한 교수전략에 관한 문헌분석. 단국대학교 대학원. 석사학위논문.

최형임(2008). 노인 자살생각에 영향을 주는 요인에 관한 연구. 대구대학교 대학원. 박사학위논문.

최혜정(2008). 외현적, 내현적 자기애 성향 집단의 MMPI-2 프로파일 유형과 자아방어기제 특징. 경북대학교 대학원. 석사학위논문.

최희철(2000). 태화 샘 솟는 길 취업프로그램의 성과 및 발전방향. 태화종합사회복지관.

표하나(2004). 가족기능이 아동의 품행장애에 미치는 영향에 관한 연구. 경기대학교 대학원. 석사학위논문.

한국도박문제관리센터(2014). 제6회 도박중독추방의 날 및 예방주간 기념 도박문제포럼 2014. 한국도박문제관리센터.

한소리(2019). 응급실로 내원한 자살 시도자의 자살 시도에 영향을 미치는 요인: 자살 잠재력, 부정 긴급성, 사회적 지지를 중심으로. 동덕여자대학교 대학원. 석사학위논문.

허대석, 이상무, 안정훈, 지선미, 남미희, 강세나, 곽수진, 이윤희(2010). **국내 우울증의 질병부담과 치료현황**. 한국보건사회연구원.

현혜순(2007). 병사의 지각된 스트레스와 스트레스 반응에 관한 연구. 서울대학교 대학원. 석사학위논문.

홍손귀령(2007). 치매간호를 위한 이론적 근거. 제1차 Dementia Care Conference. 서울대학교병원.

황혜자(2005). 품행장애 아동을 위한 통합놀이치료 기법에 관한 고찰. **동아논총**, 42, 173-223.

Abidin R.(1990). Parenting Stress Index. charlottesville: Pediatric Psychology Press.

American Psychiatric Association.(2000). Diagnostic and Statistical Manual of Mental Disorders(4th ed., text rev.). Washington DC: American Psychiatric Association.

Baddeley A, Wilson B(1988). Frontal amnesia and the dysexecutive syndrome. *Brain Cognition, 7*, 212-230.

Baddeley AD. Lewis V, Vallar G(1984). Exploring the articulatory loop. *Quarterly Journal of Experimental Psychology, 36A*, 233-253.

Baumeister, Roy F.(1990). Suicide as escape from self. *Psychological Review, 97*(1), Jan 1990, 90-113.

Beck A. T.(1976). *Cognitive therapy and the Emotional Disorders*. New York, Times-Mirror.

Billings, A. G., Cronkite, R. C., & Moos, R. H.(1983). Social-environmental factors in unipolar depression: Comparisons of depressed patients and nondepressed controls. *Journal of Abnormal Psychology, 92*, 119-133.

Caillois, R.(1994). 이상률(역). **놀이와 인간: 가면과 현기증**. 문예출판사.

Chen, L. S.(2008). Subjective well-being: evidence from the different personality traits of online game teenager players. *CyberPsychology & Behavior, 11*(5), 579-581.

D'zurrilla T. J. & Goldfried M. R.(1971). Problem solving and behavior modification. *J Abnormal Psychology, 78*(1), 107-126.

DeFries, J. C., Gillis, J. J., & Wadsworth, S. J.(1993). Genes and genders: A twin study of reading disability. In A. M. Galaburda(Ed), *Dyslexia an development: Neurological aspects of extra-ordinary brains*(pp. 187-204). Cambridge, MA: Harvard University Press.

Dupaul, G.J. & Stoner, G.(2007). 김동일(역). **ADHD 학교상담**. 학지사.

Eack, S. M., & Newhill, C. E.(2007). Psychiatric Symptoms and Quality of Life in

Schizophrenia: A Meta-Analysis. *Schizophrenia Bulletin, 33*, 1225-1237.

Emile Durkheim(1897). *Le Suicide*. France publisher.

Evans, J.(1996)). SLI subgroups: Interaction between discours constraints and morphosyntactic deficits. *Journal of speech and Hearing Research, 39*, 655-660.

Folkman, S. and Lasarus, R. S.(1986). Stress process and depressive symptomatology. *Journal of Abnormal Psychology. 95*(2), 107-113.

Forsterling F.(1986). Attributional conceptions in clinical psychology. *Am Psychologist, 41*(3), 275-285.

Freeman, D., & Garety, P. A.(2003). Connecting neurosis and psychosis: the direct influence of emotion on delusions and hallucinations. *Behaviour Research and Therapy, 41*, 923-947.

Freud, A.(1894). The Neuro-Psychoses of Defense. In J. Strachey(Ed. and Trans.), *The standard edition of the complete Psychological Works of Sigmund Freud*. London: Hogarth Press. 3, 45-61.

Fromm, Erich.(1963). *The sane Society*. London: Routledge and Kegan Paul.

Goldstein, E. G.(1984). *Ego Psychology and Social Work Practice*. NY: The Free Press.

Greenbaum, B., Graham, S.,& Scales, W.(1996). Adults with learning disabilities: Occupational and socialstatus after college. *Journal of Learning Disabilities, 29*, 167-173.

Hall, C. S. & Nordby, V. J.(1973). *A Primer of Jungian Psychology*. NY: A Meridian Book.

Hallahan. D. P.(2008). 박현숙, 신현기, 정대영, 정해진(역). **학습장애: 토대, 특성, 효과적 교수**. 시그마프레스.

Hallanhan, D. P., & Hudson, K. G.(2002). *Teaching tutorial 2: Self-monitoring of attention. Division for Learning Disabilities of the Council for Exceptional Children*. Available online at www.teaching.LD.org.

Hjelle, L. A. & Ziegler, D. J.(1981). 이훈구(역)(1994). *Personality Theories: Assumption, Research and Application* (2nd ed.), New York: McGraw-Hill book Co. **성격심리학**. 법문사.

Ivancevich, J. M. & Matteson, M. T.(1980). *Stress and work: a managerial perspectives*. London: Scott, Foresman & Company.

Jablensky, A.(2000). Epidemiology of schizophrenia: the global burden of disease and disability. *European Archives of Psychiatry and Clinical Neuroscience, 250*, 274-285.

Joiner(2005). *Why people die by suicide*. Harvard University Press.

Kelley H. H.(1967). Attribution theory in social psychology. In: Levine D(ed), *Nebraska symposium on motivation*. Linchln, Univ. of Nebrask Press, 192-238.

Keyes, C. L. M., & Lopez, S. J.(2002). Toward a science of mental health: positive directions in diagnosis and intervention. In C. R. Snyder & S. J. Lopez(Eds.), *Handbook of positive psychology*. New York: Oxford University Press.

Kibby, M. Y., Hynd, G. W.(2001). Neruological basis of learning disabilities. In D. P. Hallahan & B. K. Keogh(Eds.), *Research and global perspectives in learning disabilities: Essays in honor of William M. Cruickshank*(pp. 25-42). Mahwah, NJ: Lawrence Erlbaum Associates.

Kübler-Ross(2000). 김진욱(역). *Elisabeth on Death and Dying*. 죽음의 순간. 자유문학사.

Kuder, S. J.(2012). 김화수(역). 언어장애와 의사소통장애: 학령기 아동 가르치기(*Teaching Students with Language and Communication Disabilities*, 3rd ed). 시그마프레스.

Lysker, P. H., & Salyers, M. P.(2007). Anxiety symptoms in schizophrenia spectrum disorders: associations with social function, positive and negative symptoms, hope and trauma history. *Acta Psychiatrica Scandinavica, 116*, 290-298.

Matheny, K. B. et. al.(1986). Stress copying: A qualitative and quantitative synthesis with implications for treatment. *Counseling Psychologist. 14*(4), 562-566.

Milner B(1958). Psychological defects produced by temporal lobe excision. *Res Pub Ass nerv ment Dis, 36*, 244-257.

Milner B(1968). Visual recongnition and recall after right temporal-lobe excision in man. *Neuropsychologia, 6*, 191-209.

Narvaez, J. M., Twamley, E. W., McKibbin, C. L., Heaton, R. K., & Patterson, T. L.(2008). Subjective and objective quality of life in schizophrenia. *Schizophrenia Research, 98*, 201-208.

Olweus, D.(1978). *Aggression in the schools: Bullying and whipping boys*. Washington. DC: Hemisphere.

Olweus, D.(1993). Victimization by peer: antecedents and long-term outcomes. In K. H. Rubin & J. B. Asendorf(Eds.), *Social withdrawal, inhibition, shyness in childhood*. Hillsdale. N. J.: Erlaum.

Owens, R. E.(2004). *Language Disorders: a functional approach to assessment and intervention*. Boston: Allyn & Bacon.

Palmini AL., Gloor P, Jones-Gotman M(1992). Pure amnesic seizures in temporal lobe epilepsy. Definition, clinical symptomatology and functional anatomical considerations. *Brain, 115*, 749-769.

Paul, R., & Norbury, C. F.(2014). 김화수, 김성수, 박소현, 정부자, 이상경, 이은정, 권유진(역). 영유아에서 청소년까지 언어발달장애(*Language Disorders from Infancy through Adolescense*, 4th ed). 박학사.

Ruch A. J.(1984). Cognitive therapy. In: Karasu TB(ed), The psychiatric Therapies. Washington DC, *Am Psychiatric Association*, 397-414.

Shallice T, Burgess PW(1991). Deficits in strategy application following frontal lobe damage in man. *Brain, 114*, 727-741.

Shelton J. L., Levy R. L.(1981). Behavioral assignments and treatment compliance. Champaign, IL, Research Press.

Smahel, D., & Ledabyl, O.(2008). Playing MMORPGs: connections between addiction and identifying with a character, *CyberPsychology & Behavior, 11*(6), 715-720.

Speedie LJ, Heilman KM(1982). Amnextic disturbance following infarction of the left dorsomedial nucleus of the thalamus. *Neuropsychologia, 20*, 597-604.

Stephen, H. S., Stephen, W. N., & Cleveland, G. S.(2007). Schizophrenia: A review. *American Family Physician, 75*, 1821-1829.

Stuss DT, Alexander MP, Benson DF(1997). Frontal lobe functions. In MR Trimble & JL Cummings(cds), *Contemporary Behavioral Neurology*. Butterworth-Heinemann, Boston, 169-187.

Vaillant, G. E.(1986). *Empirical studies of ego mechanisms of defense*. Washington. American Psychiatry Press Inc. 1-31.

Vaillant, G. E.(2002). 이덕남(역). *Aging Well: Surprising Guideposts to a Happier Life*. 10년 일찍 늙는 법, 10년 늦게 늙는 법. 나무와 숲.

White, R. W.(1974). Strategies of adaptation: An attempt at systematic description, in Coelho, G. V., Hamburg, D. A. & Adams, J. E.(eds). *Copying and Adaptation*. NY: Basic Books. 47-69.

Young, K. S.(1998). *Caught in the Net: How to recognise the signs of internet addiction and a winning strategy for recovery*. New York: John Wiley & Sons Inc.

Zastrow, C., Karen, K., & Ashman, K.(2001). 김규수 외 공역(2002). *Understanding Human Behavior and The Social Environment* (5th ed.). 인간행동과 사회환경. 나눔의 집.

저자소개

■ 이형석

일본 東北大學校(Tohoku Univ.) 의학대학원 장해과학(障害科學) 박사
현) 서정대학교 사회복지과 교수

정신건강론

초판 1쇄 인쇄 / 2021년 12월 15일
초판 1쇄 발행 / 2021년 12월 20일

저 자 / 이 형 석
발행인 / 이 중 수
발행처 / **동 문 사**

서울특별시 서대문구 홍제원 1길 12
(홍제동 137-8)
Tel: 02)736-3718(대), 736-3710, 3720
Fax: 02)736-3719
등록번호: 1974.04.27. 제9-17호
가격: 22,000원

ISBN: 979-11-6328-374-4(93370)
E-mail: dong736@naver.com
www.dongmunsa.com